岗课赛证 GANG KE SAI ZHENG

婴幼儿
回应性照护

主　编　洪秀敏

副主编　王　悦　商传辉

中国教育出版传媒集团

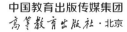

高等教育出版社·北京

内容提要

本书是高等职业教育"岗课赛证"融通新形态一体化教材。

本书以习近平新时代中国特色社会主义思想为指导，坚持立德树人、儿童优先的价值取向，凸显"岗课赛证"融通的育人理念，突出产教融合、工学结合的职教特色，注重项目化、情境化、模块化的实用设计，反映中国特色婴幼儿照护服务的理念、原则与实践经验。内容呈现上，注重以项目为载体，以工作任务为引领，紧扣托育岗位需求和对应的职业能力，精选托育机构6个典型项目，包括认识婴幼儿回应性照护、入托和离托中的回应性照护、饮食饮水中的回应性照护、盥洗和如厕中的回应性照护、睡眠中的回应性照护、游戏活动的回应性照护，每个项目按照岗位要求、学习目标、学习导图、工作任务、赛证真题的体例设计，导学导教，有利于激发学生的学习兴趣，提高学生对婴幼儿回应性照护的理解能力，培养学生的实践能力和问题解决能力。

本书配套有中国—东盟职业院校婴幼儿照护服务技能竞赛赛题及相关视频资料。

本书适用于高职教育婴幼儿照护相关专业（包括但不限于早期教育、婴幼儿托育服务与管理、婴幼儿发展与健康管理等）学生、托育工作者与管理者，同时也可为父母和其他婴幼儿照护者提供科学育儿知识与技能参考。

图书在版编目（ＣＩＰ）数据

婴幼儿回应性照护 / 洪秀敏主编；王悦，商传辉副主编 . -- 北京 ： 高等教育出版社，2024.3（2025.5重印）
 ISBN 978-7-04-061479-4

Ⅰ . ①婴… Ⅱ . ①洪… ②王… ③商… Ⅲ . ①婴幼儿 - 护理 - 高等职业教育 - 教材 Ⅳ . ①R174

中国国家版本馆CIP数据核字(2023)第241210号

YINGYOU'ER HUIYINGXING ZHAOHU

策划编辑	赵清梅	责任编辑	赵清梅	封面设计	张志奇	版式设计	徐艳妮
责任绘图	裴一丹	责任校对	窦丽娜	责任印制	耿 轩		

出版发行	高等教育出版社	网　　址	http://www.hep.edu.cn
社　　址	北京市西城区德外大街 4 号		http://www.hep.com.cn
邮政编码	100120	网上订购	http://www.hepmall.com.cn
印　　刷	小森印刷（北京）有限公司		http://www.hepmall.com
开　　本	787 mm×1092 mm　1/16		http://www.hepmall.cn
印　　张	17.75		
字　　数	370 千字	版　　次	2024 年 3 月第 1 版
购书热线	010-58581118	印　　次	2025 年 5 月第 4 次印刷
咨询电话	400-810-0598	定　　价	45.60 元

教材编写委员会

主　编

　　洪秀敏　北京师范大学

副主编

　　王　悦　北京科技职业学院

　　商传辉　卓越云师（北京）教育技术有限公司

编　委（按编写项目顺序排序）

　　洪秀敏　北京师范大学

　　孔凡云　淄博师范高等专科学校

　　乌日罕　内蒙古民族幼儿师范高等专科学校

　　梁　卉　长沙幼儿师范高等专科学校

　　杨廷树　铜仁幼儿师范高等专科学校

　　刘　敏　铜仁幼儿师范高等专科学校

　　杨洪忠　铜仁幼儿师范高等专科学校

　　蔡洋洋　铜仁幼儿师范高等专科学校

　　杨　帆　铜仁幼儿师范高等专科学校附属幼儿园

　　王　悦　北京科技职业学院

　　赵　欣　北京科技职业学院

　　张　颜　北京科技职业学院

　　倪　蒙　北科婴幼学苑

　　邹　君　深圳职业技术大学

　　陈炯姗　深圳职业技术大学

　　丁灵芝　深业托育（深圳）有限公司

　　冯歆尧　深业托育（深圳）有限公司

赵　青　金华职业技术学院

陆　婷　金华职业技术学院

商传辉　卓越云师（北京）教育技术有限公司

张华芳　卓越云师（北京）教育技术有限公司

编 写 说 明

　　教材是学校教育教学活动的核心载体，承担着立德树人、启智增慧的重要使命。历史兴衰、春秋家国浓缩于教材，民族精神、文化根脉熔铸于教材，价值选择、理念坚守传承于教材。教材建设是国家事权，国家教材委员会印发《全国大中小学教材建设规划（2019—2022年）》，教育部印发《中小学教材管理办法》《职业院校教材管理办法》《普通高等学校教材管理办法》《学校选用境外教材管理办法》，系统描绘了大中小学教材建设蓝图，奠定了教材管理的"四梁八柱"。党的二十大明确指出"深化教育领域综合改革，加强教材建设和管理"，对新时代教材建设提出了新的更高要求：要着力提升教材建设的科学化、规范化水平，全面提高教材质量，切实发挥教材的育人功能。

　　职业教育教材既是学校教材的重要组成部分，又具有鲜明的类型教育特色，量大面广种类多。目前，400多家出版社正式出版的教材有74 000余种，基本满足19个专业大类、97个专业类、1 349个专业教学的需要，涌现出一批优秀教材，但也存在特色不鲜明、适应性不强、产品趋同、良莠不齐、"多而少优"等问题。

　　全国职业教育大会提出要一体化设计中职、高职、职业本科教育培养体系，深化"三教"改革，"岗课赛证"综合育人，提升教育质量。2021年，中共中央办公厅、国务院办公厅印发的《关于推动现代职业教育高质量发展的意见》明确提出了"完善'岗课赛证'综合育人机制，按照生产实际和岗位需求设计开发课程，开发模块化、系统化的实训课程体系，提升学生实践能力"的任务。2022年，中共中央办公厅、国务院办公厅印发的《关于深化现代职业教育体系建设改革的意见》把打造一批优质教材作为提升职业学校关键办学能力的一项重点工作。2021年，教育部办公厅印发的《"十四五"职业教育规划教材建设实施方案》提出要分批建设1万种左右职业教育国家规划教材，指导建设一大批省级规划教材，高起点、高标准建设中国特色高质量职业教育教材体系。

　　设计"岗课赛证"融通教材具有多重意义：一是着重体现优化类型教育特色，着力克服教材学科化、培训化倾向；二是体现适应性要求，关键是体现"新""实"，反映新知识、新技术、新工艺、新方法，提升服务国家产业发展能力，破解教材陈旧问题；三是体现育人要求，体现德技并重，德行天下，技耀中华，摒弃教材"重教轻育"顽症；四是体现"三教"改革精神，以教材为基准规范教师教学行为，提高教学质量；五是体现统筹职业教育、高等教育、继续教育协同创新精神，吸引优秀人才编写教材，推动高水平大学学者与高端职业院校名师合作编写教材；六是体现推进职普融通、产教融合、科教融汇要求，集聚头部企业技能大师、顶尖科研机构专家、一流出版社编辑参与教材研制；七是体现产业、行业、职业、专业、课程、教材的关联性，吃透行情、业情、学情、教情，汇聚优质职业教育资源进教材，立足全局看职教教材，跳出职教看职教教材，面向未来看职教教材，认清教材的意义、价值；八是体现中国特色，反映中国产业发展实际和民族优秀传统文化，开拓国际视野，积极借鉴人类优秀文明成果，吸纳国际先进水平，倡导互学互鉴，增进自信自强。

　　"岗课赛证"融通教材设计尝试以促进学生的全面发展为魂：以岗位为技能学习的方向（30%），以岗定课；以课程为技能学习的基础（40%）；以竞赛为技能学习的高点（10%），以赛促课；以证书为行业检验技能学习成果的门槛（20%），以证验课。教材鲜明的特点是：岗位描述—典型任务—能力类型—能力等级—学习情境—知识基础—赛课融通—书证融通—职业素养。教材编写体例的要点是：概述（产业—行业—职业—专业—课程—教材）—岗位群—典型任务—能力结构—学习情境—教学目标—教学内容—教学方法—案例分析—仿真训练—情境实训—综合实践—成果评价—教学资源—拓展学习。"岗课赛证"融通教材有助于促进学用一致、知行合一，增强适应性，提高育人育才质量。

　　"岗课赛证"融通教材以科研为引领，以课题为载体，具有以下特色：一是坚持方向，贯通主线，把牢政治方向，把习近平新时代中国特色社会主义思想，特别是关于教材建设的重要论述贯穿始终，把立德树人要求体现在教材编写的各个环节；二是整体设计，突出重点，服务中、高、本职业教育体系，着力专业课、实训课教材建设；三是强强结合、优势互补，通过统筹高端职业院校、高水平大学、顶尖科研机构、头部企业、一流出版社的协同创新，聚天下英才，汇优质资源，推进产教融合、职普融通、科教融汇，做出适应技能教育需要的品牌教材；四是守正创新，汲取历史经验教训，站在巨人的肩膀上，勇于开拓，善于创造，懂得变通，不断推陈出新；五是立足当下，着眼长远，努力把高质量教育要求体现在教材编写的匠心中，体现在用心打造培根铸魂、启智增慧、适应时代发展的精品教材中，体现在类型教育特色鲜明、适应性强的品牌教材中，体现在对教育产品的严格把关中，体现在对祖国未来、国家发展的高度负责中，为高质量职业教育体系建设培养技能复合型人才提供适合而优质的教材。

职业教育"岗课赛证"融通教材研编委员会

2023 年 3 月

前　　言

一、教材编写目的

3岁以下婴幼儿照护服务是生命全周期服务管理的重要内容，事关婴幼儿健康成长，事关千家万户。党中央、国务院高度重视婴幼儿照护服务发展。党的二十大报告将托育作为应着力解决的人民群众急难愁盼的问题，指出要在"幼有所育"上持续用力，建立生育支持政策体系，加快培养一批品德高尚、富有爱心、敬业奉献、素质优良的专业人才队伍是婴幼儿托育服务专业化、规范化发展的重要保障，而加快推动婴幼儿托育相关专业课程与教材建设，是职业教育育人育才的重要依托，是培养学生职业道德、职业技能、就业创业和继续学习能力的重要载体。教材质量直接影响教学质量，是推进托育专业人才培养的核心内容。2021年，全国职业教育大会提出要深化"三教"改革，"岗课赛证"综合育人，提升教育质量。中共中央办公厅、国务院办公厅印发的《关于推动现代职业教育高质量发展的意见》明确提出"加快建设学前、护理、康养、家政等一批人才紧缺的专业"，"完善'岗课赛证'综合育人机制，按照生产实际和岗位需求设计开发课程，开发模块化、系统化的实训课程体系，提升学生实践能力"。全方位、立体式推进以"岗课赛证"融通为特色的教学改革与实践探索，已成为高校人才培养质量的重要抓手。婴幼儿回应性照护是托育机构保育工作的核心和托育师资专业素养的关键内容，更是2021年新设立的婴幼儿照护服务与管理专业的核心课程。因此，加快推进婴幼儿回应性照护"岗课赛证"教材编写具有重要而紧迫的现实意义。本教材编写尝试达成以下学习目标。

（一）提高婴幼儿回应性照护服务理念的理解能力

目前我国托育服务刚刚起步，托育服务与管理专业是一门涉及多学科综合的新专业。因此，教材编写需要深入贯彻和充分反映目前我国托育服务发展的相关政策与法规要求，更需要深入研究婴幼儿生理与心理发展、营养与喂养、学习与发展、卫生与保健、常见病和伤害预防与处理等专业知识。《婴幼儿回应性照护》将国家婴幼儿照护服务发展的最新政策动态融入编写过程，及时反映托育政策和事业改革发展的新要求、新理念和新规范，并及时吸纳托育的新研究、新方法和新成果，试图体现出先进性、引领性和科学性，以期让学生学习了解和掌握我国目前发展婴幼儿照护服务的新要求，自觉落实新的照护理念，并通过了解最新研究进展，掌握婴幼儿回应性照护的新规范和新方法。

（二）提高婴幼儿回应性照护岗位实践的应用能力

编写团队基于托育机构保育工作实践的深入调研，从应知应会的角度，以工作任务为引领，注重托育机构工作场景、典型保育工作任务、案例分析等模块化课程和项目化学习成果设计，精选托育机构保育工作的 6 个典型项目，包括认识婴幼儿回应性照护、入托和离托中的回应性照护、饮食饮水中的回应性照护、盥洗和如厕中的回应性照护、睡眠中的回应性照护、游戏活动的回应性照护，紧扣托育岗位需求和对应的职业能力，对接保育师国家职业技能标准和 1+X 证书等认证内容，充分吸纳中国—东盟婴幼儿照护服务竞赛真题，开展"岗课赛证"四位一体的内容设计，通过丰富的案例，提供指导性和操作性的实践策略，使学生能够更好地理解 3 岁以下婴幼儿的发展特点与规律，领会托育机构回应性照护的重要意义，掌握回应性照护的操作规范，提高婴幼儿回应性照护岗位实践的应用能力和问题解决能力。

二、教材编写特色和创新

本书在编写过程中，力图体现以下编写特色：

（一）以岗位需求为起点，坚持立德树人、儿童优先的价值取向

本书以习近平新时代中国特色社会主义思想和党的二十大精神为指导，贯彻和反映党中央、国务院关于婴幼儿照护服务发展的政策精神，落实立德树人根本任务，在价值理念导向、专业知识诠释和实践案例选取过程中，努力阐述和反映中国特色婴幼儿照护服务的理念、原则与实践经验，使学生通过学习树立正确的专业认同，深化尊重儿童、坚持儿童优先的专业观念，坚定通过专业照护保障婴幼儿安全健康与发展权利的专业信念和职业伦理规范。

（二）以课程内容为基础，凸显"岗课赛证融通"的育人理念

以岗位职业技能为需求导向、以岗位核心职业技能的掌握为问题导向，以高技术技能人才培养为目标导向，紧扣婴幼儿照护岗位能力需求，对接保育师国家职业技能标准和 1+X 证书等认证内容，充分吸纳中国—东盟职业院校婴幼儿照护服务技能竞赛真题和视频资源，开展"岗课赛证"四位一体的内容设计，通过托育机构工作场景、典型照护工作任务、回应性照护真实案例和赛证真题，将岗、证、赛对婴幼儿照护者的知识与能力要求融入教材。

（三）突出产教融合、工学结合的职教特色

组建一支由全国多所高校和职业院校教师、托育机构管理者与保育人员、具有组织婴幼儿照护比赛经验的企业人员共同参与的产教融合、校企合作、结构合理、经验丰富的编写团队，紧密对接婴幼园、托育机构、早教中心等婴幼儿照护岗位工作的实际需求，提高教材内容与岗位工作之间的契合度，充分体现职业教育的岗位适应性、任务驱动性和可操作性。

（四）注重项目化、情境化、模块化的实用设计

注重以婴幼儿照护项目为载体，以典型照护工作任务为引领，以实际操作与行动体验为导向，对接托育机构 5 个典型工作项目，包括入托和离托中的回应性照护、饮食饮水中的回应性照护、盥洗和如厕中的回应性照护、睡眠中的回应性照护、游戏活动的回应性照护。每个项目按照岗位要求、学习目标、学习导图、工作任务、赛证真题的实用性和模块化设计，导学导教，激发学生的学习兴趣，提高对婴幼儿回应性照护的理解能力，着力培养学生的实践能力和问题解决能力。

三、教材编写内容

教材编写精选了托育机构婴幼儿回应性照护的 6 个项目，以托育机构婴幼儿回应性照护的岗位任务为主线，精心选择了 21 个典型工作任务。

（一）认识婴幼儿回应性照护

回应性照护是婴幼儿照护服务中的核心素养和关键要求。要做好婴幼儿回应性照护，需要首先了解到底什么是回应性照护？托育机构为什么要重视给予婴幼儿回应性照护？照护者怎样做才是回应性照护？因此，导论首先聚焦认识婴幼儿回应性照护，从理解婴幼儿回应性照护的内涵与意义、熟悉婴幼儿回应性照护的依据与要求、掌握婴幼儿回应性照护的原则与实施策略 3 个学习任务，结合岗位要求，通过理论阐释和具体的实践案例帮助学生理解婴幼儿回应性照护的理念、要求、原则，树立正确的发展观和保育观，辨别婴幼儿回应性照护行为的基本特征，掌握婴幼儿回应性照护的实施策略，具备初步的婴幼儿回应性照护能力，树立通过积极适宜的回应性照护促进婴幼儿健康发展的信念。

（二）入托和离托中的回应性照护

入托、离托是婴幼儿在托育机构中的重要环节。项目二聚焦婴幼儿入托、离托各个环节中回应性照护，从入托照护、晨检照护、离托照护 3 个典型工作任务，分别论述各

个环节中的主要工作内容和做好回应性照护的重要性，并结合案例对各个环节的操作流程和要点进行具体介绍，以帮助学生正确把握婴幼儿入托接待、分离焦虑、晨检、离托等回应性照护和指导的时机，并能根据不同的情境，遵守操作规程进行各环节的回应性照护和指导，形成较强的责任意识和安全意识，具有仁爱之心，能细心、耐心地为婴幼儿提供规范的照护。

（三）饮食饮水中的回应性照护

良好的饮食饮水习惯是婴幼儿健康成长的关键。项目三聚焦饮食饮水中的回应性照护，从婴幼儿奶粉喂养、辅食制作、饮水指导、进餐指导 4 个典型工作任务，阐明每个任务的主要工作内容和做好回应性照护的重要性，介绍婴幼儿饮食饮水各个环节中回应性照护的操作流程和要点，并结合案例分析说明每个环节回应性照护的注意事项，以帮助学生学会制定膳食计划和科学食谱，为婴幼儿提供与年龄发育特点相适应的食物，为婴幼儿创造安静、轻松、愉快的进餐环境，指导婴幼儿进餐，有效支持婴幼儿饮食饮水习惯的培养和生活能力的发展。

（四）盥洗和如厕中的回应性照护

在生活中逐渐帮助婴幼儿养成良好的生活卫生习惯，做好回应性照护，引导其逐步形成规则和安全意识是托育机构照护者的重要工作内容。项目四聚焦盥洗和如厕中的回应性照护，从口腔清洁照护、手部清洁照护、脸部清洁照护、身体清洁照护、二便照护、如厕指导 6 个典型工作任务，阐明每个环节的主要工作内容和做好回应性照护的重要性，介绍婴幼儿在盥洗和如厕各环节中回应性照护的操作流程和要点；并结合案例分析说明每个环节回应性照护的注意事项，以帮助学生正确把握婴幼儿进行口腔清洁、手部清洁、身体清洁、更换尿布、便后清洁、自主如厕等回应性照护和指导的时机，并能根据婴幼儿不同的年龄特点，应对婴幼儿盥洗和如厕中的问题，有效支持婴幼儿生活习惯的培养和生活能力的发展。

（五）睡眠中的回应性照护

在托育机构逐渐帮助婴幼儿养成良好的睡眠习惯，做好回应性照护，引导其逐步形成规律和良好的睡眠习惯是托育机构照护者的重要工作内容。项目五聚焦睡眠中的回应性照护，从了解睡眠、环境布置、睡前准备、睡中监护、睡后整理 5 个典型工作任务，阐明婴幼儿睡眠照护各个环节中回应性照护的重要性和规范的照护流程，帮助学生掌握根据婴幼儿不同的年龄特点，进行睡眠环境布置、睡前准备、睡中监护、睡后整理等睡眠环节的回应性照护和指导策略，学会准备适宜的睡眠环境，科学引导婴幼儿上床睡觉，注意睡眠中的安全问题并能学会应对的方法，能有效支持婴幼儿睡眠习惯的培养和自主入睡能力的发展。

（六）游戏活动的回应性照护

托育机构应当以游戏为主要活动形式，促进婴幼儿在身体发育、动作、语言、认知、情感与社会性等方面的全面发展。项目六聚焦游戏活动的回应性照护，从游戏活动前、活动中和活动后的回应性照护 3 个典型工作任务，介绍游戏活动回应性照护的主要内容及其重要性，对婴幼儿游戏活动前、活动中和活动后回应性照护的操作流程和要点、照护和指导的时机进行详细的介绍，并结合案例分析帮助学生理解和掌握在婴幼儿游戏活动过程中实施安全照护，使学生能根据婴幼儿不同的游戏活动类型，进行游戏活动前、活动中和活动后环节的回应性照护和指导。

四、教材编写分工与体例

本书是集体智慧的结晶。全书由北京师范大学洪秀敏提出总体框架和编写思路，并组织一支产教融合、结构合理、经验丰富、专业能力强的高水平教材编写团队，包括本科院校、高职院校、示范托育机构与企业等多方优质资源力量。具体分工如下：北京师范大学洪秀敏、淄博师范高等专科学校孔凡云、内蒙古民族幼儿师范高等专科学校乌日罕（导论、项目一）；长沙幼儿师范高等专科学校梁卉（项目二）；铜仁幼儿师范高等专科学校杨廷树、刘敏、杨洪忠、蔡洋洋，铜仁幼儿师范高等专科学校附属幼儿园杨帆（项目三）；北京科技职业学院王悦、赵欣、张颜，北科婴幼学苑倪蒙（项目四）；深圳职业技术大学邹君、陈炯姗，深业托育（深圳）有限公司丁灵芝、冯歆尧（项目五）；金华职业技术学院赵青、陆婷（项目六）；卓越云师（北京）教育技术有限公司商传辉、张华芳负责各部分赛证真题设计与视频资料对接。编写人员凝智聚力、联合攻关，统一指导思想、编写理念与风格，反复讨论和修改，确保了编写质量。王悦和商传辉两位副主编在体例设计和编写组织中协助做了大量工作，赵欣协助做了统稿工作，邹君汇总制作了思维导图。本书编写得到了教育部职业教育发展中心曾天山副主任的悉心指导与帮助，在此深致谢忱！感谢北京科技职业学院党委书记周孟奎、高等教育出版社高职事业部副主任洪国芬对本书编写工作的大力支持！感谢高等教育出版社高职事业部陈瑛和赵清梅老师在编写过程中的指导与帮助！书中参考了国内外学者和同行的研究成果，汇集了各地托育机构的照护场景，精选了中国—东盟职业院校婴幼儿照护服务技能竞赛真题与视频资料，一并表示衷心的感谢！

教材编写体例体现了"岗课赛证"综合育人的特点，每个项目按照岗位要求、学习目标、学习导图、工作任务（包含情境案例、任务描述、任务准备、任务实施、任务评价）、赛证真题等模块化、项目化学习设计，创新教材呈现形式，通过生活化、情境化、形象化的学习资源，积极开发补充性、更新性和延伸性的文字材料和视频资源，遵循理论知识与实践技能相统一、从简单到复杂、从单一到综合的学习规律与职业成长规律，最大限度地激发学生学习兴趣和探究行为，满足学生多样化、个性化和实用化的学习需求和专业发展需求，导学导教，提高他们对婴幼儿托育的专业认知、专业情感、专业态度和专业精神等专业素养和实践应用能力。

由于我国婴幼儿照护服务尚处于起步阶段，有关婴幼儿回应性照护的理论与实践问题有待进一步深入研究，在"岗课赛证"融通教材编写的初步探索中难免有不足与疏漏之处，欢迎广大读者不吝赐教，批评指正。

北京师范大学　洪秀敏

2023 年 7 月 25 日

目　　录

实操案例目录

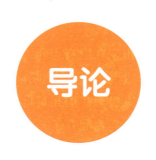

导论

3 岁以下婴幼儿照护服务是生命全周期服务管理的重要内容，事关婴幼儿健康成长，事关千家万户。发展托育服务，为确有照护困难的家庭或婴幼儿提供必要的照护服务，是实现幼有所育、幼有优育民生发展的重点，是促进人口长期均衡、高质量发展的重大举措。自 2019 年国务院办公厅印发《关于促进 3 岁以下婴幼儿照护服务发展的指导意见》以来，国家和地方层面密集出台了一系列鼓励和支持托育服务发展的政策举措。2021 年 6 月印发的《中共中央　国务院关于优化生育政策促进人口长期均衡发展的决定》，做出"实施一对夫妻可以生育三个子女"的重大决策，更是明确将发展普惠托育服务体系列为配套的积极生育支持措施之一。高素质的师资队伍是保障婴幼儿托育服务高质量发展的关键。党的二十大报告提出"推进职普融通、产教融合、科教融汇，优化职业教育类型定位"，在《关于推动现代职业教育高质量发展的意见》中要求"改进教学内容与教材"，体现了对"岗课赛证"综合育人的总体设计。高等职业教育婴幼儿托育服务与管理教材《婴幼儿回应性照护》是全方位、立体式推进"岗课赛证"综合育人人才培养模式的重要尝试，是落实产业链、创新链与教育链、人才链有效衔接的重要抓手。

一、婴幼儿托育服务行业产业链分析

婴幼儿托育服务是由社会组织、企业、事业单位或者个人举办的根据保育目标和 0—3 岁婴幼儿身心发展特点，对婴幼儿开展的有目的的、科学的照护服务，其主要任务是使婴幼儿身体和心理获得协调、全面发展，为其终身发展奠定基础。实施婴幼儿托育服务的机构主要有托育机构、社区托育服务中心、家庭式托育机构、幼儿园托班等。根据不同的服务时长，可以分为全日托、半日托、计时托、临时托等类型。

（一）婴幼儿托育服务行业发展历程

我国最早的婴幼儿托育思想出现在康有为的《大同书》中。清政府颁布的《癸卯学制》中规定对 2—6 岁儿童设置蒙养院。五四运动前后，以陶行知、陈鹤琴、张宗麟、张雪门为代表的爱国教育家极力提倡儿童早期教育。在革命战争年代，我国以托儿所、保育院等形式对婴幼儿托育展开了初步探索。新中国成立以后，婴幼儿托育行业经历了蓬勃发展阶段、发展停滞阶段和存量整合阶段。1949—1977 年为蓬勃发展阶段，新中国成立，在促进女性就业的大背景下，婴幼儿托育受到党和国家重视和领导，将托育服务和生产劳动相结合。截至 1954 年，全国工矿企业、医院、学校等建有托儿所 4 003 个，哺乳室 2 670 个。在此阶段，企事业单位以免费或者低廉的价格为职工提供托儿所福利性服务。1956 年，教育部等部门联合发布《关于托儿所、幼儿园几个问题联合通知》，其中对托育机构的发展方向、管理制度、干部培训等问题作了规定[1]，要求根据社会需要和现实条件兴办托儿所。1978—2009 年为托育服务发展停滞阶段，在经济体制改革的社会背景下，婴幼儿托育服务供给主体由国家承担的单一化向由社会组织承担的多元化发展。该阶段国有企业开始大规模分离托儿所等社会化职能，托育公共服务体系的规模急剧萎缩，婴幼儿的教养责任从由国家承担转变为由家庭承担。尽管在此期间颁布的《城市托儿所工作条例（试行草案）》《三岁前小儿教养大纲（草案）》等文件对托儿所的性质、教养具体任务、原则及实施方法进行了规定，但是随着国企改革的推进，公办托育机构数量锐减，原来由政府、单位等面向 3 岁以下婴幼儿的托育机构基本销声匿迹，只存有以早期智力开发和教育为目的早期教育机构。2010 年至今为存量整合阶段，2019 年，国务院印发的《关于促进 3 岁以下婴幼儿照护服务发展的指导意见》，标志着新时代托育服务发展开启新的元年，特别是随着三孩政策的全面开放，国家将发展普惠托育服务体系作为推动三孩生育政策落地见效、促进人口长期均衡发展的重要配套政策，并先后出台一系列政策鼓励并规范托育行业发展，积极推动了我国托育机构的快速发展。目前，托育行业发展趋向健康化、规范化、科学化与专业化（图 0-1）。

（二）婴幼儿托育服务行业产业链情况

婴幼儿托育行业产业链上游涉及国家关注及系列政策的颁布。随着学前教育事业的长足发展，婴幼儿托育服务也日益受到党和国家的重视。党的二十大报告指出"优化人口发展战略，建立生育支持政策体系，降低生育、养育、教育成本"。2011 年印发的《中国儿童发展纲要（2011—2020 年）》、2012 年颁布的《国家教育事业发展第

---

[1] 朱宗顺.建党百年与中国学前教育发展之路［J］.幼儿教育，2021（26）：3-11.

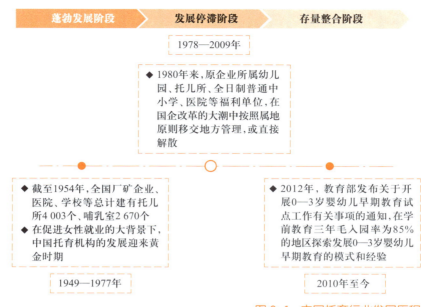

图 0-1　中国托育行业发展历程

十二个五年规划》都强调对 0—3 岁婴幼儿早期保育与教育的指导。2019 年，国务院颁布《关于促进 3 岁以下婴幼儿照护服务发展的指导意见》，明确了婴幼儿托育服务的总体要求和主要任务。为规范托育机构设置及管理规范，2019 年，国家卫生健康委员会印发了《托育机构设置标准（试行）》和《托育机构管理规范（试行）》。为提升婴幼儿托育服务人员培养培训质量，国家卫生健康委员会于 2021 年印发了《托育机构负责人培训大纲（试行）》《托育机构保育人员培训大纲（试行）》，并于 2022 年印发了《托育综合服务中心建设指南（试行）》对托育机构的选址及建设进行规范。

　　婴幼儿托育服务产业链中游主体为托育机构。近年来，全国托育机构和托位数量快速增加，服务供给能力不断增强。截至 2023 年 2 月末，在国家托育管理系统中共查询到全国备案托育机构数量为 22 838 家（图 0-2）。系统中将备案托育机构的性质分为营利性、非营利性、事业单位三类。其中营利性托育机构占总数的 57%，非营利性托育机构占总数的 33%，事业单位托育机构占总数的 10%。随着国家对普惠

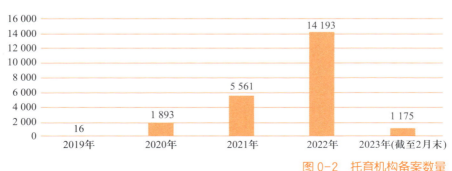

图 0-2　托育机构备案数量

托育服务体系的重视，非营利性及事业单位托育机构的数量在不断增加，营利性托育机构数量呈现下降趋势。2019 年，国务院办公厅颁布《关于促进 3 岁以下婴幼儿照护服务发展的指导意见》，提出"鼓励支持有条件的幼儿园开设托班"。随后，上海、北京等地区也相继出台相关的政策鼓励和支持有条件的幼儿园开设托班，招收 2—3 岁幼儿，托幼一体化发展将成为婴幼托育服务行业发展的新趋势。

婴幼儿托育服务产业链的下游主体为 3 岁及以下的婴幼儿和家长。一项调查显示：有 44% 的家庭迫切需要托育服务，有 41.2% 家庭需要托育服务，有 11.1% 的家庭对托育服务需求一般，不需要托育服务的家庭占 3%，非常不需要托育服务的家庭则只占 0.7%[①]。家长对托育服务的获得感不高，近一半家庭表示入托难，且面临收费高、离家远、优质资源少的困境；其中对 2—3 岁婴幼儿家庭托育服务需求最迫切，全日制托育最受青睐，家庭对教育的需求远高于照料。当前托育服务存在着高额托育服务费与普惠性需求之间的矛盾、对优质托育的需求与机构质量良莠不齐之间的矛盾、供给服务单一与多元化需求之间的矛盾。[②] 构建家长可信赖的、可负担的、可获得的有质量的婴幼儿托育服务品牌成为赢得社会公共信任的关键。

二、婴幼儿托育服务行业创新链分析

（一）婴幼儿托育服务行业发展的新方向

构建普惠性托育服务体系是婴幼儿托育服务行业发展的新方向。党的二十大报告做出："优化人口发展战略，建立生育支持政策体系，降低生育、养育、教育成本"的重要部署。国务院印发的《关于促进 3 岁以下婴幼儿照护服务发展的指导意见》中提出增加普惠性托育服务供给，优先发展普惠性托育机构。《中华人民共和国国民经济和社会发展第十四个五年规划和 2035 年远景目标纲要》中明确提出"发展普惠托育体系，健全支持婴幼儿照护服务和早期发展的政策体系"，并将每千人口拥有 3 岁以下婴幼儿托位数 4.5 个纳入"十四五"时期经济社会发展的主要指标。为激发社会力量积极参与，着力增加 3 岁以下婴幼儿普惠性托育服务有效供给，《支持社会力量发展普惠托育服务专项行动实施方案（试行）》中提出"对于承担一定指导功能的示范性托育服务机构、社区托育服务设施，中央预算内投资按每个新增托位给予 1 万元的补助"。构建"可获得、可负担、有质量"的普惠托育服务体系成为新

---

① 黄杰，高瑾，宋占美.城市家长对托育服务的需求及期望：基于3089位家长的调查研究［J］.陕西学前师范学院学报，2021，37（02）：1–11.
② 洪秀敏，朱文婷，陶鑫萌.新时代托育服务的供需矛盾与对策：基于青年家庭获得感和需求的Kano模型分析［J］.人口与社会，2019，35（06）：3–14.

时代托育服务的政策导向，"普惠优先"正式进入我国托育领域。

婴幼衔接、托幼一体化是婴幼儿托育服务行业发展的新动态。根据国家统计局公布数据，2022 年，我国全年出生人口为 956 万人，首次出现负增长。有关调查显示，我国幼儿园在园规模已经进入下行通道，即将于 2025 年迅速下降至 3 000 万左右，并在此后缓慢减少到 2035 年的 2 619 万。这意味着如果保持现有规模，到 2025 年将有 30% 的学位闲置；到 2035 年，超过 45% 的现有学位都将闲置。[①] 在 2019 年国务院颁布的《关于促进 3 岁以下婴幼儿照护服务发展的指导意见》鼓励支持"有条件的幼儿园开设托班，招收 2 至 3 岁的幼儿。"相继，各地市都在积极探索托幼一体化发展，如《上海市托育服务三年行动计划（2020—2022 年）》，就明确提出 2022 年 50% 的公办幼儿园开设托班，以提高托育服务能力。北京市《关于优化生育政策促进人口长期均衡发展的实施方案》中也明确提出，鼓励和支持有条件的幼儿园在满足 3—6 岁幼儿入园的基础上，开设托班招收 2—3 岁幼儿。打破 0—3 婴幼儿托育服务与学前教育服务在主管部门、服务属性、财政支持等方面的隔阂，构建 0—6 托幼一体化是婴幼儿托育服务发展的新动态。

家庭托育点及与妇幼保健院相关的托育机构成为托育行业中的新型力量。截止到 2023 年 2 月，在国家托育管理备案登记系统中显示全国目前共有 4 家使用"家庭托育"名称关键词的机构，有 52 家托育机构与妇幼保健院和医院相关，加快推动构建多元化、多样化的托育服务体系具有重要意义。2020 年，国务院印发《关于促进养老托育服务健康发展的意见》明确提出，"建立家庭托育点登记备案制度，研究出台家庭托育点管理办法。"2023 年 10 月 16 日，国家卫生健康委、住房和城乡建设部等五部门印发了《家庭托育点管理办法（试行）》，鼓励利用住宅为 3 岁以下婴幼儿提供全日托、半日托、计时托、临时托等服务。

（二）婴幼儿托育服务行业发展的新要求

高质量婴幼儿托育服务是确保婴幼儿健康成长和促进社会可持续发展的重要保障。加快发展托育服务体系，推动托育服务高质量发展是婴幼儿托育服务行业发展的新要求。强化政府引导，注重政策落实，增加托育服务普惠性供给，建立健全婴幼儿照护服务人才支撑是推动婴幼儿托育服务高质量发展的关键。婴幼儿家长在选择婴幼儿托育服务时不仅综合考量保育理念、保育内容、师资水平及环境等因素，更倾向于追求个性化需求的满足。解决好当前婴幼儿托育服务供给质量和人民群众对高质量托育服务需求之间的矛盾，从"幼有所育"迈向"幼有善育""幼有优育"高质量发展的新征程。

---

① 唐一鹏.普及普惠背景下面向 2035 的幼儿园 0—6 岁托育和学前教育服务一体化研究［J］.教育经济评论，2023，8（01）：43-58.

三、婴幼儿托育服务行业人才链分析

（一）符合托育服务行业需求的师资严重紧缺

高质量托育服务的发展离不开高素质的托育人才队伍建设。人才队伍质量是托育机构服务质量的根本保证，也是决定婴幼儿健康成长的决定性因素。国家"十四五"规划纲要中，将"每千人口拥有 3 岁以下婴幼儿托位数"指标纳入 20 个经济社会发展主要指标之一，提出由 2020 年 1.8 个提升到 2025 年 4.5 个具体要求。2025 年托位数需要达到 4.5‰，意味着 14 亿人口需要有 630 万个托位。资料显示，2020 年底，有 252 万个托位；2022 年底，有 350 万个托位，两年时间中增加了 100 万个托位，平均每年增加了 50 万个；从 2023 年开始的三年中，还需要增加 280 万个托位。以 630 万个托位来进行匡算，至少需要 140 万名从业人员。一项对托育专业人才需求的调查显示，不同层次培养规模供求关系呈现不均衡现象：机构对中职人才需求量在 3 万人左右，而毕业生总数到 2024 年将达到 34.6 万人，机构对中职层次人才需求较低。对高职专科层次需求量在 70 万人左右，而毕业生数到 2024 年才将只有 8.5 万余人，供需差距悬殊，人才缺口大。对高职本科层次人才需求量在 32 万人左右，而此期间各院校高职本科毕业生供给到托育机构人数仅 249 人，供求极度失衡。扩大培养规模，只是"万里长征的第一步"。研究者对某校 2021 届幼儿发展与健康管理专业毕业生就业情况进行了分析，发现有 62.56% 的学生在毕业后选择从事教育相关工作，但其中从事托育服务的仅有 8.66%。一边是需求庞大，一边是人才流失现象。

此外，托育人才队伍在专业资格准入、待遇保障、培养规范、培训支持等方面存在"四缺"困境和瓶颈，亟须引起关注和重视。

（二）托育服务行业对专业人才素养的新要求

当前，我国托育服务事业处于刚刚起步阶段，行业的健康有序发展和服务质量提升迫切需要加快建设一支素质优良的托育人员队伍。0—3 岁婴幼儿是最柔软的群体，对托育人才的专业照护要求更高。托育人员不仅要了解 3 岁以下婴幼儿的发展特点和规律，而且要能创设适宜的环境，开展科学规范的生活照料、安全看护、营养喂养，提供早期学习机会，促进婴幼儿在托育机构中身心全面健康成长。目前托育人才队伍建设存在的瓶颈问题，将严重制约普惠托育服务的健康发展，存在巨大的隐患。因此，亟须加快建设一支品德高尚、富有爱心、敬业奉献、素质优良、相对稳定的高素质专业化托育人才队伍，为建立健全普惠托育服务体系提供强有力的人才支撑，最大限度地保证托育机构婴幼儿的安全与健康发展。

首先，照护服务人员需要具备良好的职业道德。婴幼儿身心发展稚嫩，需要照护人员树立科学的保育观念，履行岗位职责和遵守基本的职业行为准则，坚持儿童优先，保障儿童权利，具有爱心、耐心和责任心，平等对待每一个婴幼儿，呵护婴幼儿在托育机构中建立安全感和信任感，得到健康成长。

其次，照护服务人员需要具备良好的专业知识与能力。他们需要掌握一定的观察分析方法，了解婴幼儿的生理和心理特点，合理安排婴幼儿饮食、饮水、如厕、盥洗、睡眠、游戏等一日生活和活动，支持婴幼儿主动探索、操作体验、互动交流和表达表现，丰富婴幼儿的直接经验。同时，也需要具备一定的卫生保健、安全防护知识和急救技能，最大限度地保护婴幼儿的安全和健康。

最后，照护服务人员需要具备良好的沟通与合作能力（表 0-1）。他们需要主动了解婴幼儿不同的信号和需求，并给予积极及时的回应，满足婴幼儿身体发育和心理发展的需要。同时，也需要与家长沟通，及时反馈婴幼儿在机构中的发展情况，让家长安心、放心，并向家长宣传科学的育儿理念和方法，提供照护服务指导，帮助家庭增强科学育儿能力。

表 0-1　不同层次婴幼儿托育服务专业人才能力要求

婴幼儿托育 （中职）	婴幼儿托育服务与管理专业 （高职专科）	婴幼儿发展与健康管理专业 （高职本科）
1. 具有婴幼儿生活环境布置、设备物品维护和更新、环境用品清洁消费的能力	1. 具有婴幼儿回应性照护、生活卫生习惯培养等能力	1. 具有婴幼儿回应性照护、生活卫生习惯培养、照护策略评估与改进等能力
2. 具有婴幼儿进食照护、睡眠照护、盥洗照护、排便照护、出行照护的能力	2. 具有支持性环境创设、游戏活动实施与改进、婴幼儿行为观察与记录等能力	2. 具有支持性环境创设，游戏活动设计、实施与改进，幼儿观察评估，婴幼儿发展异常初步识别与转介等能力
3. 具有婴幼儿需求识别与回应、组织开展保育活动的能力	3. 具有婴幼儿风险规避、生活过程看护、安全教育、伤害基本处理，应急救援等能力	3. 具有婴幼儿风险规避、生活过程看护、安全教育、伤害处理、应急救援等能力
4. 具有婴幼儿风险规避、安全状况辨别、安全教育、常见伤害初步处理的能力	4. 具有强健婴幼儿体质，健康观察与晨午晚检、常见病早期识别与预防、行为异常重点观察等能力	4. 具有强健婴幼儿体质，健康观察、晨午晚检与儿保检查，常见病早期识别、预防与初步护理，行为异常初步识别与重点观察等能力
5. 具有强健婴幼儿体质、健康观察、晨午晚检、常见病初步识别的能力	5. 具有同事合作、家长沟通、亲子活动指导，家园共育活动实施、科学育儿知识宣传等能力	5. 具有家园共育、社区共建、婴幼儿养育指导与咨询等能力
6. 具有婴幼儿基本情况记录与交流、科学育儿知识分享的能力	6. 具有托育机构文化建设、教研组织、人事管理、财务管理、市场营销、后勤管理等能力	6. 具有婴幼儿照护机构创立、区域规划、经营决策、领导控制、制度建设、组织管理等能力

四、婴幼儿托育服务行业教育链分析

（一）婴幼儿托育服务行业全新育人模式

为提高社会生育意愿，实现"幼有所育"，国家近几年密集出台各类婴幼儿照护服务支持性文件，大力扶持婴幼儿照护服务事业发展及托育领域人才培养。2019年4月，国务院发布的《关于促进3岁以下婴幼儿照护服务发展的指导意见》是婴幼儿照护服务工作发展的纲领性文件。2021年1月，国家卫生健康委员会颁布的《托育机构保育指导大纲（试行）》是托育机构保育工作的规范性文件。为加强婴幼儿照护服务人才培养，2021年3月，教育部印发《职业教育专业目录（2021年）》，对婴幼儿照护服务相关专业做了中、高、本一体化设计，中职层次新增婴幼儿托育专业，高等职业教育专科将原来"幼儿发展与健康管理"专业更名为"婴幼儿托育服务与管理"，本科层次设立婴幼儿发展与健康管理专业，3个专业均隶属于医药卫生大类。截至2023年3月，婴幼儿托育服务与管理专业在全国高职院校新增备案专业点位中居第一，备案专业点达655个，比2022年增加89个，呈现快速发展新态势。然而专业归属、专业名称的变更，在为婴幼儿托育服务与管理专业带来发展机遇的同时，在人才培养方面也提出了重大的挑战。

2021年10月，中共中央办公厅、国务院办公厅《关于推动现代职业教育高质量发展的意见》提出"完善'岗课赛证'综合育人机制"，将就业岗位、技能大赛、职业等级证书和教学内容深度融合，以就业岗位的职业素养要求作为人才培养目标，通过技能大赛所体现的行业发展趋势，促进课程教学改革。在教学中根据"1+X"职业等级证书考核要求设置渐进式课程体系。及时更新教学标准，将新技术、新工艺、新规范典型生产案例及时纳入教学内容。针对婴幼儿托育服务与管理专业岗位（群）及托育行业人才职业能力要求的最新变化，以"岗课赛证"综合育人模式引领，推进"岗课赛证"融通的课程教学改革，促进学生学习与职业选择完美对接。

（二）婴幼儿托育服务行业人才能力定位

基于对托育服务行业岗位能力的分析，我国不同层级职业院校的婴幼儿托育服务专业人才培养目标逐渐呈现出共同的价值追求：落实立德树人根本任务，培养德智体美劳全面发展，掌握扎实的科学文化基础和婴幼儿身心发展规律、营养喂养、卫生保健等知识，具备婴幼儿回应性照护、游戏活动实施与改进、伤害预防与处理、疾病识别与预防、照护者合作交流、机构运营管理等能力，具有敬佑生命、爱岗敬业的职业精神及信息素养，能够从事婴幼儿的生活照护、安全保障、健康看护、学习支持、家园共育及托育机构日常管理等工作的高素质技术技能人才。

（三）婴幼儿托育服务行业课程体系创新

"岗课赛证"综合育人可以提升教育质量，畅通职业发展通道，增强职业教育认可度和吸引力。专业课程体系体现课与岗、赛、证的共融共生，强化职业能力实训。

一是对接国家对托育机构照护服务的要求，结合托育机构、儿保中心、早教机构中教师、育婴师、保健医生、营养师、健康管理师等岗位任务要求，构建专业课程体系，实现"课岗对接"，使课程体现托育机构、儿保中心、早教机构的岗位需求和专业发展规律。

二是充分发挥托育专业教育技能竞赛对高质量婴幼儿托育服务与管理专业人才培养的引领作用，将赛项内容、评价标准融入课程体系，把竞赛训练与日常实践教学相结合，实现"课赛融合"，激发学生学习兴趣，增强学习效果。

三是将婴幼儿托育服务与管理专业学生应具备的证书如育婴师、早期教育指导师、保育师、1+X幼儿照护职业技能等级证书、公共营养师等级证书考核项目及内容融入课程体系，实现"课证融通"。通过"岗课赛证"融通的模式，将托育行业新知识、新技能、新发展、新标准融入课程体系，贯穿人才培养全过程，提升学生就业能力。

（四）婴幼儿托育服务行业新教材的开发

高质量教学资源的开发和建设对于推进高职婴幼儿托育服务与管理专业的教学改革、提升教学质量有着十分重要的意义。2021年10月，中共中央办公厅、国务院办公厅印发的《关于推动现代职业教育高质量发展的意见》要求，要改进教学内容与教材，完善"岗课赛证"综合育人机制，按照生产实际和岗位需求设计开发课程。可见，随着高职婴幼儿托育服务与管理专业人才培养目标定位的升级，高职婴幼儿托育服务与管理专业首先要通过教学内容与教材的变革来推动新育人模式的发展，以达成新时代婴幼儿托育服务与管理专业新的人才培养规格。

婴幼儿托育服务行业新教材的开发应注意吸收托育行业的新发展、新知识、新成果，围绕托育师资的主要岗位，瞄准医、保、护、育的核心技能编写内容，并配备丰富的数字教学资源，教材在编写过程中应注意如下方面。

1. 思政融入，立德树人

教材编写应以习近平新时代中国特色社会主义思想为指导，深入贯彻党的二十大精神和习近平总书记关于职业教育工作的重要指示，落实立德树人根本任务，注重融入课程思政、坚定教育者的专业信念和职业伦理规范，促进其全面发展、技能成才。

2. 产教融合，注重实操

对接岗位工作的实际需求，组建一支由高校、职业院校和企业组成的多元编写队伍，注重教材内容与工作岗位之间的衔接，注重学习者的实际操作与行动体验，实施项目式、案例式、情境化教学，强调理实一体，手脑并用，突出产教融合、工学结合的职教特色。

3. 优化内容，融通岗课赛证

对接新理念、新方法、新标准，体现专业升级，按照工作实际和岗位需求优化教学内容，注重凸显"岗课赛证"融通的综合育人理念，立足课堂，基于岗位能力需求，对接职业技能标准及职业技能大赛要求，促进"三全育人"体系建设。

4. 数字赋能，共享资源

依托数字资源开发与利用，配套优质教学资源共享，在编写中积极开发建设有助于拓宽视野的数字化材料，如丰富的案例活动、拓展阅读、赛证真题，打造新型信息化数字资源，促进教学内容融合创新。

五、结语

当前我国职业教育正处于高质量发展的新阶段，婴幼儿托育相关专业正处于加快发展与规范建设的起步阶段，需加快推进婴幼儿托育相关专业人才培养，加快推动托育专业教学标准建设、学科建设、人才培养方案、课程设置、师资队伍建设，逐步扩大招生规模，提高人才要素供给能力。本教材基于"岗课赛证"综合育人的顶层设计，将岗位能力要求、技能大赛要求、行业证书要求与专业课程内容对接，实现以岗设课、以赛促课、以证验课，提升课堂教学活力，增强了学生学习的实用性，将有助于提升学生职业综合素质与能力，推进高职婴幼儿托育服务与管理专业"岗课赛证"四位一体育人模式改革，满足新时代对高职婴幼儿托育服务与管理专业人才培养的新要求。

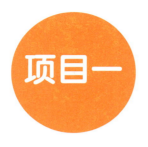

认识婴幼儿回应性照护

● 岗位要求

《托育机构保育指导大纲（试行）》中指出，托育机构保育应遵循"尊重儿童、安全健康、积极回应、科学规范"的基本原则，其中，"积极回应"要求托育机构保育人员要"提供支持性环境，敏感观察婴幼儿，理解其生理和心理需求，并及时给予积极适宜的回应。"那么，什么是回应性照护？托育机构为什么要重视给予婴幼儿回应性照护？照护者怎样做才是回应性照护？这是托育机构照护者在践行婴幼儿回应性照护行为时首先要考虑的问题。因此，托育机构照护者应做到：

1. 能理解婴幼儿回应性照护的理念、要求、原则，掌握婴幼儿回应性照护的实施策略

2. 能辨别婴幼儿回应性照护行为的基本特征，具备初步的婴幼儿回应性照护能力

3. 树立正确的发展观和保育观，通过积极适宜的回应性照护促进婴幼儿健康发展

● 学习目标

知识目标：

1. 理解婴幼儿回应性照护的内涵与意义

2. 理解婴幼儿回应性照护的依据与要求

3. 掌握婴幼儿回应性照护的基本原则与实施策略

能力目标：

1. 理解婴幼儿回应性照护的基本特征，能辨别婴幼儿回应性照护行为

2. 能结合相关理论分析婴幼儿行为特点，理解回应性照护的实施策略

3. 能结合托育机构实践的具体应用情境初步践行回应性照护理念

素养目标：

1. 具有良好的婴幼儿发展观和保育观

2. 具有良好的婴幼儿照护理念

● 学习导图

```
                                                    ┌── 婴幼儿回应性照护的内涵
                      理解婴幼儿回应性照护的内涵与意义 ──┤
                                                    └── 婴幼儿回应性照护的意义

                                                    ┌── 婴幼儿回应性照护的依据
认识婴幼儿回应性照护 ── 熟悉婴幼儿回应性照护的依据与要求 ──┤
                                                    └── 婴幼儿回应性照护的要求

                      掌握婴幼儿回应性照护的            ┌── 婴幼儿回应性照护的基本原则
                      基本原则与实施策略 ──────────────┤
                                                    └── 婴幼儿回应性照护的实施策略
```

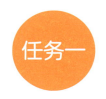 **任务一** 理解婴幼儿回应性照护的内涵与意义

情境案例

情境1：托育机构照护者沉默地走到9个月大的点点身边，一言不发地给他戴上围嘴，并起身端起一小碗果酱放到点点面前。照护者用勺子搅了几下果酱，舀起一勺放到点点的嘴边说："点点，我们吃果酱了"。点点看了看照护者，配合地张开嘴巴品尝起果酱。在这个过程中，照护者时不时扭头看向周围的其他婴幼儿，并熟练地舀起果酱准确地放到点点嘴巴旁边，这样的状态大约持续了1分钟。突然，点点用左手抓了一下果酱，并舔了几口，紧接着伸手去拿照护者手中的勺子。照护者见状后着急地说："点点，这勺子不能拿，快点吃吧，还有几口就吃完了"。说着照护者夺过勺子，匆忙地又舀起一大勺果酱放到点点嘴边。

情境2：托育机构照护者对9个月大的点点说："点点，我们准备吃苹果酱了，咱们坐到餐椅上来，戴上小围嘴儿。"照护者边说边将点点抱到矮桌前并给她戴上围嘴儿。点点用手摸摸自己的小围嘴儿，看着照护者拿来一把勺子和一小盘苹果酱，坐到对面并微笑着说："你是不是很喜欢自己的小围嘴儿？我们开始吃苹果酱吧。"照护者舀了一勺苹果酱，放到点点嘴巴旁边，等待她张开嘴巴。点点看了一眼勺子里的苹果酱，配合地张大嘴巴开始感受食物的质感和温度。照护者一边喂一边说："点点，苹果酱的味道怎么样啊？是不是很美味？"点点抬头看看微笑的照护者。照护者又舀了一勺苹果酱说："点点，张大嘴巴，啊呜啊呜，吃得真香。"点点吃了几口后，突然用左手抓了一下果酱并舔了几口，紧接着伸手去拿照护者手中的勺子。照护者温柔地说："要自己来吗？"边说边把手中的勺子给了点点，点点看了看照护者，接着用手握着勺子"铲"起果酱，果酱被勺子推到了果酱盘一角，就这样点点"铲"果酱的行为进行了四次。到第五次时，点点紧皱眉头，嘴里发出急促的嗯啊嗯啊的声音。照护者双手扶着果酱盘，配合点点舀果酱。点点尝试着将勺子放到嘴边，终于品尝到了上面的果酱。她抬头兴奋地看向照护者，照护者微笑着竖起大拇指说："宝贝，你太棒了，今天学会自己吃果酱了。"

在上述两个情境中，婴幼儿的内心感受一样吗？如果你是婴幼儿，你更喜欢哪个情境？为什么？你又如何看待情境中的两位照护者呢？完成表1-1。

表 1-1　婴幼儿回应性照护内涵及意义应用表单

理论依据： 理解婴幼儿回应性照护的内涵及意义	实施地点： 教室及托育机构	实施时间：	需要的设备或物品：

1. 分析情境 1 和情境 2 中两位照护者的不同做法。

情境 1：

情境 2：

对比两位照护者的不同做法，情境＿＿＿＿＿中的照护者做得更好。

理由：＿＿＿＿＿＿＿＿＿＿＿＿＿＿＿＿＿＿＿＿＿＿＿＿＿＿＿＿＿＿＿＿＿＿＿
＿＿＿＿＿＿＿＿＿＿＿＿＿＿＿＿＿＿＿＿＿＿＿＿＿＿＿＿＿＿＿＿＿＿＿＿＿＿＿

2. 请结合［学习支持］的相关内容，说一说你理解的"回应性照护"，简要分析婴幼儿回应性照护需要关注的四个要素。

任务描述

　　此任务为理解婴幼儿回应性照护的内涵及意义，在此任务中，你需要理解回应性照护的含义及四个要素，了解回应性照护对婴幼儿身心发展、托育机构照护者专业发展、托育机构保育质量提升、重塑家长对托育机构信心等方面的重要作用，能够做到正确理解婴幼儿回应性照护的内涵，科学看待其重要性，在实践中树立良好的婴幼儿发展观和照护观。

任务准备

一、婴幼儿回应性照护的内涵

　　《托育机构保育指导大纲（试行）》将"积极回应"作为托育机构保育工作的原则之一。《托育机构保育人员培训大纲（试行）》将"掌握婴幼儿早期发展与回应性照护的知识与策略"作为培训的目标之一。什么是回应性照护？

婴幼儿回应性照护是指照护者在给婴幼儿提供的温暖、稳定的积极心理环境下，有意识地密切观察婴幼儿的表情、动作、言语等由身体发出的信号，准确解读其需求及兴趣，用适合婴幼儿发展阶段及个体特征的方式做出及时、恰当的回应，以满足婴幼儿身心需求、支持婴幼儿学习与发展。可见，婴幼儿回应性照护不同于传统养育，其重心在于回应，其目的在于促进婴幼儿健康、安全、主动、快乐的身心全面发展。

婴幼儿回应性照护主要包括四个要素：良好的依恋关系、敏锐的观察、精准的解读和促进婴幼儿的全面发展。这四个要素相互关联、相辅相成。

首先，良好的依恋关系是婴幼儿回应性照护的基本前提。在日常照护活动中，照护者以尊重的方式与婴幼儿互动，有助于婴幼儿与照护者之间建立信任、安全、亲密的关系。回顾前文情境案例中的情境1，照护者一言不发地给婴幼儿戴上围嘴儿，沉默而生硬地将食物放到婴幼儿嘴里，对婴幼儿表现的需求也没有给予合理、恰当的回应。在情境2中，照护者在照护活动之前用语言及肢体动作向婴幼儿表明即将要做什么，对照护行为进行阐述和解释，而婴幼儿则用表情、动作、眼神及声音予以回应，紧接着照护者再实施下一步的照护行为并给予解释与互动。这是一个双向互动的过程，如同球类运动员之间发球—接球—发球……的运动方式，形成了一系列的互动链。互动链是以尊重为基础而建立的人际关系，建立信任、安全的依恋关系是回应性照护的应有之义。

其次，敏锐的观察是婴幼儿回应性照护的重要基础。托育机构的照护者在不同的场景会扮演不同的角色，承担不同的保育任务。他们有时候是婴幼儿生活的照护者，有时候是婴幼儿早期发展的引导者，有时候是婴幼儿的游戏玩伴。无论照护者是引导婴幼儿活动的主动者，还是对婴幼儿行为做出回应的被动者，他们的适宜回应均应基于婴幼儿的需求。由于婴幼儿年龄尚小，往往无法用清晰连贯的语言或者符号来表达内心需求，因此，敏锐的观察便成为婴幼儿回应性照护的重要基础，而如何观察就成为照护者首要明确的问题。从观察理念层面，照护者要以客观的态度用"鹰一样的俯瞰视角"关注婴幼儿的整体发展，要用"蚂蚁一样的灵敏触角"细致分析婴幼儿某一方面的发展。照护者不仅要观察婴幼儿"说了什么""怎么说的"，还要仔细观察婴幼儿"做了什么""怎么做的"，从婴幼儿的言行举止、表情动作中，敏锐地发现婴幼儿的内心需求。从观察技术层面而言，照护者要明确观察什么（观察目标）、观察谁（观察对象）、怎么观察（观察方法）及观察的时间及地点（观察的场景），以做好充分的观察准备。如情境案例中的情境1，照护者只有敏锐地观察到婴幼儿拿勺的动作、表情及声音，捕捉到婴幼儿传递出来的信号并判断其所代表的意义，才能给予及时的回应，而不是不顾婴幼儿的需求快速地完成喂养任务。

再次，精准的解读是婴幼儿回应性照护的核心关键。回应性照护重在"回应"。照护者要将婴幼儿"抛过来的球"以适宜的方式再抛回去，以促进婴幼儿主动学习与发展。那么，照护者怎样"抛球"才算适宜呢？这就需要照护者精准解读婴幼儿的需求。而照护者所具备的婴幼儿发展理论知识会影响其解读视域。如果缺乏婴幼儿发展理论知识的支持，照护者可能会习惯性地认为9个月左右的婴儿争夺成人手中的勺子是不乖巧的行为，而当具备了一定的理论素养后，就会和案例情境2中的照护者一样，明白点点的行为是其自主意识的萌芽，是锻炼其手部小肌肉灵活性发展的时机，就会对婴儿的行为给予更多的宽容和欣赏。当然，托育机构的照护者也应该清楚地知道，婴幼儿的行为会受到周围环境、事物和他人的影响。在不同情境下，婴幼儿相同的行为或许有不一样的解释；在同一情境下，婴幼儿的行为也可能会完全不一样。例如，同样是进餐中的抗拒行为，有可能是吃饱了，有可能是要自己进餐，也有可能是受到周围成人行为或者情绪的影响。只有准确解读婴幼儿的行为，才能让照护者不断从"走近"婴幼儿到"走进"婴幼儿，让回应互动链连续下去。

最后，促进婴幼儿的全面发展是婴幼儿回应性照护的终极目标。回应性照护注重通过回应促发展。对婴幼儿而言，照料与发展、生活与保育是融为一体的。如在进餐中，食物的质地和味道、自主进餐的成就感、因成人关注而体验到的被关爱感等，这些"感觉输入"具有重要的教育与发展意义。如案例情境2中婴儿自主用勺子将果泥舀起并送到嘴巴里，这对9个月的婴儿而言是多么了不起的事情。婴儿在自己的行动中获得了自主感和成就感，加上照护者微笑的表情、竖起大拇指的动作、鼓励的话语，都会让他充满力量，重新认识自己的力量。因此，回应性照护的过程就是照护者通过及时、积极的回应而促进婴幼儿全面健康发展的过程。

二、婴幼儿回应性照护的意义

1. 回应性照护能促进婴幼儿身心健康发展

（1）回应性照护能促进婴幼儿大脑的发育

脑科学研究表明，人类出生的前3年是婴幼儿大脑发育的关键时期。脑部发育包括神经生成、突触形成、髓鞘化等过程。脑部功能的发挥主要是靠脑神经之间信息的传递，更准确地说是靠突触来传递，当一个树突找到一个轴突时，便会形成突触联结，细胞之间便能相互交流。婴幼儿在出生时，其大脑已经拥有了1 000亿个脑细胞或神经元，2岁幼儿大脑中突触的数量与成人相差无几，3岁时其大脑中突触的数量是成人的2倍。突触的联结并不依赖于遗传，而是依赖于外在环境的刺激。

当我们给予婴幼儿各种感官、语言、认知及人际互动的经验时，这些外在的互动信息都会成为突触生长的养分，促使脑神经元之间不断发生联结。婴幼儿获得的经验越丰富，神经元之间的联结越紧密。重复使用的早期经验有助于婴幼儿形成稳定的神经通路，巩固婴幼儿大脑中神经元的联结。婴幼儿与照护者之间的早期互动及互动经验不仅为大脑的发展创造条件，而且还影响着大脑的发育方式，塑造着大脑的结构。

（2）回应性照护能促进婴幼儿身体的发展

回应性照护有助于照护者与婴幼儿之间建立信任、亲密、温暖的人际关系。这种良好的心理环境能促进婴幼儿表现出更多的活动意愿。例如，在 8 个月左右的婴儿开始锻炼爬行时，照护者可以拿着不同的玩具在婴幼儿的前面根据婴幼儿的爬行动作及时予以回应。"宝宝，加油，到老师这里来。""宝宝，爬得真快，快来拿这里的玩具。"这些具有鼓励性的语言是对婴幼儿爬行动作的回应，这无形中激发了婴幼儿爬行的欲望，锻炼了其大小肌肉群，提升了其身体协调性，从而促进了婴幼儿身体的发展。

同样，在喂养过程中，照护者应提供与婴幼儿年龄发育特点相适应的健康、美味的食物（图 1-1），为婴幼儿创造安静、轻松、愉快的进餐环境，注意观察婴幼儿用语言、肢体动作等发出的进食需求或饱足的信号，顺应喂养，并及时、恰当地给予积极、愉悦的回应，不强迫喂食，鼓励和协助婴幼儿自己进食，有利于激发婴幼儿进餐的欲望、兴趣和尝试自己进食的能动性。

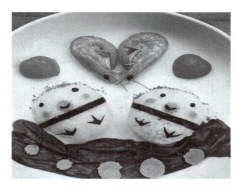

图 1-1　卡通形象的婴幼儿辅食

（3）回应性照护能促进婴幼儿心理的发展

首先，回应性照护能增强婴幼儿安全依恋感。当婴幼儿离开家庭进入托育机构时，克服与家长的分离焦虑是婴幼儿面临的首要挑战。回应性照护要求照护者观察了解不同月龄婴儿的需求，把握其情绪变化，尊重和满足其爱抚、亲近、搂抱等情感需求，与婴幼儿建立信任和稳定的情感联结，让婴幼儿感受到一日生活中的每个环节都是安全的、可预测的及舒适的，从而有利于婴幼儿早日适应托育机构的陌生环境，逐渐融入其中并建立信任感，与照护者建立稳定的依恋关系，为婴幼儿逐步掌握与心理行为相适应的生活技能和养成良好的卫生习惯奠定基础。

此外，回应性照护能促进婴幼儿认知、语言、情感及社会性的发展。在传统的婴幼儿照护过程中，很多人认为刚出生不久的婴幼儿听不懂成人的话语，在喂养、换尿布等照护活动中没有必要和婴幼儿对话互动，甚至当婴幼儿哭闹时，坚持不能抱、不能哄的观念，目的是减少婴幼儿对照护者的依赖。其实这些做法与回应性照护的理念是背道而驰的，下面的案例表明，在与婴幼儿回应性互动的过程中，婴幼儿的认知、语言及情绪情感等都会获得积极发展。

案例1：1岁半的明明拿着手中的橘子对照护者说："橘橘"。照护者说："明明，你是想吃橘子吗？"明明看着照护者并点点头。照护者接着说："来，老师和明明一起剥橘子。"照护者握住明明的手摸着橘子说："明明，橘子是什么颜色的？是不是黄色的？我们来尝尝这橘子是什么味道的。"照护者开始引导明明尝试剥橘子。明明笑嘻嘻地说："甜甜的。"照护者笑着说："明明的小嘴也很甜。"

在上述案例中，照护者与明明的互动丰富了明明的词汇，促进了其语言的发展，照护者引导明明观察橘子颜色的行为还促进了明明认知能力的发展。此外，照护者的鼓励与支持，让明明的情绪处于愉悦、平静、积极的状态中。

2. 婴幼儿回应性照护能促进照护者的专业发展

（1）回应性照护是托育机构保育工作的基本要求

托育机构是实施保育的场所，应当根据婴幼儿身心发展的特点和规律，制订科学的保育方案，合理安排婴幼儿饮食、饮水、如厕、盥洗、睡眠、游戏等一日生活与活动，支持婴幼儿主动探索、操作体验、互动交流和表达表现，丰富婴幼儿的直接经验。其中，回应性照护是托育机构的一项重要日常工作，它渗透于托育机构一日各项工作中。婴幼儿受年龄及经验的限制，对许多事情及感受无法用语言准确表达，例如，婴幼儿身体不舒服时可能会说肚子疼，但肚子哪个位置疼？怎么疼？婴幼儿无法准确地用语言描述。这就要求照护者在一日生活各个环节的常规工作中对婴幼儿发出的各种语言和非语言的信号保持敏感，并实施回应性照护。

在实践中，有的照护者认为回应性照护就是婴幼儿需要什么，就给婴幼儿提供什么，或者婴幼儿没有表现出任何需求，我们就没有必要给予回应性照护，这些都是对回应照护的误解。照护者不仅要关注回应性照护的"回应"，也要注重回应的"适宜性"，这是托育机构在开展日常保育活动中的基本工作要求。

（2）回应性照护是托育机构照护者的专业素养要求

照护者是托育机构实施保育工作的专业人员，负责婴幼儿日常生活照护和活动组织。《托育机构保育人员培训大纲（试行）》将"回应性照护的知识与策略"纳入培训目标，将对"婴幼儿需求的识别与回应"列为实践培训的重要内容。回应性照护是提供满足婴幼儿生理和心理需求的积极照护实践，其核心是在日常生活中观察并敏锐地感知婴幼儿通过动作、声音、表情所传达出的需求，并及时给予积极恰当的回应。专业的照护者应掌握婴幼儿早期发展与回应性照护的知识与策略，提升科学保育素养，尊重并平等对待每一个婴幼儿，呵护婴幼儿健康成长。

3. 婴幼儿回应性照护能提升托育机构的保育质量

托育机构的保育质量不仅要注重托育机构场地、玩具及设备设施的数量等结构性要素，更要注重托育机构的过程性质量。在提升托育机构过程性质量的过程中，如何改进照护者与婴幼儿之间的互动质量，是托育机构保育实践改革的重点和难点。而回应性照护则是改进和提升照护者与婴幼儿互动质量的有力抓手。回应性照护强调的尊重、回应与支持都是高质量师幼互动的要求和表现。因此，提升婴幼儿回应性照护能力是提升托育机构保育过程质量的重要内容。

案例 2：在自由游戏时，木木取了一份拼图，安静地坐在桌子旁边，顺利地把小鸟的脑袋、尾巴和两只脚放到卡槽里合适的位置，而当他拿起小鸟的一只翅膀想放到卡槽里时却怎么也不成功。于是他又换了另一只翅膀，但是几番努力后，仍未成功。他吸了一口气，看了看照护者，照护者也没有说话。最后木木有点失落地把拼图玩具放回了原来的地方。

案例中经过几番努力都没有成功的木木虽然在失败面前没有哭闹，看似乖巧懂事，但是失落的情绪及挫败感萦绕在他的心头。照护者在看到后既没有给予鼓励，也没有及时介入给予支持，反而选择忽略木木的行为。长此以往，木木可能会逐渐失去探究周围事物的兴趣和大胆尝试新事物的勇气。回应性照护要求将支持婴幼儿发展、积极与其开展高质量互动落实在日常生活及游戏中。

4. 回应性照护能提高婴幼儿家长对托育的获得感

（1）回应性照护有助于提升家长的安全感和信任感

长期以来，我国婴幼儿的照护主要是在家庭中进行，目前托育尚处于起步阶段，很多家长对托育机构的信任度还不够高，持有观望或不信任的态度。回应性照护不同于传统的养育，注重强调尊重婴幼儿的身心发展规律和个体差异，将科学养护婴幼儿贯穿在个性化的互动中。托育机构要承担起向家长宣传回应性照护理念及行为的责任，提升家长的安全感和信任度。

案例 3：西西因父母工作繁忙而无人照看，他 1 岁 6 个月时就来到了托儿所。照护者王老师每次都会利用接送时间和西西父母进行简短沟通。今天王老师分享了西西第一次学会穿袜子的视频，家长看到他在照护者的回应与鼓励下，经历了从放弃到尝试，最后成功穿上袜子的过程。家长满意地对王老师说："我感受到了老师对西西的关注和支持，能让西西在遇到困难的时候坚持下去，最终学会穿袜子，我把西西放到这里非常放心、安心。"

（2）回应性照护有助于提升家长的获得感和满意度

婴幼儿第一次离开家庭融入集体生活时，家长往往会非常关心他们在托育机构的表现和发展状况，但是又很难详细、全面地了解其在托育机构的具体情况。回应性照护可以向家长展现照护者实施个性化、差异化照护的实践方法和策略。

在实施回应性照护时，照护者要深入了解婴幼儿的心理活动及行为表现方式与特点，在此基础上提供差异化的照护和互动。照护者可以将对婴幼儿的回应性照护行为，及时同家长进行沟通和交流，展现其专业性，满足广大婴幼儿家庭对婴幼儿照护服务的需求与向往，帮助家长全面了解婴幼儿在托育机构的生活和发展状况，不断提升家长对婴幼儿照护服务的获得感和满意度。

任务实施

请阅读下面案例，结合【任务准备】内容进行分析。

任务分析 1：楠楠正在盯着一串珠子，或许注意到了珠子的颜色差异，她爬过去拿起那串珠子，用手摸来摸去，并时不时地看向照护者。当她把珠子放到嘴里时，照护者对她说："楠楠，你是不是喜欢这些珠子，珠子的味道是什么样的？"楠楠听到后对着照护者笑了起来。这时，楠楠突然又把手中的珠子扔在地上，珠子发出的"啪"的声音吸引了楠楠，她盯着地上的珠子看了一会儿后，快速爬过去，捡起珠子继续扔起来。照护者看到后问："你听到了珠子碰到地面发出的声音，是不是很有趣？"

1. 案例中体现了婴幼儿回应性照护的哪些要素？

2. 结合案例分析为何说婴幼儿回应性照护是对托育机构照护者的专业素养要求。

3. 从婴幼儿发展的角度分析经由此次回应性照护楠楠会获得哪些方面的发展。

任务分析 2：乐乐的妈妈向托育机构照护者反映：1 岁 3 个月的乐乐在家看图画书的时候经常用不清楚的语言喊"团团，要团团"，因为妈妈不明白是什么意思，乐乐经常着急地哭一场。与照护者交流得知，团团是乐乐喜欢的绘本中的一只小浣熊。因语言发展的限制，乐乐便用团团表示要读有小浣熊的图画书。

1. 请结合案例从家长的角度分析，托育机构照护者给予婴幼儿回应性照护的重要性。

2. 请结合理论学习及案例谈谈你打算如何将回应性照护理念传达给家长。

任务评价

婴幼儿回应性照护内涵及意义学习评价见表 1–2。

表1-2　婴幼儿回应性照护内涵及意义学习评价表

评价内容	自我评价	小组互评	教师评价
对婴幼儿回应性照护理念的理解	☆ ☆ ☆ ☆ ☆	☆ ☆ ☆ ☆ ☆	☆ ☆ ☆ ☆ ☆
对婴幼儿回应照护的价值的认识	☆ ☆ ☆ ☆ ☆	☆ ☆ ☆ ☆ ☆	☆ ☆ ☆ ☆ ☆

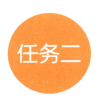

任务二　熟悉婴幼儿回应性照护的依据与要求

情境案例

　　1岁6个月的苗苗最近特别喜欢干什么事情都自己来，比如，喜欢自己穿鞋子，但是常常将两只鞋子弄错，而且穿鞋的速度特别慢；不喜欢照护者选的玩具，要求自己挑选玩具等。照护者王老师觉得苗苗年纪小，让她自己做不仅慢而且经常出错，于是决定好好管管苗苗。你觉得王老师的做法对吗？为什么？完成表1-3。

表1-3　婴幼儿回应性照护的依据及要求应用表单

理论依据： 回应性照护的依据	实施地点： 教室及托育机构	实施时间：	需要的设备或物品：
1. 分析案例中王老师的做法是否正确，并提出相应的理论依据。 2. 请结合［任务准备］的相关内容，根据信任建立过程举例说明新入职的照护者如何与婴幼儿建立信任关系。 			

任务描述

此任务主要为理解婴幼儿回应性照护的理论依据和政策背景，能做到运用相关的理论知识科学地分析具体的照护案例，并在实践中理解回应性照护的必要性。

任务准备

一、婴幼儿回应性照护的依据

1. 理论依据

（1）脑科学理论

人的大脑自受孕4周起开始发育，中枢神经系统的原基——神经管这个时候开始形成。神经管通过细胞快速分裂形成神经细胞，也就是神经元。婴儿出生的时候，大脑已具有十亿个神经元，这是先天形成的。在生命的最初几年，神经细胞的连接因婴幼儿生活经历的影响而被强化或削弱，这是后天影响。神经元连接的强化或削弱会对婴幼儿的大脑产生终生的影响。

神经元负责储存和处理信息。每个神经元都有一条轴突或输出神经纤维，其作用是把某一神经元发出的能量或神经冲动传递给其他的神经元。神经元上还有很多树突，它们是接收从其他神经元传入信息的输入神经纤维。树突生长出多个分支，形成"树突树"，负责接收来自其他神经元的信号。这种在神经元之间相互连接的结构叫作突触。突触的形成往往与新的感觉刺激相关。所以，婴幼儿大脑必须被刺激，以便尽可能多地建立神经连接。

婴幼儿大脑的发育受到早期经验的深刻影响，早期是遭到忽视还是受到关注，是否受到相应的社会刺激等会直接影响婴幼儿大脑神经传递和被激活的程度。一项研究对比了不同成长背景下的两个孩子的脑激活成像，发现从出生至3岁前一直生活于孤儿院的孩子与生活于普通家庭的同龄孩子相比，前者的大脑神经细胞更多处于低活动水平，而后者的大脑神经细胞大多处于高激活状态。这与孤儿院的孩子被忽视和冷淡，且环境刺激也相对匮乏有关。托育机构照护者应为婴幼儿提供形式多样、充满刺激的成长环境，以使婴幼儿的大脑得到健康、良好的发育。

（2）依恋理论

良好依恋关系的建立是儿童人生头三年的重要任务，如果幼年的环境充满爱与呵护，儿童将学会关爱和照顾他人，可以与他人建立亲密的人际关系。心理学家认为，依恋行为是有先天的生物学基础的，它是儿童生存的基本需要。美国心理学家哈里·哈洛（Harry Harlow）把刚出生的小恒河猴和两个假的代育母猴（一个用铁丝制成，而另一个用绒布制成）关在同一个笼子里。"铁丝母猴"能提供食物（乳汁），"绒布母猴"很柔软、温暖，但不能提供食物。刚开始，婴猴多围着"铁丝母猴"，但没过几天，婴猴只在饥饿的时候才到"铁丝母猴"那里喝几口奶水，其他更多的时候都是与"绒布母猴"待在一起（图1-2）。

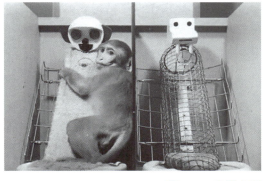

图1-2　代母实验

多重依恋理论认为，婴幼儿依恋对象不是单一固定的，婴幼儿可以建立多重的依恋关系，依恋对象可以是父母，可以是祖父母，也可以是熟悉的其他照护者。随着不断成长，部分婴幼儿会选择进入托育机构，托育机构照护者就成为他们入托后的"重要他人"和"权威人物"。对婴幼儿来说，当他们在一个陌生的环境中，觉察到有一位或多位被称作"老师"的成人表现出对他们的关爱、关注他们的需求并给予积极的回应时，他们就会逐渐把照护者作为自己新的依恋对象。照护者可多与婴幼儿通过身体接触进行互动，如拍拍小脑袋、拉拉小手、抱抱、说几句悄悄话等，都可让他们对照护者产生信任感和依恋感。

（3）人格的社会心理发展理论

埃里克森（Eric Erikson）结合社会文化因素，提出了人格的社会心理发展理论，将人从出生到死亡的生命全程划分为相互交错、更迭的8个发展阶段，每个阶段是否能够顺利度过由社会环境决定。每个阶段都有独特的心理冲突，冲突的顺利解决是人格健康发展的前提（表1-4）。

表1-4　埃里克森人格发展八阶段理论

阶段	年龄段	心理冲突	人际交往范围	相应获得的品质	
1	0—1.5岁	信任对不信任	母亲	希望、信任	恐惧、不信任
2	1.5—3岁	自主对羞怯与怀疑	父母亲	意志、自制	自我怀疑
3	3—6岁	主动性对内疚	家庭基本成员	价值感	无价值感
4	6—12岁	勤奋对自卑	邻居、学校	能力、勤奋	无能
5	12—18岁	同一性对角色混乱	同龄群体、领导、榜样	忠诚、自信	不确定感
6	18—25岁	亲密对孤独	朋友、配偶、竞争/合作伙伴	爱与友谊	杂乱、泛爱
7	25—65岁	生育对自我关注	同事、家庭成员	关心他人与创新	自私自利
8	65岁以上	自我调整对绝望	全体人类	智慧	绝望与无意义感

0—3岁经历了两个阶段：基本的信任对不信任，基本的自主对羞怯与怀疑。

① 信任感的形成与回应性照护。从出生到18个月（1.5岁）是获得基本信任感并克服基本不信任感的阶段。所谓基本信任，是指婴幼儿的需求与外界对他们需求的满足保持一致。这一阶段的发展任务是培养婴幼儿对周围世界，尤其是社会环境的基本信任感。如果婴幼儿通过啼哭或者语言、表情等发出信号、表达需求时，照护者能够敏锐观察到，并给予及时恰当的回应和满足，那么他们将对周围世界产生安全感和信任感；如果得不到周围人的关心与照顾，那么他们将可能对外界特别是对周围的人产生害怕与怀疑的心理，这种怀疑和不安会影响到下一阶段的顺利发展。婴幼儿信任建立过程如图1-3所示。[①]

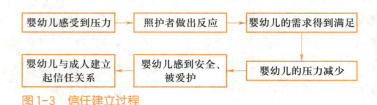

图1-3 信任建立过程

② 自主感的形成与回应性照护。18—36个月（1.5—3岁）是获得自主感而避免羞耻感与怀疑感的阶段。在这个阶段，婴幼儿开始有了独立自主的要求，他们的认知能力飞速提高，大动作技能和精细动作技能得到发展，促使他们渴望自主独立地做一些事情，比如，想要自己吃饭、穿衣、走路、拿玩具等，经常说"我""我自己来"，更加乐此不疲地探索周围的世界。如果父母和机构的照护者能在这个阶段给予他们足够的鼓励和支持，允许他们尝试独立探索和做一些力所能及的事情，比如，鼓励婴幼儿自己使用餐具就餐、自己穿脱衣服、自己决定玩什么玩具等，并且表扬他们自己完成了任务，就能培养他们的独立性和自主性，使他们获得一种自主感。

（4）文化—历史发展理论

该理论是列夫·维果茨基（Lev Vygotsky）提出的。他认为，人从出生起就是一个社会实体，是社会历史产物，儿童所处的文化环境深深地影响着他们的发展。托育机构良好的师幼关系会给婴幼儿提供一种温暖、安全的感觉，让他们对托育机构产生归属感，喜欢去上托育机构，并更容易接受照护者的指导。维果茨基将儿童解决问题的能力分为三类：能独立进行的、即使借助帮助也不能表现出来的、处于这两个极端之间的借助他人帮助可以表现出来的，由此提出了"最近发展区"概念，即实际的发展水平与潜在的发展水平之间的差距，前者由儿童独立解决问题的能力而定，后者则是指在成人的指导下或是与能力较强的同伴合作时，儿童解决问题的

---

① BARBRE J.婴幼儿回应式养育理论［M］.牛君丽，译.北京：中国轻工业出版社2020：28.

能力。维果茨基明确指出了教学与发展之间的关系，教学促进发展，良好的教学应走在发展前面并引导之。因此，托育机构照护者不仅要了解儿童的现有发展水平，更要了解儿童的可能发展水平，在最近发展区有效地推动儿童的发展。

2. 政策依据

回应性照护是推进婴幼儿照护服务专业化、提高保育质量的重要工作要求。

在 2018 年世界卫生大会上，世界卫生组织等国际机构明确提出了以"健康、营养、安全、回应性照护和早期学习机会"为核心内容的养育照护策略，将回应性照护明确列为五大养育核心要素之一[①]。2021 年，国家卫生健康委员会颁布的《托育机构保育指导大纲（试行）》中，将"积极回应"作为托育机构保育应遵循的四大基本原则之一，提出应"提供支持性环境，敏感观察婴幼儿，理解其生理和心理需求，并及时给予积极适宜的回应"。《托育机构保育人员培训大纲（试行）》也明确了托育机构照护者应"掌握婴幼儿早期发展与回应性照护的知识与策略，提升科学保育素养"的培训目标。

2022 年 11 月，国家卫生健康委办公厅颁布的《托育从业人员职业行为准则（试行）》中的第四条准则是"注重情感呵护"，强调"敏感观察，积极回应，尊重个体差异，关心爱护每一位婴幼儿，形成温暖稳定的关系。不得忽视、歧视、侮辱、虐待婴幼儿。"第五条准则是"提供科学照护"，强调"遵循婴幼儿成长规律，合理安排每日生活和游戏活动，支持婴幼儿主动探索、操作体验、互动交流和表达表现。不得开展超出婴幼儿接受能力的活动。"这些准则都明确要求托育机构照护者要将回应性照护作为保育工作的重要内容。

3. 实践要求

（1）家庭对机构照护服务的需要

当下，如何平衡工作与养育是众多家庭尤其是双职工家庭面临的困境，家长对能提供安全的、有质量的照护服务的需求日益增强。目前，我国婴幼儿照护存在明显的堵点和痛点。首先，婴幼儿照护机构数量严重匮乏，入托率低。根据 2020 年数据统计，我国 0—3 岁婴幼儿在各类托育机构中的入托率为 5.5%，而发达国家 3 岁以下婴幼儿的入托率为 25%~55%[②]。其次，婴幼儿照护服务机构质量参差不齐，与广大家庭对安全规范、有质量的照护服务的期盼存在着较大的差距。调研表明，45.1%的家庭由于"优质托育机构资源少"而不愿意或不放心送孩子入托，因此，增加婴幼儿入托机会，提高托育机构质量，满足部分家庭对令人放心、有质量的托育服务

---

① World Health Organization, United Nations Children's Found, World Bank Group. Nurturing care for early childhood development: a framework for helping children survive and thrive to transform health and human potential [R]. Geneva: WHO, 2018.

② 《中国首部0—3岁儿童托育服务行业白皮书发布》，参见国务院妇女儿童工作委员会官网。

的需求，是亟须解决的社会问题。

（2）机构提升照护服务质量的需要

0—3岁婴幼儿照护服务及其质量对个体发展、国民素质整体提升具有重要意义。大量研究和事实证明，0—3岁婴幼儿照护服务质量不仅影响个体的身体发育、语言、认知和思维发展，而且奠定了其情感、态度、行为习惯和性格养成的良好基础；不仅影响个体童年早期身心的全面、健康发展，而且为其一生的长远发展、性格形成打下根基，进而对国民素质整体提升具有重要的基础性作用。因此，托育机构有效快速提升服务质量是新时代保障"幼有所育"，满足人民群众对美好生活向往的题中应有之义。然而，我国处于托育服务快速发展期，国家尚未健全0—3岁婴幼儿照护机构人员的准入标准和服务标准等制度，缺少督导评估及退出机制，目前现有机构人员及服务质量良莠不齐，亟须加快提升照护者专业素养和托育机构保育质量。

二、婴幼儿照护的要求

1. 要对婴幼儿做出及时、准确的回应

不同的婴幼儿都有自己的语言风格和情绪表达方式，照护者只有通过敏锐、细心、耐心、密切观察婴幼儿的语言、表情和动作，才能识别不同婴幼儿发出的生理和心理信号所代表的不同需求，进而做出及时、准确的回应。如新生儿因饥饿或身体不适导致哭泣，主要目的是引起关注与照料，而1岁左右婴幼儿低频、无节奏的假哭，其目的可能是唤起注意和陪伴。照护者只有密切关注婴幼儿的需求表达，才能正确解读其行为线索、准确理解其目的，做出精准的回应，才能满足婴幼儿的需求。

案例4：自主游戏时，诺诺第一次走到了伊伊面前，抢走了伊伊的玩具，而伊伊只是看了看诺诺，没有情绪的波动。诺诺第二次走到了伊伊身边，并快速地抓住了伊伊的衣服，小手特别用力，抓得紧紧的，伊伊被吓哭了，可是诺诺却在笑……

观察发现诺诺其实喜欢伊伊，想跟她一起玩，只是表达的方式"不太友好"，照护者要学会解读不同幼儿不同的表达方式，理解幼儿真正的需求，并帮助其解决问题。照护者可以跟诺诺讲清楚表达友好的方式，如可以通过握手、表达需求、分享玩具等邀请伊伊一起玩，也要安抚好伊伊的情绪，向她传达诺诺想与她做好朋友的需求。

2. 要对婴幼儿做出积极、主动的回应

积极主动的回应，可以构建起融洽的沟通氛围，使婴幼儿感受到更多的正向激励，内心充满安全感、自信和力量，也会更加有行动力。在托育机构中，照护者应

创设丰富的支持性环境，鼓励婴幼儿通过视觉、听觉、触觉等与环境互动，支持婴幼儿主动探索、操作体验、互动交流和表达表现。在婴幼儿活动过程中，照护者不仅要对婴幼儿发出的信号进行积极的回应，更要主动发起双向互动，如在喂养、穿脱衣服和游戏环节中，主动告诉婴幼儿"此刻在做什么""会有什么感受"等。比如，排队洗手时可以说"马上吃饭了，我们要把手洗干净，这样病菌不会进入我们的身体，宝宝们健健康康。"吃饭时可以说今天吃的什么饭，有什么营养价值，吃了会长个子等，让婴幼儿对自身的行为和正在经历的事情有基本的了解。同时，照护者可以通过肌肤接触、眼神、微笑、语言、爱抚、亲近、搂抱等形式积极回应婴幼儿，尊重和满足其情感需求。

任务实施

请阅读下面案例，结合【任务准备】内容请分析：

任务分析 1：晞晞是班里新来的小朋友，每天来园时只有佳佳老师能将她从妈妈的手里接过来，晞晞也只让佳佳老师给她梳小辫子、换衣服，而且中午必须陪着她午睡……否则哭闹不停。佳佳老师去哪里，晞晞都会跟着，俨然是佳佳老师的"小尾巴"。虽然有时候会影响佳佳老师做其他工作，但是为了缓解晞晞的分离焦虑，让她尽快适应园所生活，佳佳老师一直陪伴着她，带领她与其他小朋友做游戏。

1. 案例中的晞晞为什么会出现这样的行为？

2. 从婴幼儿发展的角度分析佳佳老师的做法对吗。

任务分析 2：诺诺 11 个月了，加餐环节时，他试着用小手把手指饼干捏成一段一段的，然后放进嘴里。当他拿起最小一块时没有捏稳掉在了地上，挫败感使他哭起来。他伸手想捡起地上的饼干碎渣时，照护者制止了他，说道：

（1）"别哭了，有什么好伤心的，反正那个饼干你都吃得差不多了！"

（2）"诺诺，我不能让你吃这段饼干了，因为它已经脏了。"

（3）"诺诺，地上这块已经脏了不能吃了，我知道你很伤心。不过你可以吃一块方形饼干，还可以把它掰成一块一块的，尝尝味道一样不？"

分析以上 3 种回应，哪种最能体现回应性照护要求？为什么？

任务评价

婴幼儿回应性照护的依据与要求学习评价见表 1-5。

表1-5 婴幼儿回应性照护的依据与要求学习评价表

评价内容	自我评价	小组互评	教师评价
婴幼儿回应性照护的理论依据	☆☆☆☆☆	☆☆☆☆☆	☆☆☆☆☆
婴幼儿回应照护的政策依据	☆☆☆☆☆	☆☆☆☆☆	☆☆☆☆☆
婴幼儿照护的要求	☆☆☆☆☆	☆☆☆☆☆	☆☆☆☆☆

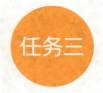

任务三 掌握婴幼儿回应性照护的基本原则与实施策略

情境案例

托育机构照护者李老师和刘老师对婴幼儿睡眠问题持有不同的观点。刘老师认为良好的睡眠习惯对婴幼儿身心发展具有重要的作用，因此，她坚持要按照托育机构作息时间表让所有的婴幼儿在固定的时间内养成睡眠习惯；而李老师认为，婴幼儿的睡眠具有个体差异，在托育机构作息时间内，如果婴幼儿不困乏，就没有必要勉强婴幼儿睡眠。你如何看待这两位老师的观点？完成表1-6。

表1-6 婴幼儿回应性照护的原则及实施策略应用表单

理论依据： 婴幼儿回应性照护的基本原则与实施策略		实施地点： 教室及托育机构	实施时间：	需要的设备或物品：
1. 结合婴幼儿回应照护的要求阐述案例中两位老师的观点。				
2. 请结合［学习支持］的相关内容及托育机构见习场景，列举1~2个案例说明回应性照护的实施策略。				

任务描述

此任务主要为理解婴幼儿回应性照护的基本原则及实施策略，需要学习者以婴幼儿为中心，在实践中能够做到根据婴幼儿发展特点和需求科学、规范地给予其回应性照护，在高质量的互动中促进其身心全面发展。

任务准备

一、婴幼儿回应性照护的基本原则

1. 尊重婴幼儿

《托育机构保育指导大纲（试行）》指出"尊重儿童，坚持儿童优先，保障儿童权利。尊重婴幼儿成长特点和规律，关注个体差异，促进每个婴幼儿全面发展。"首先，在托育机构保育工作中，不论是保育方案的制定，还是各方资源的整合，应以优先考虑儿童的利益与需求作为保育工作开展的首要遵循，坚持婴幼儿优先，保障婴幼儿的生存权、发展权、受保护权和参与权。其次，照护者应主动了解和满足不同年龄段婴幼儿的发展需求与客观规律，尊重不同年龄婴幼儿的生理和心理特点，将其作为保育工作的基本出发点和落脚点，对不同月龄的婴幼儿实施与其发展需要相适应的照护。再次，照护者应关注和尊重每个婴幼儿在身体发育、健康、运动、认知、语言、情感与社会性方面的发展差异性，深入了解每个婴幼儿的发展特点与需求，在平等地对待每一个婴幼儿的同时，也为有特殊需求的婴幼儿提供适宜的照护。例如，关注到婴幼儿个别的睡眠需求，能够提供较为灵活的睡眠时间安排，满足婴幼儿不同的睡眠需求，针对不愿午睡的婴幼儿，应积极与家庭沟通配合，帮助其建立良好的睡眠习惯。对于实在无法入睡的婴幼儿，应避免让其消极等待入睡，以免影响其他婴幼儿入睡，可安排其在专门保育人员照护下进行一些安静的游戏或活动，但不强迫入睡。

2. 安全健康

婴幼儿正处于身心发展的最初阶段和关键时期，安全健康是其发展的基础，应贯穿在婴幼儿生活照护的各个方面。照护者应做好安全防护，如在进餐过程中创设温馨、安静的环境，保持安静进餐，顺应喂养、不强迫进食，预防窒息、跌倒摔伤的发生；在睡眠过程中做好睡床的安全准备，随时检查是否有口鼻遮挡、睡眠过程中的呼吸和面色等情况，避免发生窒息、跌倒摔伤等；在室内外游戏中，做好活动前设施、设备和环境准备，运动中加强看护，要使婴幼儿始终处于照护者的视线范围内，做好婴幼儿一般状态观察和活动看护，为婴幼儿创设安全的探索环境。

照护者要保障婴幼儿的健康。婴幼儿健康是指婴幼儿没有疾病或伤残，处于良好的身体和心理状态，发育潜力能得到充分发展。照护者应提供适宜的条件，满足婴幼儿营养、睡眠、运动、休息、休闲生活及建立良好依恋关系的需求，提供适宜的照护，提升婴幼儿的身体素质，引导婴幼儿养成健康的生活方式，促使婴幼儿各项潜能得到充分发展。

托育机构应将安全和健康作为保育工作的重要前提和底线。各项活动应最大限度地保护婴幼儿的安全和健康，切实做好进餐、睡眠、运动等各个生活环节的安全防护。同时，制定安全防护、传染病防控等应急预案，制定预防婴幼儿窒息、跌倒、烧烫伤、溺水、中毒、异物伤害等的管理制度，建立安全排查制度，定期排查，落实预防婴幼儿伤害的各项措施。建立重大自然灾害、食物中毒、踩踏、火灾、暴力等突发事件的应急预案，并定期进行安全演练。

案例 5：托小班的李老师感觉现在的婴幼儿可接触的自然环境越来越少，于是在班级活动室一角摆放了很多植物供婴幼儿观察和欣赏，比如，水仙、仙人球、长寿花、绿萝等一些易于种植的植物。

案例中的李老师在活动室摆放植物的出发点是好的，但是却忽视了植物的安全性问题。如水仙花叶子的形状如同生活中常见的韭菜，容易引起婴幼儿误食中毒，而仙人球容易刺伤婴幼儿皮肤。因此，安全第一的理念要渗透于托育机构日常照护工作的方方面面。

3. 积极回应

照护者应营造接纳、温馨、友爱、自由的物质环境和心理氛围，提供支持性环境，关心每一位婴幼儿，亲近他们，倾听他们，敏锐、细心、耐心、密切观察婴幼儿的语言、表情和动作，捕捉和识别不同婴幼儿发出的生理和心理信号，理解其生理和心理需求，并及时给予积极适宜的回应，更好地促进婴幼儿发展。

案例 6[①]：在一次进餐结束后，2 岁半的齐齐将围兜藏在身后，时不时看向照护者，还做着一些动作。

照护者："你背后藏的是什么呀？"齐齐："礼物。"

照护者："是送给我的吗？"齐齐："嗯呀，你猜猜我手里拿的什么？"

照护者："是往头上戴的吗？"并做出戴帽子的动作。齐齐摇头。

照护者："是往眼睛上戴的吗？"并捂着自己的眼睛。齐齐摇头。

照护者："是往胳膊上戴的吗？"并指指自己的手臂。齐齐没有理会。

照护者："是往手上戴的吗？"并伸出了自己的手。齐齐也没有理会。

照护者："是往脖子上围的吗？"并做出围围巾的动作。齐齐点了点头，又摇了

---

① 刘馨，李倩.托育机构回应性照护的内涵、理论依据及实践思考［J］.学前教育，2022（21）：4-8.

摇头。

照护者："是吃饭用的围兜吗？"并做出围围兜的动作。

齐齐："变！"说完从身后拿出了围兜。

读完上述案例，你是否感受到了照护者在与婴幼儿互动中体现的耐心及轻松自在。案例中的照护者敏锐地观察到齐齐的眼神和手部动作，巧妙展开了双向互动，提高了回应的质量。

4. 科学规范

科学规范是指托育机构要按照国家和地方制定的标准和规范，遵循婴幼儿成长特点和规律，科学合理地安排婴幼儿的生活和活动，促进婴幼儿健康发展。托育机构应当树立科学的质量观，按照《托育机构设置标准（试行）》《托育机构管理规范（试行）》《托育机构保育指导大纲（试行）》等国家和地方相关标准和规范，自觉规范、完善保育工作，并遵守国家现行有关安全、卫生、环保等方面的相关规定，确保婴幼儿在托育机构生活各环节的安全，不断提高保育工作的科学性和规范性。例如，照护者应随时检查一日生活各环节，做好婴幼儿照护；户外活动场地功能分区明确，安全、卫生，防滑无积水；户外玩具安全性符合国家要求，每日进行清洁消毒；活动前检查设施设备安全性等。同时，照护者应科学合理安排婴幼儿的生活和活动，做好饮食、饮水、喂奶、如厕、盥洗、清洁、睡眠、穿脱衣服、游戏活动等服务，充分关注乳儿班、托小班、托大班不同年龄段婴幼儿发展特点的区别，分月龄设置与婴幼儿身心规律和发展目标相适宜的一日生活制度，持续观察、记录一日生活作息并结合实际予以适当调整，使之更加适应和满足婴幼儿的需求。

二、婴幼儿回应性照护的实施策略

儿童健康、足够的营养、安全保障、回应性照护及早期学习机会这五大基本框架构成了儿童早期发展的养育照护体系，旨在保障儿童健康、激发潜能。

从婴幼儿回应性照护的内涵中我们可以得出回应性照护是照护者与婴幼儿处于同一宽松的照护环境；婴幼儿通过眼神、动作、表情及声音等方式来表达自身的需求；照护者通过观察婴幼儿发出的各种信号，对引起注意的线索和信号做出回应；婴幼儿获得想要的适宜的回应。因此，回应性照护实施的关键在于创设良好的环境、与婴幼儿建立良好的依恋关系、正确识别婴幼儿的需求并给予及时的回应性互动。

1. 创设真实、自然、互动的日常照护环境

真实、自然、互动的日常照护环境对婴幼儿的发展至关重要。真实的日常照护环境首先意味着托育机构的环境创设要像家一样真实、舒适、简洁，能给予婴幼儿

亲切、温馨与舒适的体验。适宜的光线、舒适的温度和良好的通风环境都是实施婴幼儿回应性照护的基础条件（图1-4）。照护者应具有同理心，真诚地理解并接纳婴幼儿在日常照护中出现的各种情绪，包容婴幼儿的不足，用欣赏的眼光看待婴幼儿的各种行为。

案例7：乐乐被妈妈抱进托育机构，他又哭又踢地挣扎着。他的妈妈非常生气，把他交给照护者后就匆忙地告别离开了。乐乐去追妈妈，不让妈妈走，但是房门已经关上了，他抓着把手试图用力打开门，但是发现自己力气太小打不开时，便躺在地板上哭闹起来。

这样的场景在婴幼儿刚入托的时候是非常常见的。照护者要理解婴幼儿离开家庭面对新环境的焦虑、不安和困惑，耐心、安慰、陪伴及真诚接纳婴幼儿此时的情绪并采用积极的安抚方法是十分必要的，比如利用共情的安慰方式"乐乐是不是想妈妈，让妈妈陪一会？""妈妈走了，你是不是很难过？""我和你一起等妈妈，这个空咱们先去看看昨晚喂养的小蜗牛？"照护者要根据婴幼儿的不同表现和情境做出回应，让婴幼儿感受到真诚与温情。

自然的环境不仅强调托育机构要多使用低结构、木质的自然材料，避免或尽可能少使用塑料、钢铁等科技加工后的材料，还要求照护者要尊重婴幼儿发展的内在规律，创设与婴幼儿发展水平相适宜的环境（图1-4）。如对于新生儿而言，婴儿床或者摇篮再合适不过，而对于学步儿童则需要更大的活动空间和区域。为1—3岁婴幼儿提供的就餐桌椅要与其身高相适宜，通常桌面高度为37~55 cm，椅子的高度为16~30 cm，要以婴幼儿的双脚能踩到地面为宜（图1-5）。同时，自然的环境还要求照护者尊重婴幼儿内在的自然发展规律，专注于婴幼儿所处的发展阶段，引导其"及时"发展。

互动的环境要求托育机构物质环境创设要关注环境的高—低、干—湿、喧闹—安静、软—硬等维度，以更好地引发婴幼儿互动行为和人际交往。例如，托小

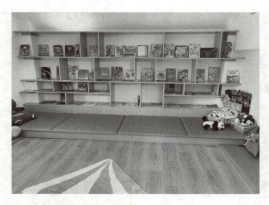

图1-4　托育机构活动室一角

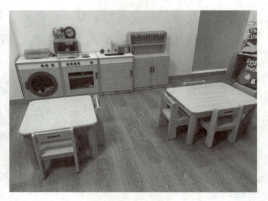

图1-5　托育机构活动室的桌椅

班婴幼儿的进餐环境创设要考虑高—低维度，尽量提供低矮的椅子，婴幼儿用完餐后可以不必等待照护者将其抱下来，而可选择更多的离开方式来增加社交体验；在其户外活动中要考虑环境的软—硬维度，增加婴幼儿对不同质地及硬度材料的感知（图1-6）。同时，要营造宽松的心理环境，引发婴幼儿与照护者、同伴之间形成以"关系"为核心的积极互动，注重互动的过程及质量（图1-7）。

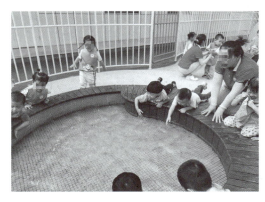

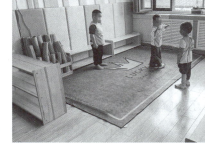

图1-6　好玩的水　　　　　　　　　　　　　图1-7　和同伴在一起

2. 学会敏锐观察、精准解读和及时回应

回应性照护重在对婴幼儿行为给予及时恰当的回应，关键在于精准解读、正确识别婴幼儿需求，而这些都源于对婴幼儿行为的敏锐观察。

在婴幼儿成长的过程中，其很多行为都有不同的含义，如哭泣的声调、嘴巴的移动、头部的转动、手脚动作的幅度、语调的变化等都是婴幼儿情绪、需求的表达方式。照护者要学会敏锐地观察婴幼儿的行为，将日常观察变成习惯。综合运用取样观察、叙事观察、图表观察等多种观察方法以获取婴幼儿各方面发展的信息。

在观察记录方面，照护者可记录婴幼儿每日活动（表1-7）。托育机构与家长可采用交互日记的方式促进双方的交流。如家长在早上送婴幼儿入托时可以将记录表交给照护者，当婴幼儿离园时，照护者再将记录表交给家长，这样有助于相互了解并保持对婴幼儿照护的连续性及一致性。

表1-7　婴幼儿每日活动记录

日期	睡眠时间	饮食情况		喝水	排泄	备注
		母乳：　　奶粉：			大便：	
		辅食：			小便：	
		母乳：　　奶粉：			大便：	
		辅食：			小便：	

回应的合理性关键在于照护者能够精准判断婴幼儿发出的信号所代表的需求，并给予及时且恰当的反馈。例如，刚午睡醒来的婴幼儿躺在床上还没有发出起床信号，照护者可以在等待中观察，无须过早地干预或者催促；当婴儿扭动身体、咿呀作语或哭啼时，要迅速查明原因，如果是因为饥饿、需要大小便或是不舒服等，应及早解决生理问题；如果是需要有人陪伴，则应及时回应并满足其心理需求，使婴儿感受到照护者对他们的关爱，进而获得安全感和信任感，形成安全型依恋。

3. 重视在高质量互动中促进婴幼儿身心全面发展

婴幼儿的发展包括生理发展和心理发展，这两方面的发展彼此联系又相互作用，形成一个有机的结合体。照护者应在就餐、如厕、睡眠、盥洗、游戏等各个环节中，通过科学规范的保育工作，促进婴幼儿在营养与喂养、睡眠、生活与卫生习惯、动作、语言、认知、情感与社会性等领域得到充分的学习和全面的发展。

但是在实践中，并不是所有的互动都是高质量的、都能促使亲密照护关系形成，高质量的互动应体现尊重、回应和双向的互动。尊重、回应婴幼儿不仅要体现在将其视为独立个体的态度上，更要体现在日常照护婴幼儿的生活实践中。如在日常照护中当婴幼儿出现"不合作"行为时，照护者要谨慎使用成人惯用的转移注意力法以期更快地完成照护任务，而应敏锐地觉察到婴幼儿"不合作"行为中个性和独立性的彰显。例如，面对9个月嘴里发出"哼啊"声音、伸手着急要勺子的婴儿，照护者应放慢喂养速度，让其尝试自主进餐，而不是拿玩具转移其注意力以便快速完成喂养任务。另一方面，可通过设定适宜的任务提高婴幼儿的参与度，让其逐渐从被照护者过渡为日常照护活动的主人。例如，1岁半的幼儿在脱袜子时，照护者可以示范性地只帮忙脱一半，剩下的让幼儿自己尝试脱下来；2岁左右的幼儿在准备进餐时，照护者为其提供自主拿取餐盘和勺子的机会。总之，尽可能地将照护任务分解为处于婴幼儿"最近发展区"的可自主操作的活动。将尊重、回应及互惠的互动落实在日常生活的照护实践中（表1-8）。

表1-8 各年龄段回应性照护要点[①]

月龄	互动	交流
0—6	不束缚儿童的目光或肢体活动；抚触、亲子亲密接触；回应性喂养	哺乳时抚摸并发出柔和的声音回应；明白儿童哭声、手势、肢体活动的含义，敏锐判断其状态，感受他/她的情绪，并给予恰当的处理
6—12	把握优质的互动时间，正确处理分离焦虑；回应性喂养	回应儿童发出的声音和感兴趣的事物，呼唤他的名字，观察他/她的反应

---

① 倪雪菲，樊利春.儿童早期发展养育照护体系中的回应性照护［J］.中国儿童保健杂志，2023，31（01）：62-65.

续表

月龄	互动	交流
12—24	在日常生活中充当父母的"小帮手"，以积极的眼光看待"破坏性"行为，以平静的态度关注"摔倒"等突发事件	积极回应儿童的话语，一起观察和讨论图片上的各种事物
24+	做好其学习情绪控制的榜样，面对他/她的不当行为自己不失态；具体、真切地夸奖	鼓励儿童通过语言说出自己的想法，回答他/她的问题，提供同伴游戏机会，鼓励与同伴一起玩耍

任务实施

任务分析[①]：在某个托育机构中，一个小宝宝躺在地板上，身下铺着毯子，正在哭。此时，让其安心的声音从另一个房间传来："我知道你饿了，我马上就来！"听到熟悉的声音后，宝宝停止了哭泣，但是当他发现没有人立即出现时，就又哭了起来。照护者拿着热好的奶瓶匆忙跑进来："等着急了吧？"宝宝仍旧继续哭着。"好了，好了，我这就抱你起来喝奶。"照护者弯下腰，伸开双臂轻轻地把他抱起来。宝宝的哭声逐渐减弱，照护者抱着他穿过房间坐在舒适的椅子上。当他被抱起时，宝宝的整个身体都在传递着他对即将发生事情的期待。他紧绷着身体，兴奋地挥舞着小胳膊，目不转睛地盯着照护者的脸。当照护者坐到椅子上时，宝宝便疯狂地扭动身体，嘴巴努力地去够奶瓶。当含住奶嘴时，他闭上眼睛，握紧小拳头，欢快地吮吸着。"这就是你想要的，现在感觉好多了，是不是？"照护者温柔地对他说。几分钟后，小宝宝开始放松下来。照护者抱着宝宝倚靠在椅子上，移动着寻找舒服的姿势。"你真的饿了，对吗？"小宝宝继续吮吸奶嘴。过了一会儿，他放缓了吮吸的速度，松开小拳头，一只小手伸出来想抓东西。照护者用手指触摸了一下他的小手，小宝宝立即紧紧地抓住了照护者的手指。照护者温柔地拥抱着他，然后亲了亲他的额头。这时，宝宝睁开眼睛，盯着照护者。照护者也面带微笑地回看他。他停止吮吸，吐出奶嘴，紧盯着照护者的脸，露出了灿烂的笑容。

1. 案例中体现了婴幼儿回应性照护的哪些要求？

2. 请结合案例分析照护者实施婴幼儿回应性照护的策略，并谈谈回应性照护为何会促成照护者和婴幼儿之间的双向互动和安全依恋。

---

① 冈萨雷斯–米纳，埃尔.婴幼儿及其照料者：尊重及回应式的保育和教育课程［M］.8版.张和颐，张萌，译.北京：商务印书馆，2016：123–124.

任务评价

婴幼儿回应性照护的基本原则及实施策略学习评价见表1-9。

表1-9　婴幼儿回应性照护的基本原则及实施策略学习评价表

评价内容	自我评价	小组互评	教师评价
对婴幼儿回应性照护基本原则的了解	☆ ☆ ☆ ☆ ☆	☆ ☆ ☆ ☆ ☆	☆ ☆ ☆ ☆ ☆
对婴幼儿回应性照护实施策略的掌握	☆ ☆ ☆ ☆ ☆	☆ ☆ ☆ ☆ ☆	☆ ☆ ☆ ☆ ☆

知识拓展

托育机构回应性照护者是如何帮助父母与婴幼儿建立安全型依恋关系的呢？可以参考表1-10做法。

表1-10　帮助父母与婴幼儿建立安全型依恋关系

了解建立安全型依恋关系的婴幼儿的行为特征	帮助父母与婴幼儿建立安全型依恋关系
1. 看见父母的时候很开心； 2. 进食的时候神情轻松，乐于看着照护者的眼睛； 3. 坐在熟悉的成人身边，舒适自如； 4. 摔倒或者受伤的时候，会到熟悉的成人那里去寻找安慰； 5. 表现出咿咿呀呀想要说话、与人沟通的欲望； 6. 会微笑或者挪动身体，试图靠近熟悉的成人； 7. 愿意与熟悉的成人一起玩耍； 8. 开心地大笑，表现出欣喜和热情	1. 每天和父母聊聊他们孩子的情况，包括：饮食、睡眠、如厕、玩耍等； 2. 提供一个安静祥和的场所，父母每天可以在那里与婴幼儿互动； 3. 把每天的作息时间、活动计划以及特别活动方案等张贴出来，供父母浏览； 4. 鼓励父母到托育机构听课或探访； 5. 尊重婴幼儿的家庭文化和信仰：将家庭文化和信仰融入婴幼儿的日常照护中

● **赛证真题**

2022年中国—东盟职业院校婴幼儿照护服务技能竞赛赛项试卷

一、单项选择题

1. （　　）是育婴职业工作内容的模块。

    A. 生活照护和看护

    B. 自身素质的提高和婴儿的看护

    C. 日常生活保健与护理

    D. 生活照护、日常生活保健与护理、教育

答案：D

解析：从育婴职业的工作内容来看，只有 D 选项的表述最完整。

2. 目前从事育婴职业的人员（　　　　）。

A. 基础和文化水平基本相同

B. 基础不同，文化水平参差不齐

C. 工作态度都一样认真敬业

D. 专业知识和操作技能没有较大的差异

答案：B

解析：基础不同，文化水平参差不齐是目前从事育婴职业人员的真实状况。

3. 0—3 岁婴幼儿从吃奶到吃普通食物；从躺卧状态、完全随意动作到用手操纵物体和直立行走；从完全不能说话到能用语言交流；从软弱的个体到相对独立的个体，非常需要成人的（　　　　）。

A. 重点保护

B. 精心养护，并在养护过程中融合教育

C. 精心呵护

D. 尽早教育

答案：B

解析：A、C、D 选项都不够全面。

二、多项选择题

不同年龄的婴幼儿有不同的（　　　　　　　），必须结合孩子的自身特点来妥善地配制食物，才能保证营养平衡，做到供给和消耗的平衡。

A. 作息时间规律　　　　　　　　B. 活动内容

C. 活动量　　　　　　　　　　　D. 热能消耗量

E. 水的需求量

答案：A、B、C、D、E

解析：以上所有选项都直接影响婴幼儿营养平衡。

三、判断题

（　　　）良好的物质环境是指父母、育婴员的情感和态度对婴儿的正面影响。

答案：错误

四、实操题（婴幼儿急救技能考核与测评）

1. 情境：鼻出血

乐乐（3 岁）自由活动时用手抠鼻，突然出现鼻出血，作为一名专业保育师，请做出合理的应急处理。要求操作过程中口述必要步骤，与幼儿有情感交流。

鼻出血应急
处理实操
案例

［答案解析］

此项目是考察参赛选手对婴幼儿应急性急救技能"鼻出血"的掌握，鼻出血是婴幼儿的常见症状，需要照护者必须具有应对突发疾病的能力。在竞赛评分标准中，既考察参赛选手操作流程的正确性，又对参赛选手操作过程中的照护态度提出了要求。

结合"参赛作品"的视频可以直观地感受到参赛选手除了熟练掌握鼻出血正确的护理步骤外，在实施过程中能有意识地关注到"孩子"的状态，及时给予一定的回应与互动。参赛选手可以灵活地融入早期教育元素，真正体现了"保"与"育"的融合，把医学护理过程变得有温度，可以充分缓解婴幼儿紧张与不安的情绪。

2. 情境：磕碰伤

磕碰伤应急
处理实操
案例

可可（2岁）在户外活动中不慎摔倒，磕伤膝盖。经过检查未伤及骨头，只是表皮出现淤青和出血。作为一名专业保育师，请做出合理的应急处置方案。要求操作过程中口述必要步骤，与幼儿有情感交流。

［答案解析］

此项目是考察参赛选手对婴幼儿应急性急救技能"磕碰伤"的掌握，婴幼儿天性好动，磕磕碰碰难免出现。未来托育行业的从业人员必须具备磕碰伤处理的基本护理技能。评分标准除了考察参赛选手操作流程的正确性外，还将操作过程中的照护态度作为评分要点。照护态度体现在是否能够与受伤的"孩子"产生共情，及时关注并回应"孩子"等情感方面的表现。

结合"参赛作品"视频，学习者可以清楚地观察参赛选手操作流程的正确性，同时也能感受到其照护态度。例如，视频中的参赛选手能够在处理伤口时与"孩子"互动，采用唱儿歌的方式让等待过程变得有趣味性，并融入教育性，符合婴幼儿身心发展特点。保教融合体现了婴幼儿托育服务与管理专业对人才培养方向的定位。

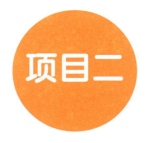 

入托和离托中的回应性照护

● **岗位要求**

在生活中逐渐养成婴幼儿良好的卫生健康习惯，做好回应性照护，引导其逐步形成健康和安全意识是托育机构照护者的重要工作内容。《托育机构保育指导大纲（试行）》中指出："托育机构应当建立信息管理、健康管理、疾病防控和安全防护监控制度，制定安全防护、传染病防控等应急预案，切实做好室内外环境卫生，注意防范和避免伤害，确保婴幼儿的安全和健康。"良好的健康习惯与安全意识，是保障婴幼儿身体健康的重要基础。一日生活活动中充满着教育的契机，托育机构照护者应做到：

1. 能应对婴幼儿入托和离托中的问题
2. 能与婴幼儿建立信任和稳定的情感联结
3. 有效支持婴幼儿健康习惯的培养和安全意识的提升

● **学习目标**

知识目标：

1. 了解婴幼儿入托、离托环节的具体内容
2. 理解婴幼儿入托、离托各个环节中回应性照护的重要性
3. 掌握婴幼儿入托、离托各个环节中回应性照护的操作流程和要点

能力目标：

1. 正确把握婴幼儿晨间接待、分离焦虑、晨检、离托环节回应性照护和指导的时机

2. 能根据婴幼儿不同的情况进行晨间接待、分离焦虑、晨检、离托环节的回应性照护和指导

素养目标：

1. 遵守操作规程，具备较强的责任意识和安全意识

2. 具有仁爱之心，细心、耐心地为婴幼儿提供规范的照护

● **学习导图**

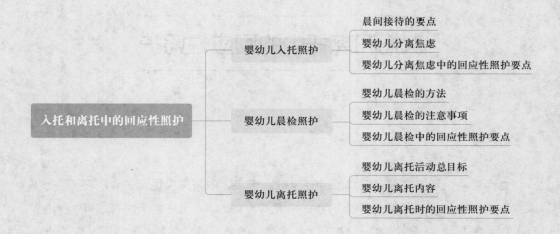

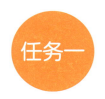

任务一 婴幼儿入托照护

情境案例

阳阳（2岁），妈妈把他送到托育机构，刚开始的两天阳阳一入托就哭闹不止，老师需要安抚好久才肯留下。此外，阳阳在托育机构一直无精打采，拒绝跟其他小朋友玩耍，也不参与活动，不愿意说话，也不愿意吃饭。

甜甜是一个2岁的小女孩，家长在托育机构报名时介绍了甜甜的情况：甜甜从小都是由妈妈带大，在家里活泼开朗，自己想做什么就做什么，但她在外面非常胆小，十分害怕见到陌生人。甜甜自从去了托育机构后就像变了一个人，白天在机构里哭，晚上回家也哭哭啼啼，照护者说甜甜一整天都会不停地念叨着同一句话"我要找我妈妈"。

蕾蕾（2岁）刚入托育机构不久，她一进教室就哭："我想妈妈。"每次妈妈一走，她就会找到一个老师，嘴里不停地说："抱抱，抱抱。"但老师不可能总抱着她，于是她就一直跟随着老师，拉着老师的手，而且她总喜爱单独跟随着老师。老师若是抱抱她，她就不哭了，或哭得小声了。

结合上述案例分析在入托的照护环节中会出现哪些问题，为什么会出现这样的问题，托育机构的照护者应该怎么做，完成表2-1。

表2-1 婴幼儿入托照护工作表单

岗位工作任务： 　　婴幼儿分离焦虑	实施地点： 　　教室	实施时间：	设备、物品：
1. 婴幼儿产生分离焦虑的原因有_____、_____、_____。 2. 结合案例分析，如何做好婴幼儿分离焦虑的照护环节？ 阳阳_____ 甜甜_____ 蕾蕾_____ 自我归纳： 婴幼儿在分离焦虑中存在的问题：_____ 3. 请查找关于缓解分离焦虑的童谣或儿歌，试着各写出一首。 4. 请列出应对分离焦虑的正确方法和指导要点。			

任务描述

　　此项任务将围绕婴幼儿入托展开，涉及婴幼儿入托接待，分离焦虑及应对分离焦虑的照护时机、照护技能。在此项任务中，照护者应正视婴幼儿分离焦虑的存在，熟知操作流程及回应性照护的要点，能根据不同情境，对具有分离焦虑的婴幼儿进行回应性照护和指导。

任务准备

　　婴幼儿入托主要包括晨间接待和安抚情绪两个重要环节。晨间接待环节虽然短暂，却承载着丰富的教育内容，充分利用这一环节对婴幼儿进行持之以恒的教育引导，能促进其良好行为习惯的养成。如何应对不同情绪的婴幼儿，需要遵循两点原则。第一要遵循婴幼儿的年龄特点及情绪特点；第二要遵循婴幼儿的个性特点。

一、晨间接待的要点

　　教师对入托的婴幼儿和家长应主动问候，热情接待。对内向腼腆的婴幼儿或是有情绪的婴幼儿应给予关心安抚，尊重其感受并耐心等待其回应。

1. 婴幼儿情绪的安抚

　　婴幼儿入托时的情绪各有不同，需要照护者细心观察、用心体会，读懂他们的需求。照护者应多关注婴幼儿的情绪变化，并及时抓住教育契机，运用一些教育策略与家长沟通，帮助婴幼儿建立并保持良好情绪、愉快地度过每一天。

2. 家托沟通契机的把握

　　晨间接待环节体现了婴幼儿、家长、照护者三方的互动。一方面照护者可以利用这一机会向家长了解、介绍婴幼儿情况，有针对性地引导家长接纳科学的教育理念，帮助家长改变不当的教育方法。另一方面也是赢得家长信任和支持的窗口，照护者展现出良好的师幼关系，让家长增强对照护者的信任感，以达到家托合力的最佳效果（图2-1）。

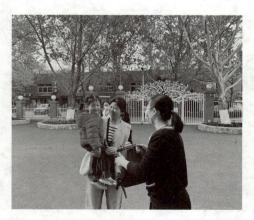

图2-1　入托晨间接待

二、婴幼儿分离焦虑

分离焦虑是指婴幼儿与某个人产生了亲密的情感联结后，当与之分离时，就会出现伤心、痛苦、拒绝分离的反应。分离焦虑在婴幼儿6—7个月时产生，在2—3岁时最强烈。

6个月后，婴儿的反应明显不同于前。他们开始有了客体永久性的认知，能够逐渐分清陌生人和熟人，尤其随着母婴关系的日益亲密，婴儿能很好地把主要抚养者（母亲）和陌生人区分开来，陌生人的出现会引起婴儿的恐惧、焦虑。婴儿一般在6—8个月时发生陌生人焦虑，也就是我们常说的"认生"现象。

随着婴幼儿的发展，他们开始抗拒特定个体（一般为所依恋的对象，主要是抚养者）的离开，当母亲离开时，他们会哭闹、不安；同时，他们也不愿意接受别人的照护，哭闹着坚持要妈妈。这是婴幼儿社会情感发展上的一个很大的转折。

（一）婴幼儿分离焦虑产生的原因

1. 环境的改变

从家中来到陌生的托育机构，生活环境发生改变。无论是桌椅的摆放还是卫生间的设备等都与家中不同，这会引起婴幼儿的恐慌和不安，产生心理压力。

2. 生活规律和生活习惯的改变

婴幼儿在入托之初，不习惯固定化、制度化的生活方式，睡觉、饮食和饮水的用具、时间、种类都和家中不同，这也会引起他们的不安和焦虑。

3. 成人与婴幼儿的关系改变

婴幼儿在入托之初，见到照护者和小伙伴们陌生的面孔，容易感到不安全，而且也不会像在家里一样得到专一的、无微不至的关怀和照顾。

（二）婴幼儿分离焦虑的应对

婴幼儿在与主要抚养者离别时产生分离焦虑是很正常的现象，这也是其社会化成长过程中非常重要的挑战。照护者要认识到分离焦虑是婴幼儿成长过程中必须经历的，找出并理解他们产生分离焦虑的原因，并及时进行科学有效的照护。

1. 逐步熟悉法

在婴幼儿正式入托前，照护者可以引导家长带着婴幼儿提前熟悉环境，认识工作人员。婴幼儿在家长的陪伴下体验新环境、新关系，会觉得安全、有爱，当其正式入托时就能够大大地减轻分离焦虑。

2. 告别仪式法

每次入托前，让家长和婴幼儿进行一个正式的告别仪式，例如，家长离别前温

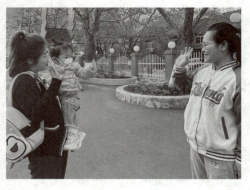

图 2-2　告别仪式

柔而坚定地告诉婴幼儿："妈妈要去上班了，你在这里玩，妈妈下午会来接你，妈妈虽然不在你身边，但是会一直想着你，妈妈很爱你。"分别时，母亲要向孩子挥手告别，告别后就要果断、快速地离开。即使这样，当母亲离开后，很多有分离焦虑的婴幼儿还是会哭闹，这个时候就需要照护者拉着婴幼儿的小手或者把婴幼儿抱在怀里，安慰他："妈妈上班去了，宝宝很难过，如果你想哭，就哭一会儿吧，老师在这里陪着你。"照护者鼓励婴幼儿将父母离开后产生的恐惧、害怕的情绪用哭的方式表达出来，然后说："妈妈下午会来接你的，妈妈很爱你，你现在很安全，老师在这里会照顾好你，保护你，一直陪着你，直到妈妈来接你。"（图 2-2）

3. 温暖鼓励法

在父母离开、婴幼儿在照护者的陪伴下分离焦虑有所缓解后，照护者可以引导婴幼儿与年龄相仿或稍大的孩子接触、玩耍，鼓励婴幼儿参与到游戏活动中。婴幼儿会逐步接受每天早上父母离开、下午来接的事实，并且认识到新的环境很安全，在这里也可以玩得很开心。

（三）做好家长的安抚和指导工作

对分离感到焦虑不安的不仅仅是婴幼儿，父母也一样，每次和孩子离别时，父母也会不舍和不安。这种不安的情绪往往能被婴幼儿捕捉到，会加重其分离焦虑。因此，照护者不仅要处理好婴幼儿的分离焦虑，也要做好对家长的安抚和指导工作。

1. 情绪稳定法

引导家长明确与婴幼儿分离是不可避免的，分离焦虑也是婴幼儿成长过程中必须面对的。婴幼儿能够感受到家长的不安、犹豫、反复、焦虑和不坚定，这种负面情绪会影响婴幼儿。坦然地把婴幼儿交给照护者，约定好接回的时间后立即果断离开。不要拖泥带水，否则只会延长婴幼儿的适应周期，加重其分离焦虑。

2. 游戏亲近法

引导家长入托前在家中和婴幼儿建立安全稳定的依恋关系，如可以经常和婴幼儿玩捉迷藏的游戏，通过游戏，反复传达：虽然暂时看不见爸爸妈妈了，但爸爸妈妈还在，会回到你身边的。入托前父母也可以模拟入托时的离别情景，让婴幼儿懂得虽然每天会分开，但也会重聚。

3. 象征转移法

提前准备好婴幼儿在家常用的小物品、娃娃等玩具作为安抚物，可携带入托育机构。当父母不在身边的时候，婴幼儿可对安抚物产生依恋感，有效缓解分离焦虑。

三、婴幼儿分离焦虑中的回应性照护要点

① 照护者应当态度和蔼、微笑、有耐心，并多关注身体不适或分离焦虑严重的婴幼儿。

此外，还应多与家长交流，了解婴幼儿的个性特点和行为习惯，对不同的婴幼儿要采用不同的方法，并给予尊重和接纳。

② 每个婴幼儿的个性特点、所受的教育与所处的环境各有差异，因此，他们表现出的分离焦虑也各不相同。如针对暴躁型的婴幼儿，照护者可采用适当的冷处理方法，当婴幼儿闹情绪时，照护者先不要着急，待他平静下来后再用亲切的语言进行教导。针对好动型的婴幼儿，照护者要多让他们参加不同的游戏活动，以保持对新环境的好奇心和新鲜感。

③ 设计丰富多彩的游戏活动，缓解婴幼儿的分离焦虑情绪。

游戏在婴幼儿的生活中具有极其重要的意义，既可以缓解婴幼儿的紧张状态，也能给婴幼儿带来巨大的快乐。因此，照护者可以设计一些新颖、有趣的游戏活动，使婴幼儿对新环境产生新鲜感和安全感。

④ 照护者应多鼓励婴幼儿跟同伴交往，扩大婴幼儿的社交范围，培养婴幼儿与他人交往的能力。

任务实施

任务分析：照护者根据分离焦虑产生的原因，针对婴幼儿出现分离焦虑时的不同表现，进行适宜的回应性照护。

任务操作：应对分离焦虑

1. 准备工作

① 环境准备：干净、整洁、安全，温湿度和光线适宜。

② 物品准备：签字笔、记录本、消毒剂。

③ 照护者准备：着装整齐，洗净双手，摘掉首饰。

④ 婴幼儿准备：神志清楚，愿意配合操作。

2. 实施步骤

（1）了解情况，做好家长指导工作

了解婴幼儿先前的生活状态，观察其目前的行为表现，向家长分析、讲解婴幼儿分离焦虑产生的原因和应对的方法。

（2）采取措施应对分离焦虑

① 引导家长带着孩子提前熟悉环境与工作人员，让婴幼儿在家长的陪伴下体验新环境、新关系，产生安全、有爱的感觉。

② 让家长和婴幼儿有一个正式的告别仪式，如婴幼儿还是哭闹，照护者可以通过拉手或拥抱予以安慰。

③ 在家长离开、婴幼儿情绪稳定后，照护者可以引导婴幼儿与年龄相仿或稍大的孩子接触、玩耍，鼓励其参与到游戏活动中来，缓解分离焦虑。

（3）注意事项

① 在初步评估婴幼儿的情况及与家长沟通后，照护者应积极采取应对方法。一方面，照护者可以运用熟悉法、告别仪式法、温暖鼓励法帮助婴幼儿逐步克服分离焦虑。另一方面，照护者也可以引导家长运用情绪稳定法、游戏亲近法、象征转移法帮助婴幼儿逐步克服分离焦虑。

② 当面对婴幼儿哭闹的时候，照护者应保持稳定的情绪；尊重爱护婴幼儿，例如，照护者在婴幼儿的父母离开后，若想拉婴幼儿的手或拥抱婴幼儿，要征得其同意；及时与家长沟通，缓解婴幼儿及家长的焦虑情绪。

任务评价

本任务相关评价见表 2-2 和表 2-3。

表 2-2　婴幼儿分离焦虑操作评价表

项目		主要内容	回应性照护要点	是否做到
准备工作	环境准备	干净、整洁、安全，温湿度和光线适宜		□是 □否
	物品准备	签字笔、记录表、消毒剂		□是 □否
	照护者准备	着装整齐，洗净双手，摘掉首饰		□是 □否
	婴幼儿准备	神志清楚，愿意配合操作		□是 □否

续表

项目		主要内容	回应性照护要点	是否做到
实施步骤	了解情况，做好家长指导工作	1. 了解婴幼儿先前的生活状态，观察其目前的行为表现		□是 □否
		2. 向家长分析、讲解分离焦虑产生的原因和应对的方法		□是 □否
	采取措施应对分离焦虑	1. 引导家长带着孩子提前熟悉环境与工作人员，让婴幼儿在家长的陪伴下体验新环境、新关系，产生安全、有爱的感觉	态度亲切、有爱	□是 □否
		2. 让家长和婴幼儿有一个正式的告别仪式，如婴幼儿还是哭闹，照护者可以通过拉手或拥抱予以安慰	语言引导，动作示范	□是 □否
		3. 在家长离开、婴幼儿情绪稳定后，照护者可以引导婴幼儿与年龄相仿或稍大的孩子接触、玩耍，鼓励其参与到游戏活动中来，缓解分离焦虑		□是 □否
		4. 及时与家长沟通，缓解婴幼儿及家长的焦虑情绪		□是 □否

表 2-3　分离焦虑照护任务评价表

评价内容	自我评价	小组互评	教师评价
课堂活动参与度	☆ ☆ ☆ ☆ ☆	☆ ☆ ☆ ☆ ☆	☆ ☆ ☆ ☆ ☆
小组活动贡献度	☆ ☆ ☆ ☆ ☆	☆ ☆ ☆ ☆ ☆	☆ ☆ ☆ ☆ ☆
工作任务完成度	☆ ☆ ☆ ☆ ☆	☆ ☆ ☆ ☆ ☆	☆ ☆ ☆ ☆ ☆

知识拓展

依恋的产生与发展

依恋是由英国精神分析师约翰·鲍尔比提出的。1944年，他开始研究母子关系，此后，又开展了一系列"母爱剥夺"的研究。1969年，约翰·鲍尔比关于依恋的第一部著作问世，阐述了婴儿与照护者之间的关系。

自20世纪60年代约翰·鲍尔比对依恋心理研究至今，依恋研究经历了3个阶段的发展。

第一阶段：20世纪60年代至70年代中叶，是依恋概念提出和理论构架的阶段。

第二阶段：20世纪70年代中叶至80年代中叶，对依恋的研究已经成为西方儿童社会化过程研究中极活跃的领域。

第三阶段：20世纪80年代后期至今，是对依恋的心理机制进行深入研究的阶段，如依恋与其他心理过程的相互关系，以及依恋的神经心理机制的横向研究，依恋的精神病理学研究及依恋的跨文化研究等。

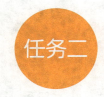

任务二　婴幼儿晨检照护

情境案例

2 岁的亮亮入托，走进托育机构时还很开心地跟老师打招呼，可当老师带领他去晨检时，亮亮神色紧张害怕地说："我不要晨检。"然后就哭了起来。

红红家长带她入托时，经常会对老师说："我孩子挺健康啊，不需要晨检，挺麻烦的。"

老师在给东东晨检时，发现耳朵里有异物，询问他原因，东东告诉老师说他在来托育机构的途中，在地上捡了一颗玩具枪的塑料子弹玩，不小心掉到耳朵里去了。

老师在给浩浩做晨检时，发现浩浩手心出现了几个小泡。

兰兰入托时，不停地咳嗽，小脸通红，老师给她测量了体温，显示为 38℃。

结合上述案例分析在晨检的照护环节中会出现哪些问题，为什么会出现这样的问题，托育机构的照护者应该怎么做，完成表 2–4。

表 2–4　婴幼儿晨检照护工作表单

岗位工作任务： 　　婴幼儿晨检	实施地点： 　　晨检室	实施时间：	设备、物品：
1. 婴幼儿晨检的内容有＿＿＿＿、＿＿＿＿、＿＿＿＿、＿＿＿＿。 2. 结合案例分析在婴幼儿晨检的照护环节中会出现哪些问题。 亮亮＿＿＿＿＿＿＿＿＿＿＿＿＿＿＿＿＿＿＿＿＿＿＿＿＿＿ 红红＿＿＿＿＿＿＿＿＿＿＿＿＿＿＿＿＿＿＿＿＿＿＿＿＿＿ 东东＿＿＿＿＿＿＿＿＿＿＿＿＿＿＿＿＿＿＿＿＿＿＿＿＿＿ 浩浩＿＿＿＿＿＿＿＿＿＿＿＿＿＿＿＿＿＿＿＿＿＿＿＿＿＿ 兰兰＿＿＿＿＿＿＿＿＿＿＿＿＿＿＿＿＿＿＿＿＿＿＿＿＿＿ 自我归纳： 晨检中存在的问题：＿＿＿＿＿＿＿＿＿＿＿＿＿＿＿＿＿＿＿＿ 3. 请查找关于晨检的童谣或儿歌，试着写出一首。			

续表

> 4. 请列出晨检的正确方法和指导要点。

任务描述

　　此项任务将围绕婴幼儿晨检展开，涉及婴幼儿晨检的重要性及照护时机、照护技能。在此项任务中，照护者需认识到婴幼儿晨检的重要性，熟知操作流程及回应性照护的要点，能根据不同情境做好婴幼儿实施晨检照护。

任务准备

　　每日当婴幼儿进入托育机构后，医务保健人员和照护者应对婴幼儿进行健康检查和观察，及时发现患病婴幼儿并及早进行隔离和治疗，以防止疾病加重或在机构内传播。《托儿所幼儿园卫生保健管理办法》规定，"坚持晨检及全日健康观察，做好常见病的预防，发现问题及时处理"，可见晨检的核心内容就是对婴幼儿的身体健康进行检查，不仅为其自身安全提供保障，也为其他婴幼儿的健康做好保证。此外，晨检排查还可以防止非本托育机构人员入内或带入危险物品，也是家托沟通的一个重要窗口。

一、婴幼儿晨检的方法

　　一看。观察婴幼儿的一般情况，看有无疾病或传染病迹象，如精神情绪是否正常，有无皮疹、黄疸、肿大淋巴结，有无流涕、流泪、咳嗽、结膜充血等传染病早期症状体征。对可疑者隔离观察，待进一步确诊（图2-3）。

　　二摸。触摸婴幼儿额头和手心（图2-4），疑似发热应测量体温（图2-5）。当发生疫情时，应用电子体温计进行筛查，疑似发热时用

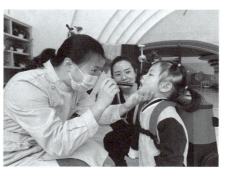

图2-3　观察口腔

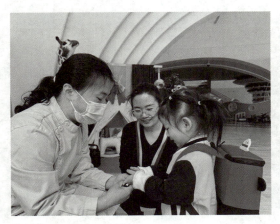

图 2-4　观察手部

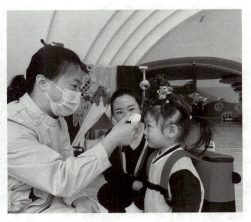

图 2-5　测量体温

水银体温计复查。

三问。了解婴幼儿在家饮食、睡眠、二便、情绪等情况，了解其家庭成员近期健康状况，对家长的保健咨询予以解答。需要委托喂药的婴幼儿，保健人员应与家长做好药品交接工作，登记姓名、班级、药名、服用方法等，并请家长签字。

四查。检查有无携带不安全物品（如玻璃片、弹弓、珠子、小刀、玩具枪等）。

晨检主要由托育机构的保健医生进行，程序完成后，应综合分析，判断是否存在异常，然后分别做出恰当处理。晨检结束后，婴幼儿进入班级，照护者应做进一步细致检查，包括详细了解婴幼儿的健康状况，做好身体不适婴幼儿的用药登记，全面做好婴幼儿的安全检查。

二、婴幼儿晨检的注意事项

① 照护者应关注婴幼儿的健康状况，对身体不适的婴幼儿给予特别关注。

② 对需在托育机构服药的婴幼儿，照护者要做好详细的用药登记，并指定专人负责药品管理及喂药操作。照护者要准备好专用的用药登记本，并请家长写下婴幼儿姓名、药品名称、服药数量、服药时间、服药次数，并请家长签名确认。

三、婴幼儿晨检中的回应性照护要点

① 通过讲故事、读绘本等方式，引导婴幼儿了解晨检的重要性及晨检的方法；通过哼唱歌谣，玩游戏、做示范等方式，消除婴幼儿对晨检的恐惧。

② 在实施过程中，如婴幼儿出现身体异常或家长嘱托喂药等情况，应进行登记，并全日观察婴幼儿身体状况。

③ 在实施过程中，如发现婴幼儿携带不安全物品，应及时处理，并向其耐心讲解该物品的危害性。

④ 关注每个婴幼儿的表现，及时给予鼓励或个别指导。帮助婴幼儿养成良好的卫生健康习惯。

任务实施

任务分析：应对婴幼儿晨检时出现的各种问题，对婴幼儿进行适宜指导，使其能够较好地配合晨检。在指导过程中，应关注每个婴幼儿的表现，对其需求予以及时、敏锐的回应。

任务操作一：首次晨检

1. 准备工作

① 环境准备：室温 26~28℃，室内无对流风。

② 物品准备：晨检座椅、口罩、手部免洗消毒液、红外线测温仪、水银体温计、手电筒、压舌板、晨检登记表、笔。

③ 保健人员准备：摘取饰物，修剪指甲，洗手并消毒，着装整齐，戴好口罩。

④ 婴幼儿准备：情绪稳定，穿着宽松轻便的衣服。

2. 实施步骤

（1）实施晨检

① 保健人员衣着大方整洁，态度亲切地迎接婴幼儿入托。

② 按照"一看、二摸、三问、四查"的方法，对婴幼儿进行身体、安全、着装等检查。

③ 记录各班婴幼儿晨检中发现的异常情况。

（2）整理用物

① 对废弃物进行垃圾分类。

② 收拾晨检用物。

③ 洗手消毒。

（3）整理环境

保健人员将晨检用物归位。

任务操作二：二次晨检

1. 准备工作

① 环境准备：室温 26~28℃，室内无对流风。

② 物品准备：晨检座椅、口罩、手部免洗消毒液、红外线测温仪、水银体温计、手电筒、压舌板、晨检登记表、笔。

③ 照护者准备：按照工作要求着装，用洗手液洗净双手，戴好口罩。

④ 婴幼儿准备：情绪稳定，穿着宽松轻便的衣服。

2. 实施步骤

（1）实施晨检

① 照护者热情接待本班来托婴幼儿，进行二次晨检。

② 与家长进行简短沟通。

③ 做好有特殊情况婴幼儿的记录及全日健康观察。

④ 认真查看婴幼儿所带物品，将所带药品放于班级固定位置。

（2）整理用物

① 对废弃物进行垃圾分类。

② 收拾晨检用物。

③ 洗手消毒。

（3）整理环境

照护者将晨检用物归位。

任务评价

本任务相关评价见表 2-5 和表 2-6。

表 2-5　婴幼儿晨检评估表

项目		主要内容	回应性照护要点	是否做到
准备工作	环境准备	室温 26~28℃，室内无对流风		□是 □否
	物品准备	晨检座椅、口罩、手部免洗消毒液、红外线测温仪、水银体温计、手电筒、压舌板、晨检登记表、笔		□是 □否
	保健人员准备	摘取饰物，修剪指甲，洗手并消毒，着装整齐，戴好口罩		□是 □否

项目		主要内容	回应性照护要点	是否做到
准备工作	婴幼儿准备	情绪稳定，穿着宽松轻便的衣服		□是 □否
实施步骤	实施晨检	1. 热情主动地接待婴幼儿及家长，向婴幼儿解释晨检目的	主动热情，礼貌接待，幼儿能愉悦合作	□是 □否
		2. 一看：看表情、看脸色、看皮肤、看精神、看嘴唇、看咽喉（可用手电筒观察是否红肿）	观察身上有无出疹和外伤，指导婴幼儿张嘴检查	□是 □否
		3. 二摸：摸额头、手心是否发热，用红外线测温仪检测额温，摸腮腺是否肿大	识别有无发热，有无腮腺肿大	□是 □否
		4. 水银体温计进行复查：协助婴幼儿取合适体位，用毛巾或纸巾擦干腋窝汗液；将水银线柱甩至 35℃ 以下；将水银体温计放在婴幼儿腋下，协助婴幼儿夹住体温计，屈臂过胸；体温计测量 10 分钟后读数并记录	对疑似发热者用水银体温计进行复查	□是 □否
		5. 三问：询问家长婴幼儿在家吃饭、睡眠、大小便情况	提醒家长主动观察婴幼儿身体状况	□是 □否
		6. 四查：检查婴幼儿有无携带不安全物品，需查看婴幼儿口袋及书包	指导婴幼儿认识不安全物品及其危害性	□是 □否
		7. 如发现身体异常或疑似传染病的婴幼儿，应立即隔离观察，并通知家长，送往医院	对身体异常的婴幼儿应做到全日观察	□是 □否
		8. 记录晨检结果		□是 □否
	整理用物	1. 对废弃物进行垃圾分类		□是 □否
		2. 收拾晨检用物		□是 □否
		3. 洗手消毒		□是 □否
	整理环境	将晨检物品归位		□是 □否

表2-6　晨检照护任务评价表

评价内容	自我评价	小组互评	教师评价
课堂活动参与度	☆☆☆☆☆	☆☆☆☆☆	☆☆☆☆☆
小组活动贡献度	☆☆☆☆☆	☆☆☆☆☆	☆☆☆☆☆
工作任务完成度	☆☆☆☆☆	☆☆☆☆☆	☆☆☆☆☆

知识拓展

托育机构晨检需要家长配合以下工作。

1. 入托时必须参加晨检。

2. 婴幼儿若疑有患疾病或传染病迹象，应主动与老师联系，托育机构会视病情进行全日观察、追踪、隔离。

3. 禁止携带危险物品入托。

4. 传染病高发季节，婴幼儿入托晨检后，要将手洗干净再进入班级。

5. 每天带好手帕或餐巾纸，勤剪指甲和头发，养成良好的生活卫生习惯。

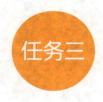

任务三　婴幼儿离托照护

情境案例

美美妈妈因为工作原因，今天需要加班，小朋友们都已经离托了，美美一个人在教室，一脸的不开心，也不愿意说话。

离托时，老师当着强强的面很生气地与他的爸爸妈妈说，强强今天在洗手间里玩水，把衣服都弄湿了。强强低着头，一言不发。第二天来托时，强强说什么也不愿意进班，抓住爸爸妈妈的衣服不放，哭嚷着要回家。

帆帆的家长很晚了还没来接他，老师觉得帆帆与莉莉家是邻居，就让莉莉的奶奶把他也顺便带回家。

结合案例分析在离托的照护环节中会出现哪些问题，为什么会出现这样的问题，托育机构的照护者应该怎么做，完成表2-7。

表 2-7　婴幼儿离托照护工作表单

岗位工作任务：	实施地点：	实施时间：	设备、物品：
婴幼儿离托	教室		

1. 婴幼儿离托需关注的内容有＿＿＿＿＿、＿＿＿＿、＿＿＿＿、＿＿＿＿、＿＿＿＿。
2. 结合案例分析，如何做好婴幼儿离托的照护环节？
美美＿＿＿＿＿＿＿＿＿＿＿＿＿＿＿＿＿＿＿＿＿＿＿＿＿＿＿＿＿＿＿＿＿＿＿
强强＿＿＿＿＿＿＿＿＿＿＿＿＿＿＿＿＿＿＿＿＿＿＿＿＿＿＿＿＿＿＿＿＿＿＿
帆帆＿＿＿＿＿＿＿＿＿＿＿＿＿＿＿＿＿＿＿＿＿＿＿＿＿＿＿＿＿＿＿＿＿＿＿
自我归纳：
婴幼儿在离托中存在的问题：＿＿＿＿＿＿＿＿＿＿＿＿＿＿＿＿＿＿＿＿＿＿＿

3. 请查找关于婴幼儿离托的童谣或儿歌，试着写出一首。

4. 请列出婴幼儿离托的正确方法和指导要点。

任务描述

　　离托活动是托育机构一日生活的最后一个环节，此项任务将围绕婴幼儿离托活动展开，涉及婴幼儿离托活动的目标、内容及照护技能等。在此项任务中，照护者需要认识婴幼儿离托活动的目标，熟知操作流程及回应性照护的要点，能根据不同情境，为婴幼儿实施离托时的回应性照护和指导。

任务准备

　　离托环节是托育机构活动与家庭活动交替衔接的环节。在这个环节中，孩子们会急切地盼望着家长的到来，情绪容易兴奋。照护者需要在稳定婴幼儿情绪的基础上，引导、帮助他们做好离托前的整理工作，以保证离托环节安全、有序地进行。

一、婴幼儿离托活动总目标

① 保持愉快的情绪，能顺利参加离园前的各项活动。

② 在照护者的指导下，能够将玩具收放好，能够遵守游戏规则。

③ 逐渐养成有礼貌地与父母、家长或他人打招呼，与照护者、同伴说再见的习惯。

④ 在照护者的引导下，学习将自己的衣服整理好，保持干净整洁。

⑤ 婴幼儿离托后，及时进行卫生、消毒工作。

二、婴幼儿离托内容

（一）关注婴幼儿情绪

1. 目标
情绪稳定，愉快、耐心地等待家长到来。

2. 特点
入托初期，未及时接走的婴幼儿会焦虑张望，甚至伤心哭泣。

3. 教育策略及注意事项
① 晚餐后，组织婴幼儿自己选择游戏或玩具，转移其注意力。

② 在游戏过程中，引导、帮助婴幼儿如厕、整理仪表、有序收好玩具，尽量减少婴幼儿消极等待的时间。

③ 当婴幼儿情绪焦虑时，及时给予关注、安抚。

（二）整理婴幼儿仪表

1. 目标
在照护者的引导和帮助下，整理仪表，保持干净和整洁。

2. 特点
婴幼儿自理能力较弱，在离托环节中，照护者要引导婴幼儿如厕，帮助其学习自己整理仪表，保持干净和整洁。因语言表达能力受限，有的婴幼儿出现衣袖湿了、鞋子穿反了、甚至尿湿了裤子等各种意外情况，而无法主动告知寻求帮助。照护者应敏锐观察，及时回应其需求。

3. 教育策略及注意事项
① 在日常生活中，多鼓励婴幼儿用语言表达自己的需求。当婴幼儿出现问题时，照护者不要急于斥责他们，而是应在帮助其解决问题的基础上，耐心地给予教

育、鼓励、引导。

②在日常观察的基础上，离托环节也要细心地进行晚检，并耐心地帮助婴幼儿整理仪表。发现问题，及时解决。

（三）重视婴幼儿离托安全

1. 目标

有序安排婴幼儿离托，培养其离托礼仪，如主动与教师、同伴说再见，安全地将婴幼儿交至家长手中。

2. 特点

婴幼儿在离托时会产生焦虑情绪，有的婴幼儿入托时情绪稳定，但却在离托见到家长时哭泣。还有的婴幼儿看到同伴的家长来接了，就会着急地哭泣，甚至会自己走出教室寻找家长。

3. 教育策略及注意事项

①离托前，可与婴幼儿一起唱唱歌、说说儿歌，也可以告知婴幼儿第二天要做的游戏，使其对再次入托充满期待。

②关注婴幼儿情绪，照护者亲和力要强，充满爱心地与其交往，日渐亲密的师幼关系会帮助婴幼儿更加愉快自信地参与托育机构生活。

③妥善安排离托秩序，例如，告诉婴幼儿"老师叫到你的名字，才能离开座位"，对于个别焦虑情况比较严重的幼儿，照护者可靠近他坐或拉着他的手，给予安抚。

④婴幼儿离托时，应将婴幼儿交到家长手中，不可交给陌生人或未成年人。

（四）家托沟通

1. 目标

家托沟通促进家托共育。

2. 特点

家长有想与照护者交流婴幼儿在托情况的强烈需求。

3. 教育策略及注意事项

（1）语言要求

①主动打招呼，面带微笑。

②言语适当，态度谦和。

③一视同仁，充分尊重，不因婴幼儿表现优劣，家长职位高低而区别对待。

④维护婴幼儿教师职业形象，避免与家长谈论与工作无关事宜，杜绝参与家长之间的任何议论，不在家长面前流露消极的工作态度。

⑤避免独占交流时间，要给家长充分表达的机会。

⑥ 不随意打断家长话语，耐心倾听后，再表达自己的观点。

⑦ 遇到婴幼儿有特殊情况发生（如摔伤、与同伴发生摩擦等）时，应主动如实地向家长说明情况。

（2）内容要求

① 将婴幼儿当天的在托情况与家长做言简意赅的交流，对婴幼儿的积极表现和进步予以表扬。

② 如遇婴幼儿身体不适、受伤或者与同伴发生矛盾冲突的情况，要及时如实告知家长，并了解其在家情况。

③ 婴幼儿行为有异常时，要与家长沟通，了解其在家的行为表现及家庭教育方式。

④ 可与家长分享某方面照护经验，也可适度提出照护建议。

⑤ 回答家长咨询的问题。

⑥ 与个别需要沟通的家长进行有礼貌但简短的交流，也可与其约定时间进行线上交流，避免疏忽对其他婴幼儿的照护。

（五）卫生与消毒工作

1. 目标

完成活动室、盥洗室、厕所、洁具的清洁和消毒。

2. 特点

为了保证婴幼儿的安全与健康，照护者在结束一天的照护工作后，仍要克服疲倦，细致彻底地完成卫生与消毒任务。

3. 教育策略及注意事项

（1）活动室的清洁和消毒

清洁地面：先用扫帚清扫垃圾，并及时将垃圾处理，再用消毒过的拖把按从里到外的顺序清洁地面，最后用清水清洁两遍。

清洁台面：用消毒过的抹布擦拭窗台、门面、门把手等婴幼儿直接接触的地方，再用清水抹布擦拭两遍，擦拭顺序为由上至下，由左至右。

（2）盥洗室、厕所的清洁和消毒

用专用水盆清洁水杯，然后放入消毒柜；毛巾要先消毒再用清水投洗，晾晒于通风处；消毒、擦拭水杯架和毛巾架；清洁水池，冲洗便池；清洁消毒便池、地面后，用清洁的湿拖把拖洗干净，并及时处理垃圾。

（3）抹布、拖把等洁具的清洁消毒

抹布使用完毕后，用消毒水浸泡15分钟，然后用清水冲洗干净。拖把（室内外分开使用）使用完毕后，先用消毒水浸泡15分钟，再用清水冲洗干净。用于厕所消毒的消毒液浓度配比要比用于擦拭台面、桌面等的消毒液浓度高一倍。

（4）整理摆放洁具

将各种抹布按照卫生工具标志分类悬挂风干，以备第二天使用。将各类拖把（如室内拖把、室外拖把、厕所用拖把等）按照卫生工具标志分类悬挂风干，以备第二天使用。

三、婴幼儿离托时的回应性照护要点

① 照护者应态度和蔼、微笑、有耐心，多关注离托时容易情绪焦虑的婴幼儿。

② 设计丰富多彩的离托游戏活动，缓解婴幼儿离托焦虑情绪，减少其消极等待时间。

③ 离托时，照护者应将婴幼儿交到家长手中，绝不可交由陌生人或未成年人。与家长沟通时充分理解其担忧之情，在接纳家长焦虑情绪的基础上，客观回应问题，同时注意给予情绪安抚（图2-6）。

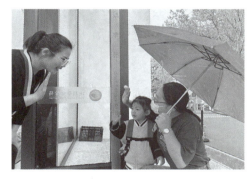

图2-6　婴幼儿离托

④ 照护者应鼓励婴幼儿多与同伴交往，扩大其社交范围，培养婴幼儿与他人交往的能力。

⑤ 在离托环节，照护者要细心地进行晚检，并耐心地帮助婴幼儿整理仪表。

任务实施

任务分析：婴幼儿离托后，为了保障其卫生健康，照护者对地面进行消毒。

任务操作：地面消毒

1. 准备工作

① 环境准备：开窗通风。

② 物品准备：84消毒原液、塑料量筒、量杯、喷壶、橡胶手套、医用口罩、消毒桶、拖把、扫帚、簸箕、抹布、班级清洁消毒工作登记表、笔。

③ 照护者准备：整理好着装，戴上口罩及橡胶手套。

2. 实施步骤

（1）观察环境

如仍有未离托的婴幼儿，可安排至其他房间玩耍，以便于卫生消毒。

（2）地面消毒

① 先用扫帚将地面清扫干净，再用清洁的湿拖把将地面拖洗干净。

② 配置体积比 1 ： 200 的 84 消毒液。

③ 喷洒消毒液，消毒 15 分钟。

④ 用清洁的湿拖把再次拖洗，将残留的消毒液去除干净。

（3）消毒后处理

① 清洗、消毒双手。

② 填写班级每日清洁消毒工作登记表。

（4）整理环境

将各类用具按标志分类收纳处理，如将各类拖把按照卫生工具标志分类悬挂风干。

任务评价

本任务相关评价见表 2-8 和表 2-9。

表 2-8　地面清洁操作评估表

项目		主要内容	回应性照护要点	是否做到
准备工作	环境准备	开窗通风		□是 □否
	物品准备	84 消毒原液、塑料量筒、量杯、喷壶、橡胶手套、医用口罩、消毒桶、拖把、扫帚、簸箕、抹布、班级清洁消毒工作登记表、笔		□是 □否
	照护者准备	整理好着装，戴上口罩及橡胶手套		□是 □否
	观察环境	如仍有未离托的婴幼儿，可安排至其他房间玩耍，以便于卫生消毒		□是 □否
实施步骤	地面消毒	1. 先用扫帚将地面清扫干净，再用清洁的湿拖把将地面拖洗干净，无污垢	体现奉献及劳动精神	□是 □否
		2. 配置体积比 1 ： 200 的 84 消毒液	配比恰当	□是 □否
		3. 将 1 ： 200 的消毒液倒至喷壶中喷洒地面，消毒 15 分钟		□是 □否

续表

项目		主要内容	回应性照护要点	是否做到
实施步骤	地面消毒	4. 用清洁的湿拖把再次拖洗，将残留的消毒剂去除干净	保证地面无污垢、无水渍、无异味，84消毒液应放置在婴幼儿不易接触到的地方	□是 □否
	消毒后处理	1. 清洗消毒双手		□是 □否
		2. 填写班级每日清洁消毒工作登记表		□是 □否
	整理环境	将各类拖把（如室内拖把、室外拖把、厕所用拖把等）按照卫生工具标志分类悬挂风干		□是 □否

表 2-9　地面清洁任务评价表

评价内容	自我评价	小组互评	教师评价
课堂活动参与度	☆ ☆ ☆ ☆ ☆	☆ ☆ ☆ ☆ ☆	☆ ☆ ☆ ☆ ☆
小组活动贡献度	☆ ☆ ☆ ☆ ☆	☆ ☆ ☆ ☆ ☆	☆ ☆ ☆ ☆ ☆
工作任务完成度	☆ ☆ ☆ ☆ ☆	☆ ☆ ☆ ☆ ☆	☆ ☆ ☆ ☆ ☆

知识拓展

疫情期间托育机构卫生消毒制度

1. 呼吸道传染病流行季节或发现传染病患儿时，室内空气、各种物体表面每日消毒1次，肠道传染病流行季节应定期采取预防性消毒措施。

2. 传染病患儿的呕吐物、排泄物按国家制定的消毒技术规范，在其中倒入消毒液搅拌后倒入厕所。

3. 传染病患儿便器，用清水冲洗干净后，放在3‰的84消毒液中浸泡30分钟。

4. 抹布、拖把分别在3‰的84消毒液中浸泡30分钟，每日一次。

● 赛证真题

2022年中国—东盟职业院校婴幼儿照护服务技能竞赛赛项试卷

一、单项选择题

为患病婴幼儿测体温的部位是腋窝、（　　　）、肛门。

A. 口腔　　　　B. 膝盖　　　　C. 眼睛　　　　D. 鼻腔

答案：A

解析：为婴幼儿测量体温的方法一般包括：腋测法、口测法、肛测法。

二、多项选择题

婴幼儿入托前应做好哪些信息采集工作？（　　　　　　）

A. 疫苗接种　　　　　　　　　B. 药物及食物过敏

C. 出生与习惯　　　　　　　　D. 成长环境及气质类型

答案：A、B、C、D

解析：进行婴幼儿入托前的信息采集是照护者开始照护婴幼儿的第一项工作内容，也是极为重要的一项。通过信息采集，照护者可以清楚地了解有特殊照护需求的婴幼儿，在其入托后可以进行差异化照护。

三、实操题

1. 视频"晨检"中的照护者为保证婴幼儿安全入园做了哪些检查行为？如果你是视频中的照护者，在晨检过程中还可以做哪些检查能更好地保障婴幼儿安全入园？

［答案解析］

晨检

此题为"婴幼儿安全防护辨析"模块中的考察项目之一，设问一是以视频分析形式考察参赛选手对晨检内容及方法的掌握程度，是否能够发现视频中需要改进的地方。设问二则是通过开放式题型把参赛选手带入情境，以照护者的身份进一步认识晨检过程中的注意事项及具体的操作步骤。

根据两位参赛选手的答案可以看出，能基本掌握晨检的具体流程，但在开放性题目的解答上，案例1的参赛选手既考虑到了环境的安全性又涉及了晨检前、中、后期的准备工作及不同的操作步骤，相较于案例2的选手对晨检的理解和认识更为全面。

晨检照护实
操案例1

2. 阳阳（2岁2个月），妈妈想让他能够更好地适应幼儿园生活，决定先把他送到托育机构提前适应。刚入托前两天，阳阳一来就哭闹不止，老师安抚好久才肯留下。但接下来的一整天阳阳都无精打采，拒绝跟其他小朋友玩耍，也不参与活动，不愿意说话，也不愿意吃饭。

（1）作为一名专业的照护者，请分析阳阳的种种表现属于什么行为？产生这一行为的原因是什么？

（2）作为一名专业的照护者，该如何与家长一起有效缓解这一行为？

［答案解析］

晨检照护实
操案例2

（1）阳阳的表现属于分离焦虑。

产生分离焦虑的原因主要有：

① 生活环境的改变：从熟悉的家中来到陌生的托育机构，无论是桌椅的摆放还是卫生间的设备等都与家中不同，生活环境的改变会引起婴幼儿的恐慌和不安，产

生心理上的压力。

② 生活规律和生活习惯的改变：婴幼儿在入园之初，不习惯固定化的生活制度，睡觉、饮食和饮水的用具、时间和形式等都与家中不同，会引起他们的不安和焦虑。

③ 成人与孩子的关系改变：入园之初，因为教师和同伴等陌生的面孔，容易使婴幼儿产生不安全感，而且也不会像其在家中一样得到专一的、无微不至的关怀和照顾。

（2）大多数婴幼儿的分离焦虑期集中在入托后的前两周尤其集中在第 1 周的后 3 天和第 2 周的前 3 天。此阶段若能提供一对一的照护，能很好地帮助婴幼儿度过分离焦虑期，一般 3 天到 1 周就能完全适应入托生活。

照护者要正视分离焦虑期的存在，分离焦虑是大部分婴幼儿都会遇到的问题，有的是前期分离焦虑，有的是滞后性分离焦虑，一般情况下经过两周会逐渐适应。

送托前建议：

① 提前给婴幼儿做好心理建设。多看一些关于上学的绘本，激发婴幼儿对托育机构生活的兴趣和向往。

② 让婴幼儿熟悉社交环境，增加与外界同伴接触的机会，尤其是性格内向慢热的婴幼儿。

③ 尝试在送托前 1 个月调整作息习惯，尽可能贴近托育机构的日常作息。

送托后建议：

① 坚持每日送托。婴幼儿能够感受到家长的不安、犹豫、反复和焦虑等，这种负面情绪会影响婴幼儿。建议家长坦然地把婴幼儿交给照护者，约定好接回的时间即果断离开。不要拖泥带水，藕断丝连，否则只会延长婴幼儿的适应周期，加重其分离焦虑。

② 接送人选的选择。分离焦虑期间，建议由婴幼儿一般依恋的家长送托，而离托时由其特别依恋的家长接回。接到婴幼儿时给予拥抱和亲吻，或是说一些"妈妈爱你"之类亲昵的话语，会使其得到充分的情感满足。

③ 切忌欺骗婴幼儿入托。很多家长因为婴幼儿抵触情绪激烈，以出来玩，买玩具等说辞哄骗其入托，当婴幼儿发现被欺骗后，会对家长和照护者产生不信任，难以建立安全感。

④ 离托后正面引导对话。不要强迫婴幼儿分享在托生活，如果其主动分享，应认真倾听并给予回应。对于婴幼儿不愿沟通的事宜不应追问，可直接向照护者询问了解。与婴幼儿的对话内容要正面积极。

⑤ 提前准备好婴幼儿在家常用的小物品、娃娃等玩具作为安抚物。

⑥ 入托后的第一个周末，不要使婴幼儿玩得过于尽兴，尽量保持稳定平和的情绪，以免再入托时产生心理落差，导致分离焦虑情绪加重。

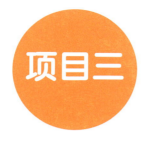

项目三

3

饮食饮水中的回应性照护

● 岗位要求

　　良好的饮食饮水习惯是婴幼儿健康成长的关键。在生活中引导婴幼儿逐步养成良好的饮食饮水习惯，做好相应的回应性照护，是托育机构照护者的重要工作内容。《托育机构保育指导大纲（试行）》（以下简称《大纲》）中指出：让幼儿"获取安全、营养的食物，达到正常生长发育水平；养成良好的饮食行为习惯"。托育机构一日生活活动中充满各种教育契机，照护者应做到：

　　1. 能制定膳食计划和科学食谱，为婴幼儿提供与年龄发育特点相适应的食物，指导婴幼儿进餐

　　2. 为婴幼儿创造安静、轻松、愉快的进餐环境，协助婴幼儿进食，鼓励婴幼儿表达需求并做到及时回应

　　3. 有效促进婴幼儿饮食饮水习惯的培养和生活能力的发展

● 学习目标

　　知识目标：

　　1. 了解婴幼儿饮食饮水的具体内容

　　2. 认识回应性照护在婴幼儿饮食饮水各个环节中的重要性

　　3. 掌握婴幼儿饮食饮水各个环节的回应性照护的操作流程和要点

能力目标：

1. 正确把握婴幼儿奶粉喂养、辅食制作、饮水、进餐等进行回应性照护和指导的时机

2. 能根据婴幼儿不同年龄特点，进行婴幼儿奶粉喂养、辅食制作、饮水、进餐等的回应性照护和指导

素养目标：

1. 遵守操作规程，具备较强的责任意识和安全意识

2. 具有仁爱之心，能细心、耐心地为婴幼儿提供规范的照护

● **学习导图**

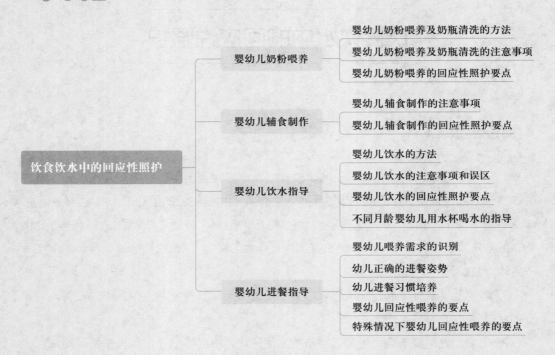

- 饮食饮水中的回应性照护
  - 婴幼儿奶粉喂养
    - 婴幼儿奶粉喂养及奶瓶清洗的方法
    - 婴幼儿奶粉喂养及奶瓶清洗的注意事项
    - 婴幼儿奶粉喂养的回应性照护要点
  - 婴幼儿辅食制作
    - 婴幼儿辅食制作的注意事项
    - 婴幼儿辅食制作的回应性照护要点
  - 婴幼儿饮水指导
    - 婴幼儿饮水的方法
    - 婴幼儿饮水的注意事项和误区
    - 婴幼儿饮水的回应性照护要点
    - 不同月龄婴幼儿用水杯喝水的指导
  - 婴幼儿进餐指导
    - 婴幼儿喂养需求的识别
    - 幼儿正确的进餐姿势
    - 幼儿进餐习惯培养
    - 婴幼儿回应性喂养的要点
    - 特殊情况下婴幼儿回应性喂养的要点

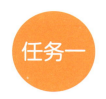

任务一　婴幼儿奶粉喂养

情境案例

苗苗妈妈在 32 岁时终于迎来了大宝，在家人的建议下，苗苗妈妈计划坚持母乳喂养到 1 岁。可是在苗苗 7 个月时，因为妈妈生病住院，每天要吃大量的药物，还要打消炎针，若继续母乳喂养会严重影响苗苗的健康，无奈之下只能选择断奶，完全靠奶粉喂养。由于是新手妈妈，没有奶粉喂养经验，只要苗苗出现哭闹，就认为是他饿了，赶紧张罗着给他喂奶。苗苗的喂奶次数逐渐由原来的每天 6 次增加到 10 次，奶量也增加到每次 300 ml。由于喂奶的次数增多，苗苗每次都喝不完，剩下的奶又不舍得倒掉，就留在奶瓶中，等下次苗苗饿的时候就直接在原来的奶瓶里加水加奶粉，然后拿给他喝。没过多久，家人发现苗苗晚上爱哭闹，也爱趴着睡觉，并且比较抗拒喝奶，喝奶次数减少，奶量也减少了很多，经专业的儿科医生检查，告知其是因为喂养不当引起的积食，需要配合小儿推拿及消积药物治疗。

结合案例分析在奶粉喂养的环节中会出现哪些问题，为什么会出现这样的问题，托育机构的照护者应该怎么做，完成表 3-1。

表 3-1　婴幼儿奶粉喂养工作表单

岗位工作任务： 　　婴幼儿奶粉喂养	实施地点： 　　喂奶间	实施时间： ＿＿＿＿＿＿	设备、物品： ＿＿＿＿＿＿
1. 婴幼儿主要的喂奶方式有＿＿＿＿＿ 2. 结合案例分析在婴幼儿喂奶的照护环节中会出现哪些问题？ 自我归纳： 奶粉喂养存在的问题：＿＿＿＿＿＿＿＿＿＿＿＿＿＿＿＿＿＿＿＿ 奶瓶清洁存在的问题：＿＿＿＿＿＿＿＿＿＿＿＿＿＿＿＿＿＿＿＿ 3. 请查找关于喂奶的童谣或者儿歌，试着写出一首。			

4. 请列出奶粉喂养的正确方法和指导要点。

5. 请列出奶瓶清洗的正确方法和指导要点。

任务描述

此项任务围绕婴幼儿奶粉喂养展开，涉及婴幼儿奶粉喂养的重要性及其照护时机、照护技能。在此项任务中，照护者需要认识婴幼儿奶粉喂养的重要性，熟练掌握奶粉喂养、奶瓶清洁与消毒的操作流程以及回应性照护的要点。能根据不同年龄特点，为婴幼儿实施奶粉喂养、奶瓶清洗的回应性照护和指导。

任务准备

婴幼儿阶段是生长发育最迅速的时期，对于营养需求比较大，每天需要补充大量的优质蛋白。《中国婴幼儿喂养指南（2022）》指出，7—12月龄婴幼儿每日奶量为500~700 ml，13—24月龄婴幼儿每日奶量为400~600 ml，2—3岁幼儿每日奶量为350~500 ml。对于月龄小的婴幼儿而言，奶粉是其主食品，营养丰富全面，也利于吸收和消化。而且配方奶粉里添加了多种益生元、微量元素、低聚半乳糖、牛磺酸、叶黄素等维生素和矿物质等，能满足婴幼儿生长发育的营养需求。在母乳不足或是不能母乳喂养的情况下，用配方奶粉代替母乳是最合适的选择。

奶粉喂养和奶瓶清洁都是非常重要的，奶粉喂养应正确把握不同月龄婴幼儿的奶量需求，按需喂养，不可过度喂养，也不能喂养不足。过度喂养会引起婴幼儿肥胖，还会导致婴幼儿积食，引发婴幼儿肠道疾病。奶粉喂养不足将会使婴幼儿体重增长过慢，影响其正常生长发育。另外，奶瓶不清洁或者清洁不当也会滋生大量细菌，致使婴幼儿因细菌感染而生病。因此，要注意把握奶粉喂养和奶瓶清洁的正确方法，预防或者减少婴幼儿疾病的发生。

一、婴幼儿奶粉喂养及奶瓶清洗的方法

（一）调冲配方奶粉的方法

喂养者在冲泡奶粉前必须彻底洗净双手，以免手上的细菌粘在勺子上污染奶粉。然后准备好冲泡奶粉的各种用具：取出消过毒的奶嘴、奶瓶以及奶粉和温热水；根据婴幼儿所需要的奶量，取准备好的 40~50℃的温热水倒入奶瓶中；用配方奶粉加带的小勺，按照说明取适量奶粉倒入奶瓶，缓慢左右摇晃奶瓶，直至配方奶粉充分融化。需要注意的是，摇晃奶瓶时不要用力过猛，以免引起泡沫，使婴幼儿吸入过多气泡导致肠胃不适。

（二）奶瓶清洗的方法

0—3 岁婴幼儿的免疫力比较低，如果不及时清洗奶瓶会滋生大量细菌，致使宝宝感染疾病。因此，照护者每天要对奶瓶、奶嘴、奶瓶盖、奶瓶环、垫片等所有要用到的器具进行清洁消毒，并且干燥保存。尤其在给新生儿使用奶瓶之前，确保奶瓶内部完全干燥，以免潮湿环境滋生细菌。另外，要用热水清洗奶瓶，洗奶瓶时要把奶瓶的各个部件拆下来，再使用适当的清洁用品分别清洗。清洗后仍需进行消毒，建议使用消毒碗柜，也可以把奶瓶放入沸水中煮 10 分钟，即可有效杀毒。一般情况下，不建议使用奶瓶消毒剂等化学试剂，以免不能完全冲洗干净危害婴幼儿健康。

二、婴幼儿奶粉喂养及奶瓶清洗的注意事项

（一）奶粉喂养注意事项

① 冲调的奶粉量及水量应按奶粉包装上的指示量取，以避免浓度过浓或过稀。

② 冲调奶粉时先加水，以保证水和奶粉的比例准确。

③ 用奶粉勺量取奶粉时，一满勺应以刮平奶粉为准。

④ 冲泡奶粉的水温不宜过高或者过低。不同品牌的奶粉对冲调的水温要求不同，水温过高会使奶粉结块，无法充分溶解；水温过低，则不易泡化，直接影响奶粉溶解和婴幼儿的消化吸收。

⑤ 溶解奶粉时不要上下摇晃奶瓶，可缓慢左右匀速摇动，以免产生大量气泡。

⑥ 喂养奶粉时要注意姿势。喂奶时照护者斜抱着婴儿，让婴儿呈半直立位，用奶嘴头轻轻触碰婴儿的嘴唇，婴儿就会含住奶嘴开始吸奶。另外，用手托住奶瓶瓶

身，使奶瓶后部略高于前部，使奶水充满整个奶嘴和瓶颈后再放入婴儿口中，避免婴儿吸入过多的空气。

⑦ 配方奶粉开盖一个月后不建议食用，防止奶粉变质引发婴幼儿腹泻、腹痛等疾病。

⑧ 要控制婴幼儿每次吸吮奶瓶的时间，一般以 10~15 分钟为宜。不可让婴儿含着奶瓶睡觉，以免发生呛奶。

（二）奶瓶清洗注意事项

① 奶瓶清洗要及时，以免滋生细菌。

② 用微波炉消毒时，不可放入连接盖和奶嘴，以免烧坏。

③ 塑胶制的奶瓶不宜消毒过久，可遵循奶瓶的使用说明进行消毒。

④ 如果是不耐高温的奶瓶，最好使用蒸汽锅消毒或消毒柜消毒。

⑤ 奶瓶消毒后要将其倒置，使其内部水分控干。

三、婴幼儿奶粉喂养的回应性照护要点

① 创设良好的喂养环境并积极喂养。

② 要通过婴儿的动作、表情、声音等判断其喂奶需求。

③ 喂奶过程中要随时观察婴儿的呼吸、面色、有无呛咳等情况。

④ 对于月龄小的婴儿喂奶后要及时拍嗝，避免吐奶、溢奶。

⑤ 喂奶过程中若发现婴儿入睡，不要立即放睡，应竖抱观察几分钟后再放睡。

任务实施

任务分析：针对托育机构奶粉喂养与奶瓶清洗所存在的问题，对照护者进行奶粉喂养和奶瓶清洁的指导，使照护者熟练掌握奶粉喂养和奶瓶清洁与消毒的正确方法。

任务操作一：婴幼儿奶粉喂养

1. 准备工作

① 环境准备：喂奶间已清洁，地面整洁干净，无水渍，房间温度适宜。

② 物品准备：干净的奶瓶、奶嘴、奶瓶盖、奶瓶夹、40~50℃的温开水，配方奶粉。

③ 照护者准备：摘取饰物，修剪指甲，清洁双手。

④ 婴幼儿准备：情绪稳定，发出进食需求。

2. 实施步骤

（1）奶粉冲泡

① 将温开水倒入奶瓶（图 3-1）：在清洁的奶瓶中倒入所需温度的温开水（将煮沸过的水冷却至奶粉说明书要求的温度）。

② 倒入奶粉（图 3-2）：用本罐（袋）奶粉提供的勺子舀起奶粉，对准奶瓶口倒入。

③ 溶解奶粉（图 3-3）：套上奶嘴拧紧，缓慢左右摇晃奶瓶，使配方奶粉充分溶解。

④ 检查温度及流速（图 3-4）：将奶瓶倒置，手不要碰到奶嘴，让奶液自动流下，以确定滴速和温度是否恰当。奶嘴滴速过快容易使婴儿来不及咽下而发生呛奶，过慢则造成其吸吮困难。新生儿时期一般选用圆孔小号奶嘴。

⑤ 奶粉储存：灌装奶粉每次开罐使用后务必盖紧盖子，袋装奶粉每次使用后将袋口封严，将其储存在阴凉、干燥的地方。

（2）奶粉喂养

① 采用正确的喂哺姿势（图 3-5）。

第一，将婴儿抱起，使之斜靠在照护者的臂弯中，左右方向不限。照护者和婴

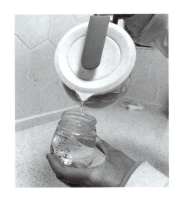

图 3-1　倒入温开水

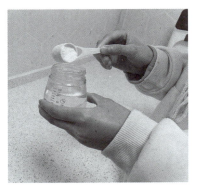

图 3-2　倒入奶粉

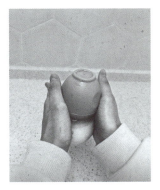

图 3-3　溶解奶粉

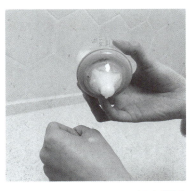

图 3-4　检查奶温

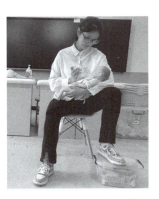

图 3-5　喂奶

儿都以舒适的方式坐定后开始哺乳。

第二，婴儿会主动转头寻找奶瓶，照护者用奶嘴轻触婴儿的嘴角，当其张嘴时将奶嘴放入口中。

第三，调整奶瓶方向，将有气孔的方向朝上，使奶嘴内充满奶液，避免婴儿吸入过多的空气。

② 掌握好喂哺时间。

第一，正常情况下，每次喂哺的时间为 10~15 分钟，两次喂哺间隔时间为 3~4 小时。

第二，喂哺时间不可过短，以免婴儿没有吃到足够的奶量，奶嘴流速也不可过快，避免引起呛奶。

第三，喂哺时间不可过长，如超过 30 分钟，或者在婴儿意识模糊的状态下，则可能导致奶量过量，并且也不利于消化吸收。

③ 喂哺后拍嗝（图 3-6 和图 3-7）。

第一，喂哺后照护者将婴儿轻轻抱起趴伏于肩上，用空心掌以适度的力量和频率，由婴儿的后背中部逐渐往上拍打，使婴儿打嗝，将吸入到胃中的空气排出。

第二，使婴儿安静地躺在床上，头颈背部可略微垫高，不要过度逗弄、剧烈摇动或晃动婴儿，以免吐奶。

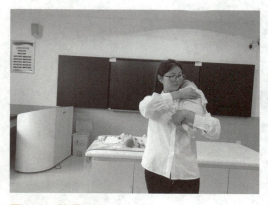 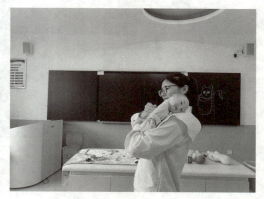

图 3-6　拍嗝一　　　　　　　　　　图 3-7　拍嗝二

任务操作二：奶瓶清洗与消毒

1. 准备工作

① 环境准备：清洁槽整洁干净无水渍。

② 物品准备：奶瓶刷、奶瓶夹、消毒锅、微波炉、奶瓶清洗剂、温水等。

③ 照护者准备：摘取饰物，修剪指甲，清洁双手。

2. 实施步骤

（1）奶瓶清洗

① 将奶瓶、奶瓶盖、奶嘴拆解分开。

② 将奶瓶、奶瓶盖、奶嘴浸泡在温水中 3~5 分钟。

③ 向奶瓶中倒入少量的奶瓶清洗剂，用奶瓶刷反复刷洗奶瓶的内、外壁（图 3-8）、螺纹口（图 3-9）及奶瓶盖等（图 3-10）。

④ 用流动水反复冲洗奶瓶、奶瓶盖及奶嘴（图 3-11），随后倒置控干。

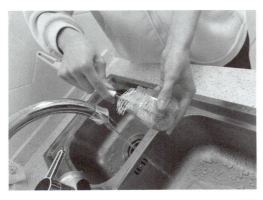

图 3-8　清洗内侧

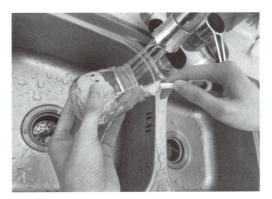

图 3-9　清洗螺纹口

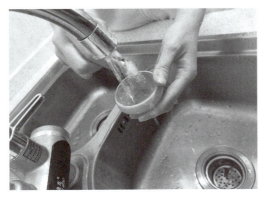

图 3-10　清洗奶瓶盖

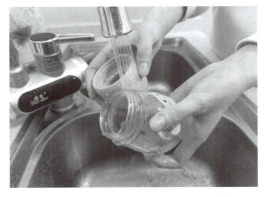

图 3-11　清水反复冲洗

（2）奶瓶消毒

① 选择适宜的消毒方法。常用的奶瓶消毒方法有 3 种。

煮沸消毒：把水倒进不锈钢锅里煮沸。玻璃瓶身放进沸水中 3~5 分钟即可；奶嘴、奶瓶盖等塑料制品放入沸水中，盖上锅盖，煮 3~5 分钟后拿出，待完全干燥后即可放回奶瓶上备用。

微波炉消毒：先把奶瓶清洗干净，然后倒入自来水放进微波炉，微波 10 分钟左右取出即可。需要注意的是，连接盖和奶头不可微波，以免烧坏。

　　消毒锅消毒：将清洗干净的奶瓶和奶嘴放在蒸汽消毒锅内，奶瓶要倒扣摆放；在消毒锅内加入一定量的水，水量不超过瓶口，否则蒸汽无法进入瓶子内部；打开开关，待水沸腾后 10 分钟左右即可。

　　②整理环境：清洁桌面并将奶瓶、奶瓶刷等物品放到相应位置。

任务评价

　　本任务相关评价见表 3-2 和表 3-3。

表 3-2　奶粉喂养与奶瓶清洗评估表

项目		主要内容	回应性照护要点	是否做到
准备工作	环境准备	喂奶间已清洁，地面整洁干净，无水渍，房间温度适宜，清洁槽整洁干净无水渍	创设良好的喂养环境	□是 □否
	物品准备	干净的奶瓶、奶嘴、奶瓶盖、消毒锅、微波炉、40~50℃的温开水、配方奶粉、奶瓶夹、奶瓶清洁剂、奶瓶刷		□是 □否
	照护者准备	摘取饰物，修剪指甲，清洁双手	防止喂养过程中刮伤婴儿	□是 □否
	婴幼儿准备	情绪稳定，发出进食信号	正确识别婴儿发出的饥饿信号	□是 □否
实施步骤	婴幼儿奶粉喂养	奶粉冲泡 1. 将温开水倒入奶瓶		□是 □否
		奶粉冲泡 2. 倒入奶粉		□是 □否
		奶粉冲泡 3. 溶解奶粉		□是 □否
		奶粉冲泡 4. 检查温度及流速	防止烫伤婴儿及发生呛奶	□是 □否
		奶粉冲泡 5. 奶粉储存		□是 □否
		奶粉喂养 1. 采用正确的喂哺姿势	观察奶嘴内是否充满奶液，婴儿有无呛奶	□是 □否
		奶粉喂养 2. 掌握好喂哺时间	判断幼儿的饱腹感，有无入睡	□是 □否
		奶粉喂养 3. 喂哺后拍嗝	观察婴儿有无吐奶、溢奶现象	□是 □否

续表

项目			主要内容	回应性照护要点	是否做到
实施步骤	奶瓶清洗与消毒	奶瓶清洗	1. 将奶瓶、奶瓶盖、奶嘴拆解分开		□是 □否
			2. 将奶瓶、奶瓶盖、奶嘴浸泡在温水中3~5分钟		□是 □否
			3. 向奶瓶中倒入少量奶瓶清洗剂，用奶瓶刷反复刷洗奶瓶的内、外壁、螺纹口及奶瓶盖等		□是 □否
			4. 用流动水反复冲洗奶瓶、奶瓶盖及奶嘴，随后倒置控干		□是 □否
		奶瓶消毒	1. 煮沸消毒		□是 □否
			2. 微波炉消毒		□是 □否
			3. 消毒锅消毒		□是 □否
		整理环境	清洁桌面并将奶瓶、奶瓶刷等物品放到相应位置		□是 □否

表3-3　奶粉喂养任务评价表

评价内容	自我评价	小组互评	教师评价
课堂活动参与度	☆☆☆☆☆	☆☆☆☆☆	☆☆☆☆☆
小组活动贡献度	☆☆☆☆☆	☆☆☆☆☆	☆☆☆☆☆
工作任务完成度	☆☆☆☆☆	☆☆☆☆☆	☆☆☆☆☆

知识拓展

婴幼儿小知识

婴儿出生4天后每24小时换5~6块尿布，排便2~5次，平均喂哺8~12次。3个月后婴儿可建立自己的进食规律，每3~4小时喂哺一次，每日喂哺6~8次。

奶类是6—12个月婴儿营养的主要来源，每天应保证600~800 ml的奶量喂食，以促进婴儿体格和智力发育。

婴儿出生后体重有所减轻，7—10天即可恢复至出生时；第一个月每周体重增加150 g；出生后6个月内每月体重增长不应少于500 g；1岁时体重一般是出生时的3倍。

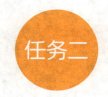

任务二 婴幼儿辅食制作

情境案例

乐乐今年 2 岁了，聪明伶俐，健康可爱，爸爸妈妈都非常开心，但也有着苦恼。乐乐经常便秘，而且医院检查还发现他的牙齿咬合力不够，咀嚼能力不强。其原因是乐乐 7 个月时曾被食物卡到，爷爷奶奶担心再次出现意外，此后都给乐乐吃流食，直到 2 岁才开始吃软饭。此外，乐乐每次吃饭都特别不专心，每次都要家人在后面追着喂，还要边玩玩具或者边看电视吃饭。医生建议家长慢慢锻炼乐乐的咀嚼能力，帮助乐乐养成良好的进食习惯。

结合案例分析在婴幼儿辅食制作环节中会出现哪些问题，为什么会出现这样的问题，托育机构的照护者应该怎么做，完成表 3-4。

表 3-4 婴幼儿辅食制作工作表单

工作任务： 　婴幼儿辅食制作	实施时间： ＿＿＿＿＿＿＿＿	实施地点： 　营养与喂养实训室	设备、物品： ＿＿＿＿＿＿＿
1. 结合案例分析在婴幼儿辅食制作环节中会出现哪些问题。 泥糊状食物： 蔬果汁食物： 块状食物： 自我归纳： 			

续表

2. 请查找关于辅食制作的儿歌，试着写出一首。

3. 请列出辅食制作的正确方法和注意事项。

4. 请列出辅食制作的回应性照护要点。

任务描述

　　此项任务将围绕蔬果汁、泥糊状食物、块状食物的制作展开。泥糊状食物有两种，工业泥糊状食物，包括米粉和瓶装泥糊状食物；家庭制作的泥糊状食物。本项所讲的泥糊状食物主要为家庭自制泥糊状食物。块状食物：8 个月后的婴幼儿已经长出牙齿，具备一定的咀嚼能力，为了锻炼其咀嚼能力，辅食应添加片状食物、块状食物，如手指饼干、苹果块、香蕉块、蔬菜饼等。在此项任务中应熟练掌握泥状食物、蔬果汁、块状食物的材料准备、制作过程以及注意事项，可自制蔬果汁、泥糊状食物、块状食物等，并能做好辅食制作的回应性照护。

任务准备

一、婴幼儿辅食制作的注意事项

　　母乳喂养的婴儿在 6 月龄、奶粉喂养的婴儿在 4 月龄时开始添加辅食，婴儿的辅食有蔬果汁、泥糊状食物、块状食物。照护者添加辅食要遵循从一到多、从细到粗、由稀到稠、从植物性食物到动物性食物的添加顺序，添加过程中要遵循及时、恰当、充足、个体化原则。制作辅食应做好如下准备工作：

　　要根据婴幼儿自身的进食量和咀嚼能力发展水平调整辅食制作方法，制作量和制作种类，要注重辅食的色、香、味，提升婴幼儿的进食兴趣。辅食应即做即食。

在制作辅食前应注重食材的选择，尽量采用新鲜食材，少用或不用半成品或熟食，如香肠、红肠、腊肉、火腿以及腌制食品。少选择或不选择刺激性食物，如辣椒、咖喱、胡椒、五香粉等；少选择胀气食材，如洋葱、干豆等。

1 岁以内婴幼儿的辅食尽量不添加食盐、糖等调味品；尽量不添加杧果、榴莲、阳桃等易过敏或不常见的水果，应添加应季水果和蔬菜。

二、婴幼儿辅食制作的回应性照护要点

（一）辅食制作前的回应性照护要点

针对月龄较大的婴幼儿，辅食制作前可以征询其意见，如用愉快的语气询问"宝宝今天想吃的食物是什么？"制作前还可以帮助婴幼儿认识一下食材，发展其认知能力和语言表达能力。

（二）辅食制作中的回应性照护要点

① 其他照护者可以带领婴幼儿观摩辅食制作过程并予以解说，使婴幼儿在享受互动乐趣的同时也能感知辅食制作劳动的价值和意义。

② 照护者可以用充满童趣的声音向婴幼儿介绍制作辅食所用到的器具，丰富其感知体验。

（三）辅食制作完成的回应性照护要点

辅食制作完成后可以让婴幼儿闻一闻、尝一尝食物的味道，提升食欲。同时，创造温馨的进食环境，做好餐前桌椅、餐具准备。帮助婴幼儿做好餐前清洁，端正坐姿，使其养成良好的进餐习惯。

任务实施

任务分析：蔬果汁是较早为婴幼儿添加的辅食，蔬果汁的制作包括洗、切、打等步骤。

1. 准备工作

① 环境准备：辅食制作环境需干净整洁、干湿分区、砧板需生熟分开使用。婴幼儿的食材、器具等需要单独放置和消毒处理。

② 物品准备：制作泥状类食物除需要基本的厨具外，还需准备辅蒸锅、榨汁机、辅食料理机、辅食碗、辅食勺、餐椅、围裙等器具。

③ 食材准备：制作蔬果汁、泥糊状食物、块状食物所需食材可根据婴儿月龄选择，如 6 月龄可选择土豆、胡萝卜、南瓜、西蓝花、青菜等蔬菜，苹果、香蕉、梨子、西瓜、橙子等水果。7 月龄可添加蛋黄、鱼泥、猪肝泥等动物性食物。8 月龄可选择高质量的菜粥或者软烂面条等食材。

④ 照护者准备：照护者应具备辅食选择和制作的相关知识，辅食制作前应修剪指甲、清洁双手、穿戴整齐、盘起头发、戴好口罩、清洁消毒等。

2. 实施步骤

详见下文。

任务操作一：制作蔬果汁

1. 制作西瓜汁

① 将适量去籽西瓜瓤放入碗中，用匙捣烂（图 3-12）。

② 用消毒纱布过滤后取汁（图 3-13）或用榨汁机将去籽西瓜榨汁即可。

（注：5 个月以上的婴幼儿可以尝试饮用西瓜汁，应选择既不太生也不太熟的西瓜，不可用冰镇西瓜，过凉的果汁会伤及肠胃）

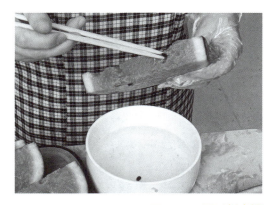
图 3-12　西瓜瓤去籽

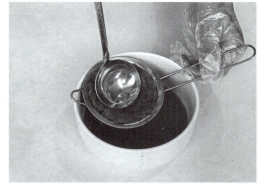
图 3-13　西瓜瓤取汁

2. 制作橙汁

① 将橙子用果蔬清洗剂在流动的自来水中洗净，并擦干（图 3-14）。

② 将橙子横向一切为二（图 3-15），并将剖面覆盖在挤橙器上。

③ 旋转、使橙汁流入下面的容器（图 3-16）。

④ 初喂时先按温水量与橙汁量 2∶1 的比例兑水，之后按 1∶1 比例，最后可直接饮用橙汁，无须兑水（图 3-17）。

⑤ 喂哺婴幼儿前要测温，可在手腕或手背处测试橙汁温度适宜后再喂食。

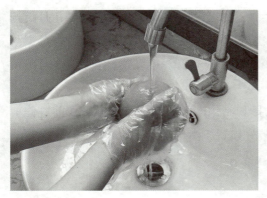

图 3-14　清洗橙子

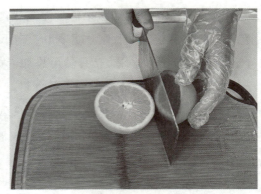

图 3-15　将橙子横向一切为二

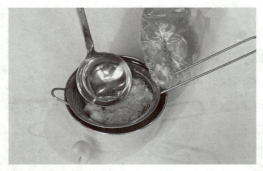

图 3-16　橙子取汁

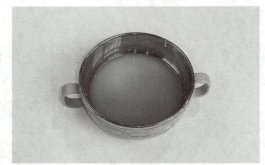

图 3-17　橙子汁

3. 制作青菜汁

① 将洗净的完整的菜叶在水中浸泡 20~30 分钟（图 3-18），去除农药残留。

② 将菜叶切碎（图 3-19），取大约一碗的菜量（注意现切现做）。

③ 取一碗水在锅中煮开，将碎菜叶倒入沸水中煮 1~2 分钟。

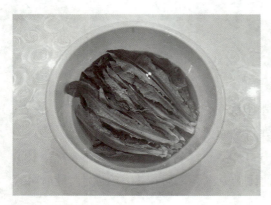

图 3-18　浸泡青菜叶

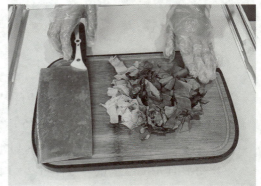

图 3-19　将菜叶切碎

④ 将锅离火，用汤匙挤压菜叶（图 3–20），使菜汁透过漏勺流入容器中。

⑤ 轻轻将菜汁倒入碗中，留下菜渣（图 3–21）。

（注：油菜、白菜都可按此方法制作，但菠菜、苋菜和空心菜含植酸高，不宜取汁）

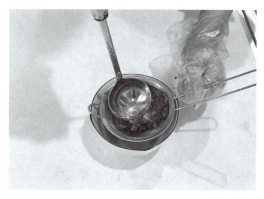
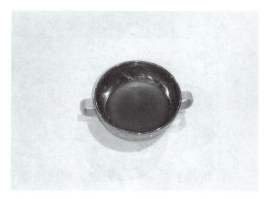

图 3–20　汤匙挤压菜叶　　　　　　　　　　图 3–21　菜汁

4. 制作苹果胡萝卜汁

① 准备胡萝卜一根，苹果半个（图 3–22）。

② 将胡萝卜、苹果洗净削皮后切成丁（图 3–23）。

③ 放入锅内加适量清水煮（图 3–24），约 10 分钟后煮烂。

④ 用消毒纱布过滤取汁即可（图 3–25），或用榨汁机现榨现喝。

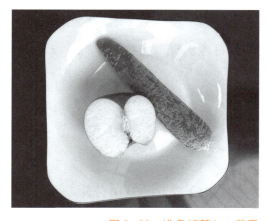
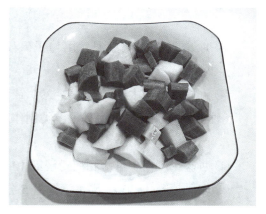

图 3–22　准备胡萝卜、苹果　　　　　　　图 3–23　洗净削皮后切成丁

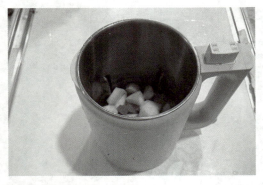

图 3-24　清水煮 10 分钟

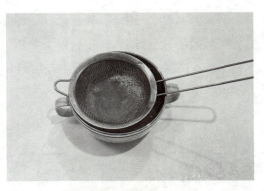

图 3-25　消毒纱布过滤取汁

任务操作二：制作泥状食物

1. 制作土豆泥

① 新鲜土豆一个，去皮，切成小块（图 3-26），放入温水浸泡，去除淀粉。

② 蒸煮或者水煮 15~20 分钟（图 3-27）。

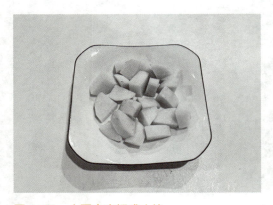

图 3-26　土豆去皮切成小块

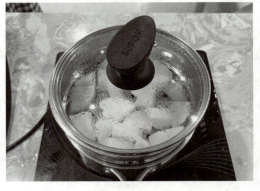

图 3-27　上锅蒸熟

③ 取出煮熟的土豆泥，用勺子碾压或辅食料理机打至泥状（可加适当温水）（图 3-28）。

④ 可放入米粉中冲调（图 3-29）或者直接食用。

（注：山药泥、红薯泥等根茎类制作方法同上。）

2. 制作西蓝花泥

① 西蓝花可用少量盐和淀粉浸泡 10 分钟后清洗干净。

② 切块（图 3-30），沸水下锅煮 5 分钟（图 3-31）或上锅蒸 10 分钟。

③ 取出，用辅食料理机打至泥状（图 3-32）。

④ 可放入米粉中冲调（图 3-33）或者直接食用。

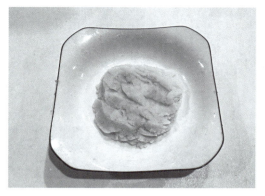

图 3-28　用勺子碾压至泥状

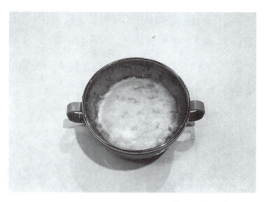

图 3-29　放入米粉中冲调

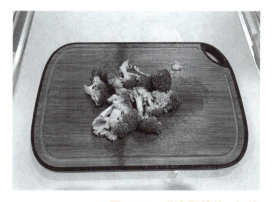

图 3-30　洗净西蓝花，切块

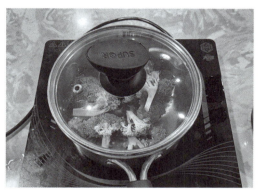

图 3-31　沸水下锅煮 5 分钟

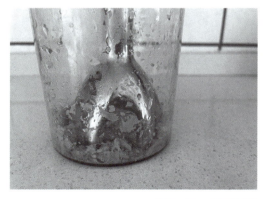

图 3-32　打至泥状

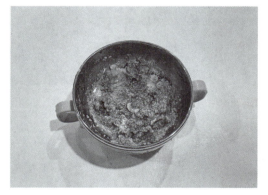

图 3-33　放入冲调的米粉中

3. 制作绿叶菜泥（如青菜泥）

① 将新鲜的青菜去除老叶及菜根，在流动水下冲洗干净（图 3-34）。

② 在锅内加入适量清水（以一碗菜两碗水的比例），煮沸。

③ 将青菜切段（图 3-35）加入沸水中再次煮 1~2 分钟（图 3-36）。

④ 取出青菜，沥干水分（图 3-37）。

　　⑤ 制作青菜泥的两种方法：用刀切去菜梗，将煮熟的青菜放入料理机粉碎成菜泥；将煮好的青菜放在漏勺上研磨过滤成菜泥（图 3-38）。

　　⑥ 将制作好的菜泥直接放入调制的米粉中（图 3-39），或取适量油，急火煸炒菜泥后单独食用或放入粥中食用。

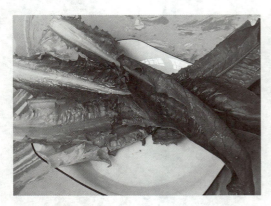

图 3-34　洗净青菜

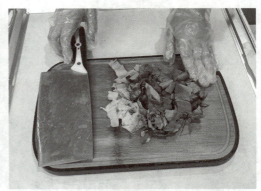

图 3-35　青菜切段

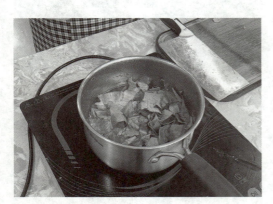

图 3-36　水沸加入青菜煮 1~2 分钟

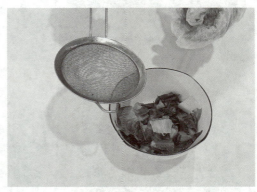

图 3-37　沥干水分

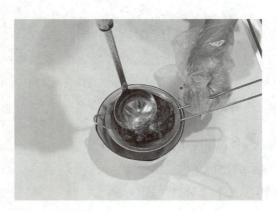

图 3-38　研磨

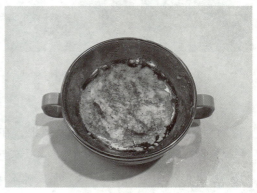

图 3-39　放入调制的米粉中

4. 制作蛋黄

① 鸡蛋洗净冷水下锅（图 3-40），水煮沸 5 分钟后关火焖 3 分钟。

② 鸡蛋捞出，冷水浸泡（图 3-41）。

③ 剥壳取 1/4 蛋黄（图 3-42），以适量温水稀释成泥。

④ 将稀释好的蛋黄泥放入调制好的米粉中（图 3-43）。

（注：7 月龄可先添加蛋黄，10 月龄后方可添加全蛋。蛋黄具有一定的致敏性，若婴幼儿皮肤出现红点、腹泻等过敏症状要立即停止食用并及时就医。）

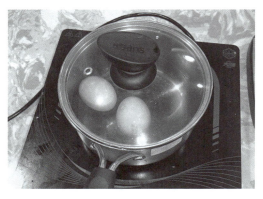

图 3-40　鸡蛋冷水下锅煮熟

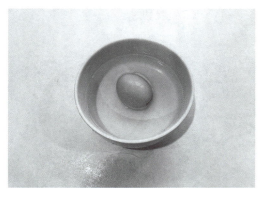

图 3-41　捞出后冷水浸泡

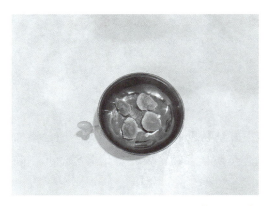

图 3-42　取 1/4 蛋黄温水稀释

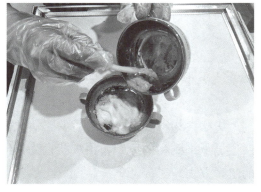

图 3-43　放入调制好的米粉中

5. 制作菠菜猪肝泥

① 菠菜洗净，切好菜叶，焯水备用（图 3-44）。

② 猪肝切片，加清水反复抓洗（图 3-45）。

③ 锅中放入猪肝、姜片，煮至有浮沫，撇去浮沫后再换清水煮熟（图 3-46）。

④ 将煮熟的菠菜、猪肝加温水，放入料理机搅打成泥（图 3-47）。

⑤ 将菠菜猪肝泥放入调制好的米粉中。

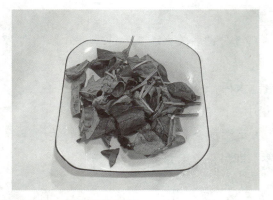

图 3-44　菠菜洗净切好

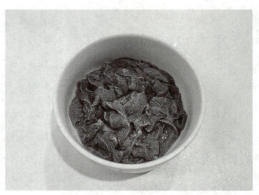

图 3-45　猪肝切片

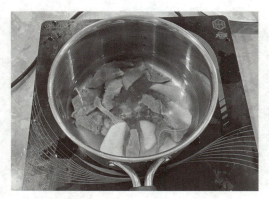

图 3-46　猪肝清水煮熟

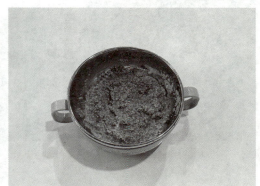

图 3-47　菠菜、猪肝加温水搅打成泥

任务操作三：制作块状食物

块状食物适合 8 月龄之后的婴幼儿，能很好地帮助其锻炼咀嚼能力。辅食添加要遵循从细到粗的原则，由糊状食物慢慢过渡至块状食物，要注意培养婴幼儿正确的咀嚼方法。

1. 制作红枣山药蒸糕

① 山药洗净去皮，红枣去核（图 3-48）。

② 将蛋黄分离出来（图 3-49）。

③ 将红枣、山药、蛋黄一起放入料理机中搅打 3 分钟（图 3-50）成泥（图 3-51）。

④ 碗壁四周刷油，倒入泥糊，盖上碗盖，留出气孔。

⑤ 将碗放入锅中，锅中加水，待水开后蒸 20 分钟（图 3-52），关火再焖 5 分钟。

⑥ 出锅切小块（图 3-53）。

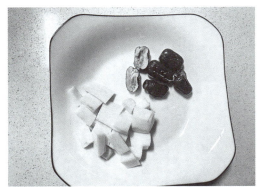

图 3-48　山药洗净去皮，红枣去核

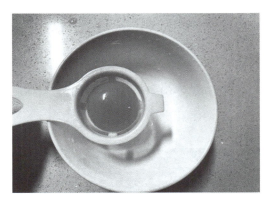

图 3-49　分离蛋黄

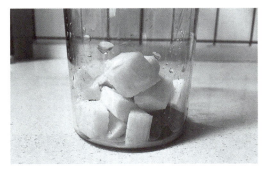

图 3-50　放入料理机中搅打 3 分钟

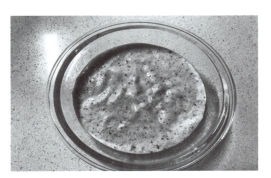

图 3-51　搅打成泥

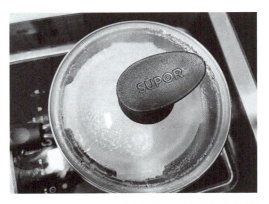

图 3-52　水开蒸 20 分钟

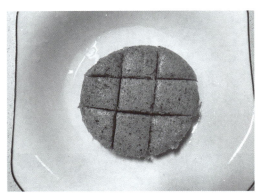

图 3-53　出锅切小块

2. 制作红薯鸡蛋小·松饼

① 红薯洗净去皮，切块（图 3-54），上锅蒸熟后取出晾凉（图 3-55）。

② 取两个鸡蛋，分离出蛋黄（图 3-56）。

③ 将红薯、蛋黄、面粉放入料理机，搅拌均匀。

④ 搅打成泥，取出备用（图 3-57）。

⑤ 起锅烧油，倒入适量红薯蛋泥，煎成小饼状（图 3-58）。

⑥ 盛出食用（图 3-59）。

3. 制作翡翠虾球

① 剥出虾肉，清洗干净（图 3-60）。

② 西蓝花洗净焯水（图 3-61）。

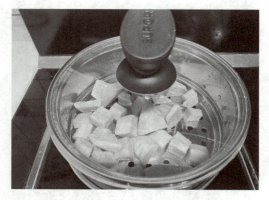

图 3-54 红薯洗净去皮，切块

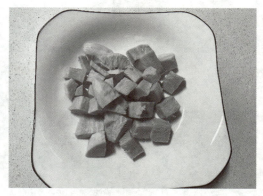

图 3-55 取出晾凉

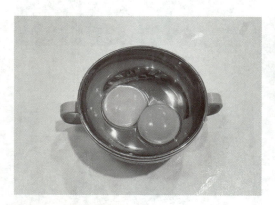

图 3-56 分离出两个蛋黄

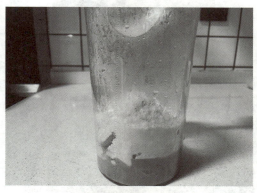

图 3-57 一起放入料理机中搅打

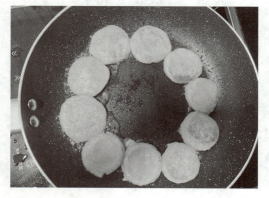

图 3-58 煎成小饼状

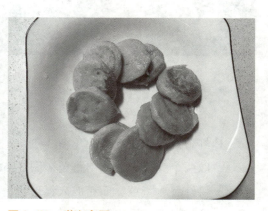

图 3-59 盛出食用

③将西蓝花、虾肉、面粉（图3-62）放入料理机中搅拌成泥（图3-63）。

④锅中加水煮沸，挤入虾球（图3-64）。

⑤保持小火，煮至虾球浮起。

⑥盛出食用（图3-65）。

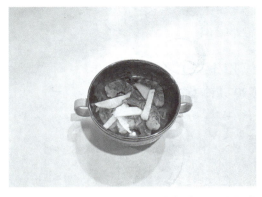

图 3-60　虾剥出虾肉，清洗干净

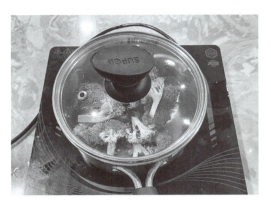

图 3-61　西蓝花洗净焯水

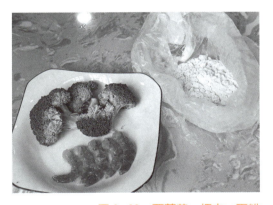

图 3-62　西蓝花、虾肉、面粉

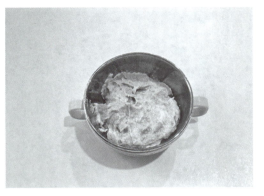

图 3-63　搅拌成泥

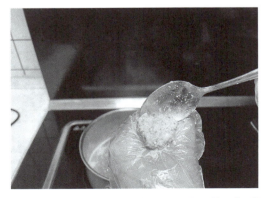

图 3-64　锅中加水煮沸，挤入虾球

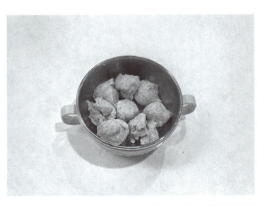

图 3-65　盛出食用

4. 制作牛奶香蕉布丁

① 冲泡配方奶（图 3-66）。

② 鸡蛋分离出蛋黄（图 3-67）。

③ 香蕉去皮、切块、压成泥状（图 3-68）。

④ 将香蕉泥、配方奶和蛋黄放入碗中搅拌均匀（图 3-69），盖上保鲜膜，扎孔。

⑤ 锅中加水，水沸上锅蒸 10 分钟（图 3-70）。

⑥ 出锅切块，装盘食用（图 3-71）。

5. 制作猪肝土豆球

① 将土豆、苹果洗净，去皮，切块备用（图 3-72）。

② 锅中加水，将苹果、土豆放入锅中煮 20 分钟（图 3-73）。

③ 捞出沥干水分，放入研磨碗中捣烂（图 3-74）。

④ 将猪肝粉与土豆苹果泥拌匀（图 3-75）。

⑤ 取少量，搓成小球（图 3-76）。

⑥ 装盘食用（图 3-77）。

辅食制作结束，收拾器具、厨具等，整理厨房，将物品放回原位。

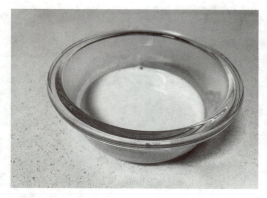

图 3-66　冲泡配方奶

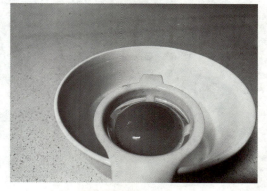

图 3-67　鸡蛋分离出蛋黄

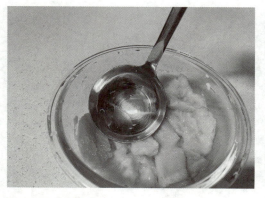

图 3-68　香蕉去皮、切块、压成泥状

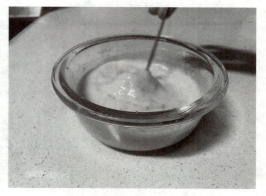

图 3-69　香蕉泥与配方奶、蛋黄搅拌均匀

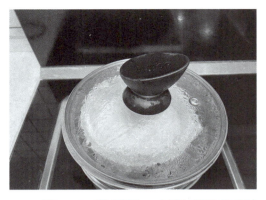

图 3-70　锅中加水，水沸上锅蒸 10 分钟

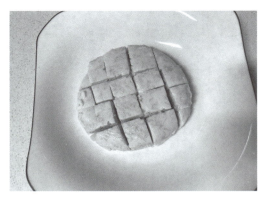

图 3-71　出锅切块，装盘食用

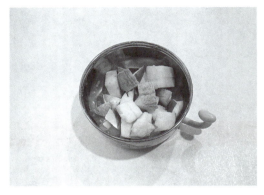

图 3-72　土豆、苹果洗净去皮，切块备用

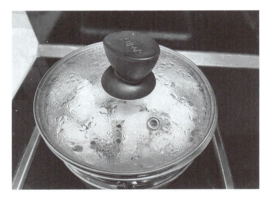

图 3-73　放入锅中煮 20 分钟

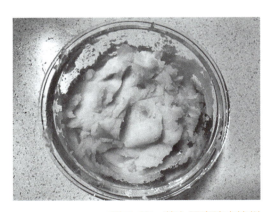

图 3-74　放入研磨碗中捣烂

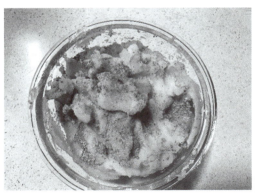

图 3-75　将猪肝粉与土豆苹果泥拌匀

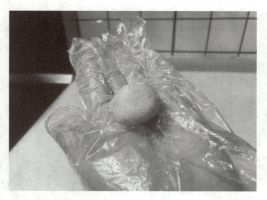
图 3-76　搓成小球

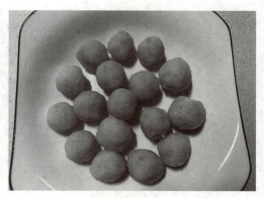
图 3-77　装盘食用

任务评价

本任务相关评价见表 3-5 和表 3-6。

表 3-5　辅食制作评估表

项目		主要内容	回应性照护要点	是否做到
准备工作	环境准备	辅食制备室已清洁，地面整洁干净，无水渍，房间温度适宜	创设良好的喂养环境	□是 □否
	物品准备	新鲜的食材、榨汁机、辅食料理机、辅食碗、辅食勺、砧板、菜刀、蒸锅等		□是 □否
	照护者准备	摘取饰物，修剪指甲，清洁双手等	防止制作过程中细菌污染 防止喂养过程刮伤婴儿	□是 □否
实施步骤	制作蔬果汁	材料准备齐全，蔬菜水果新鲜	月龄大的婴幼儿可以自己选择蔬果	□是 □否
		器具选择合适		□是 □否
		制作方法及步骤正确		□是 □否
		制作过程安全卫生	月龄大的婴幼儿可参与制作	□是 □否

续表

项目		主要内容	回应性照护要点	是否做到
实施步骤	泥状食物的制作	材料准备齐全，食材新鲜	月龄大的婴幼儿可以自己选择食材	□是 □否
		器具选择合适		□是 □否
		制作方法及步骤正确		□是 □否
		制作过程安全卫生		□是 □否
		食物性状适合婴幼儿年龄特点		□是 □否
	块状食物的制作	材料准备齐全，食材新鲜	月龄大的婴幼儿可以自己选择食材	□是 □否
		器具选择合适		□是 □否
		制作方法及步骤正确	按图示步骤制作	□是 □否
		制作过程安全卫生		□是 □否
		食物性状适合婴幼儿年龄特点		□是 □否
	整理环境	桌面清洁，将清洁后的辅食碗、勺、餐具等物品放到相应位置		□是 □否

表 3-6　辅食制作任务评价表

评价内容	自我评价	小组互评	教师评价
课堂活动参与度	☆ ☆ ☆ ☆ ☆	☆ ☆ ☆ ☆ ☆	☆ ☆ ☆ ☆ ☆
小组活动贡献度	☆ ☆ ☆ ☆ ☆	☆ ☆ ☆ ☆ ☆	☆ ☆ ☆ ☆ ☆
工作任务完成度	☆ ☆ ☆ ☆ ☆	☆ ☆ ☆ ☆ ☆	☆ ☆ ☆ ☆ ☆

知识拓展

中国婴幼儿喂养指南

中国营养学会发布的《中国婴幼儿喂养指南（2022）》按不同年龄特点分为《0—6月龄婴儿母乳喂养指南》《7—24月龄婴幼儿喂养指南》《学龄前儿童膳食指南》三个部分，并分别提出明确的准则和核心建议。

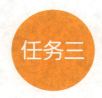

任务三　婴幼儿饮水指导

情境案例

　　在托育机构每到喝水的时候，壮壮都坐在位子上不肯站起来。壮壮的家长也提到，壮壮在家也不肯喝水，除非特别口渴的时候，才会向大人要水喝，为此，还希望老师能有办法让他在托育机构多喝点水。松松不爱喝水，每到喝水时总闹脾气，嚷着要喝饮料，又或者干脆不喝了，完全由着自己的心情。而媛媛则边喝水边和周围的小伙伴打闹嬉戏，甚至把水倒在地上用脚去踩，秩序混乱。1 岁半的珍珍还不习惯用鸭嘴杯或吸管杯喝水，每次喝水时总让老师用塑料勺子一口一口地喂。

　　结合案例分析在婴幼儿饮水的照护环节中会出现哪些问题，为什么会出现这样的问题，托育机构的照护者应该怎么做，完成表 3-7。

表 3-7　婴幼儿饮水指导工作表单

岗位工作任务： 　婴幼儿饮水指导	实施地点： 　教室配奶间	实施时间： 	设备、物品：
1. 适合 3 岁以下婴幼儿使用的水杯类型有＿＿＿＿、＿＿＿＿、＿＿＿＿和＿＿＿＿。 2. 结合案例分析在婴幼儿饮水的照护环节中会出现哪些问题。 壮壮＿＿＿＿＿＿＿＿＿＿＿＿＿＿＿＿＿＿＿＿＿＿＿＿＿＿＿＿＿＿＿＿＿ 松松＿＿＿＿＿＿＿＿＿＿＿＿＿＿＿＿＿＿＿＿＿＿＿＿＿＿＿＿＿＿＿＿＿ 媛媛＿＿＿＿＿＿＿＿＿＿＿＿＿＿＿＿＿＿＿＿＿＿＿＿＿＿＿＿＿＿＿＿＿ 珍珍＿＿＿＿＿＿＿＿＿＿＿＿＿＿＿＿＿＿＿＿＿＿＿＿＿＿＿＿＿＿＿＿＿ 自我归纳： 饮水照护存在的问题：＿＿＿＿＿＿＿＿＿＿＿＿＿＿＿＿＿＿＿＿＿＿＿＿ 3. 请查找关于饮水的儿歌和绘本故事，试着各写出一首/篇。 4. 请列出饮水的正确方法和指导要点。			

任务描述

　　此项任务将围绕婴幼儿饮水展开，涉及婴幼儿饮水的重要性、照护时机及技能。在此项任务中，照护者需要认识到婴幼儿饮水的重要性及不同年龄段婴幼儿每天水分需求量，熟练掌握婴幼儿饮水的操作流程及回应性照护要点，能指导不同年龄段婴幼儿用不同器具喝水，注重培养婴幼儿良好的饮水习惯，纠正婴幼儿不良的饮水习惯，为婴幼儿实施有效的饮水回应性照护。

任务准备

　　婴幼儿阶段是一生中生长发育最快速的时期，水占人体体重的70%~80%，由于婴幼儿新陈代谢旺盛，对水的需求更大，需要及时补充水分，不同年龄段婴幼儿饮水量有所不同，年龄越小，需要的水分越多[1]。婴幼儿饮水与其生长发育密切相关，做好婴幼儿饮水照护是保证婴幼儿正常生长发育的重要措施。国家卫生健康委《托育机构保育指导大纲（试行）》（2021）指出：为了让婴幼儿达到良好的精细动作发育水平，鼓励13—24个月的幼儿自己喝水，鼓励25—36个月的幼儿自己用水杯喝水[2]。0~3岁是婴幼儿生活自理能力逐步形成的关键期，处于这一时期的婴幼儿有一定的自主意识，同时要求自由独立。比如自己喝水、穿鞋、穿衣、吃饭、洗手等日常生活中简单的事[3]。但对于年龄尚小的婴幼儿来说，存在主动饮水意识薄弱、饮水习惯差和能力欠缺等问题。基于此，托育机构在组织饮水活动时应做好充分的饮水安排与准备，对婴幼儿进行精细的饮水照护和指导，帮助幼儿养成独立生活自理能力，培养其良好的饮水习惯，促进婴幼儿生理发展。

一、婴幼儿饮水的方法

　　① 用洁净专用的杯刷/奶瓶刷/奶嘴刷清洗水杯各部分的污渍，保证水杯各部位，包含孔、杯口、吸管等清洁干净。

　　② 照护者为每个婴幼儿的水杯制作不同标记，如小花、太阳、草莓、樱桃等，根据婴幼儿对应年龄所需饮水量，准备好适量的温度适宜的安全的饮用水。针对有特殊情况的婴幼儿，如身体不适、运动后出汗过多等，给予特别照料，适当增加饮水量。

① 刘晶晶.婴幼儿饮水大有讲究［J］.中国食品，2015（22）：30–32.
② 洪秀敏.《托育机构保育指导大纲（试行）》的研制目的、价值取向与主要内容［J］.幼儿教育，2021（15）：3–7，12.
③ 王馨.托班婴幼儿生活自理能力养成的行动研究［D］.鞍山师范学院，2022.

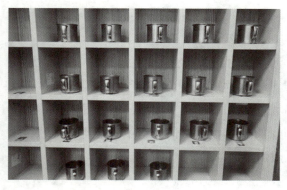

图 3-78 摆放水杯把手朝外

③ 在婴幼儿饮水前观察盥洗室的地面是否干燥，为婴幼儿饮水提供安全的环境。婴幼儿手脏时，帮助婴幼儿将手洗干净。

④ 摆放幼儿水杯时，水杯把手朝外（图 3-78），方便幼儿拿取，提醒幼儿拿取自己的水杯饮水，指导幼儿握好杯把，端稳，组织其有序饮水。

⑤ 鼓励幼儿喝完杯中的水，将水杯放回固定位置。

二、婴幼儿饮水的注意事项和误区

（一）婴幼儿饮水的注意事项

① 饭前、饭后及睡觉前 30 分钟内不饮水。婴幼儿消化液中各种消化酶的功能和数量一般比成人差，饭前饭后 30 分钟内饮水会稀释消化液，减弱消化液的功能，可能会导致消化不良。同时，婴幼儿在睡前饮水，会加重肾脏功能的工作负担，并影响其睡眠质量。

② 给婴幼儿喝温开水。喝冰凉的水易引起胃黏膜血管收缩，影响消化，还会刺激胃肠蠕动加快，可能会出现肠痉挛，引起腹痛。

③ 婴幼儿进餐时不要同时饮水。食物在口腔中唾液的混合作用下，只有经过牙齿的咀嚼作用才能分解消化，促进吸收。吃饭时喝水，容易把食物带走且会冲淡胃液，影响消化，也不利于婴幼儿咀嚼能力的发育。

④ 幼儿在剧烈运动后不要立刻喝水。剧烈运动后心跳加快，立即喝水会给心脏造成压力。

⑤ 注意饮水量。饮水虽然重要，但也不意味着喝越多水就越好。要依据婴幼儿自身情况和日常行为进行考虑。如果婴幼儿大量运动，或饮食过咸，可适当增加饮水量。

⑥ 照护者要陪伴婴幼儿饮水，以免婴幼儿出现呛咳而不能及时处理导致危害。

（二）婴幼儿饮水的误区

① 只给婴幼儿喝纯净水。纯净水在制作过程中不仅滤掉了很多有害成分，同时也滤掉了矿物质和微量元素。若长期饮用纯净水可能会导致免疫力下降，影响婴幼

儿的生长发育。

②用饮料代替水。饮料中含有大量的糖分，可使婴幼儿体内糖分摄入过多导致肥胖，且喝完饮料后，不注重口腔清洁，容易引发龋齿。

三、婴幼儿饮水的回应性照护要点

①照护者通过讲故事、读绘本等方式，引导婴幼儿了解饮水的重要性，以及饮水方法（图3-79）。

②当婴幼儿拒绝喝水时，通过哼唱歌谣、玩游戏、做示范等方式，激发婴幼儿主动喝水的愿望，让婴幼儿对饮水感兴趣。

③如果婴幼儿容易失去饮水的兴趣，照护者应注意排除与饮水无关的其他干扰，比如，果汁、饮料等不要出现在婴幼儿视线内，保证其心情平稳且安静。

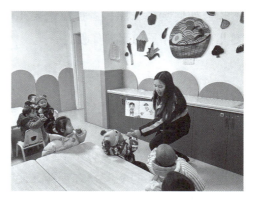

图 3-79　讲述饮水习惯绘本

④当婴幼儿喝水时，照护者应关注其表现，对其饮水过程要有耐心，多鼓励赞扬而不是以强迫的方式要求婴幼儿饮水，加强婴幼儿主动饮水的意识。

⑤照护者要与婴幼儿进行交谈和目光接触，对预期的饮水行为进行明确沟通，及时回应婴幼儿的饮水需求，直接给婴幼儿喂水或指导年龄较大的幼儿进行自主饮水。

⑥对于低年龄段婴幼儿，照护者在喂水时，要有耐心地引导其一口一口地、慢慢地喝。开始时，照护者可以帮婴幼儿扶着水杯往嘴里送水，然后逐渐松开手，让婴幼儿可以自己端着水杯送水。在此过程中，若婴幼儿出现呛咳，应及时停止，并给予婴幼儿安抚。

⑦照护者应清楚了解每位婴幼儿的饮水情况及饮水量，并有针对性地关照有特殊情况的婴幼儿（如体质差、感冒、易上火、咽喉肿痛等）饮水。

⑧随时提醒幼儿安静地喝水，并及时肯定幼儿良好的喝水行为，对饮水时说笑、打闹的幼儿及时给予指导和纠正。

⑨幼儿在游戏玩耍过程中，照护者要注意观察和提醒，当定时饮水不能满足幼儿需要时，应及时提醒幼儿补充水分。

⑩饮水后，关注幼儿嘴巴或衣服的前胸部位是否有水迹，若有水渍，及时用毛巾帮其擦干或更换衣服。

四、不同月龄婴幼儿用水杯喝水的指导

（一）6月龄以后

半岁后，婴儿的抓握能力逐渐增强，照护者可为其选用鸭嘴式水杯喝水。鸭嘴式水杯的饮口设计与奶嘴相似，婴儿较容易接受。刚使用时，婴儿可能还不习惯或不知道如何吮吸，照护者可以给婴儿做示范，最好使用空杯子示范，并耐心地引导婴儿正确拿杯子和用嘴吮吸。

（二）9月龄以后

10—18月龄婴幼儿的抓握能力和吮吸能力都有所提高，照护者可以给婴幼儿提供吸管式水杯喝水。照护者可选用颜色鲜艳的水杯，以激发婴幼儿对喝水的兴趣，通过做示范，逐渐让婴幼儿学会自己拿着水杯喝水。选用的吸管式水杯其吸管的出水量要小，水杯两侧最好有手柄，便于婴幼儿抓握。但需注意，照护者不要过早地让婴幼儿使用吸管式水杯喝水，因为未满1岁的婴儿喜欢啃咬东西，可能会咬断水杯上的吸管，且其语言表达能力受限，从而出现安全隐患。

（三）18月龄以上

18月龄以上幼儿已经掌握了使用水杯喝水的正确方法，照护者可为其选用普通的杯子喝水。

任务实施

任务分析：针对婴幼儿饮水过程中存在的问题，照护者应掌握正确的指导方法，培养其主动饮水的意识及良好的饮水习惯，同时使婴幼儿学会用水杯饮水。在指导过程中，照护者应关注每个婴幼儿的表现，及时回应婴幼儿。

任务操作一：婴儿饮水指导

1. 准备工作

① 环境准备：饮水间清洁，地面整洁干净，无水渍，房间温度适宜（图3-80和图3-81）。

② 物品准备：温开水、吸管杯/奶瓶、毛巾、抹布。

③ 照护者准备：摘取饰物，修剪指甲，清洁双手。

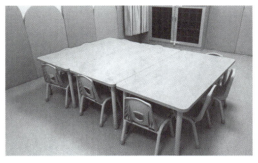
图 3-80　饮水环境干净整洁

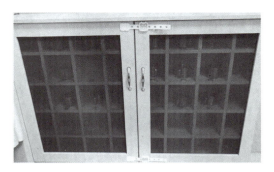
图 3-81　水杯存放干净整洁

④ 婴儿准备：情绪稳定，意识清醒，有饮水需求。

2. 实施步骤

① 照护者洗净水杯，确保水杯清洁卫生，提前为婴儿准备温度适宜（30℃左右）的白开水，接好适量的水（图 3-82 至图 3-86）。

② 指导婴儿喝水：照护者可以协助婴儿扶着鸭嘴杯或吸管杯往嘴里送水，然后逐渐松开手，让婴儿自己端着水杯饮水，让其自由饮用，同时监督婴儿饮水过程（图 3-87 和图 3-88）。

③ 整理用物：用毛巾轻擦婴儿嘴角后将毛巾挂回原处，把鸭嘴杯/吸管杯/奶瓶送回杯架处（图 3-89）。

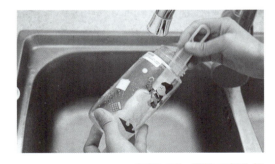
图 3-82　清洗水杯内部

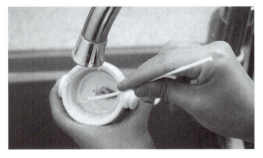
图 3-83　清洗水杯盖

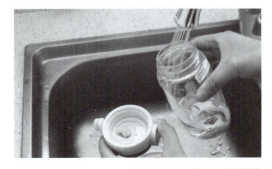
图 3-84　清洗水杯整体

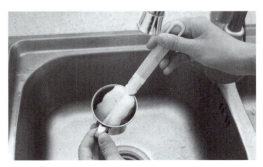
图 3-85　清洗小水杯

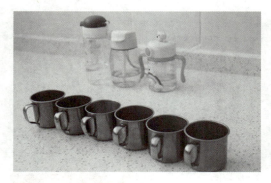

图 3-86 倒入适量的水

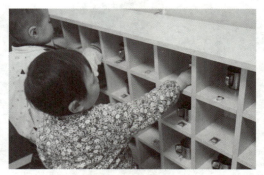

图 3-87 取水杯

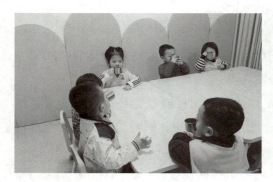

图 3-88 喝水

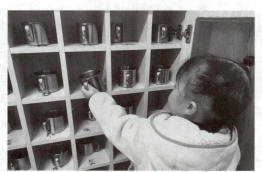

图 3-89 水杯送回杯架

④ 整理环境：照护者进行清洗消毒工作。将洒在地面上的水渍清扫干净，用半干拖把拖地 2 遍，若婴儿在桌上喝水，照护者用抹布擦拭桌面，抹布洗净拧干后归位。

任务操作二：幼儿饮水指导

1. 准备工作

① 环境准备：饮水间清洁，地面整洁干净，无水渍，房间温度适宜。

② 物品准备：温开水、水杯、小毛巾、抹布。

③ 照护者准备：着装整齐，摘取饰物，修剪指甲，清洁双手。

④ 幼儿准备：情绪稳定，意识清醒，有饮水需求。

2. 实施步骤

① 指导幼儿喝水：照护者洗净水杯，提前为幼儿准备温度适宜（30℃左右）的白开水，接好适量的水；引导幼儿从杯橱中取出自己的水杯；指导幼儿双手拿稳水杯，握好杯把；组织其安静有序喝水，同时监督幼儿饮水过程。

② 整理用物：指导幼儿用毛巾轻擦嘴角后将毛巾挂回原处，指导幼儿把杯子送

回杯架处，回到座位。

③ 整理环境：照护者进行清洗消毒工作。将洒在地面上的水渍清扫干净，用半干拖把拖地2遍。若幼儿在桌上喝水，照护者用抹布擦拭桌面，抹布洗净拧干后归位。

任务评价

本任务相关评价见表3-8和表3-9。

表3-8　指导幼儿饮水评估表

项目		主要内容	回应性照护要点	是否做到
准备工作	环境准备	饮水间清洁，地面整洁干净，无水渍，房间温度适宜		□是 □否
	物品准备	温开水、水杯、小毛巾、抹布		□是 □否
	照护者准备	着装整齐，摘取饰物，修剪指甲，清洁双手		□是 □否
	幼儿准备	情绪稳定，意识清醒，有饮水需求		□是 □否
实施步骤	指导幼儿喝水	1. 照护者洗净水杯，提前为幼儿准备好温开水，接好适量的水	指导幼儿认识自己的杯子，懂得杯子专人专用	□是 □否
		2. 引导幼儿从杯橱中取出自己的水杯		
		3. 指导幼儿双手拿稳水杯，握好杯把	拿杯子需要幼儿能控制好手部力量，观察幼儿情况，提供适宜帮助	□是 □否
		4. 组织其安静有序喝水，同时监督幼儿饮水过程	提醒幼儿喝水时不要讲话，打闹	□是 □否
	整理用物	1. 指导幼儿用毛巾轻擦嘴角	语言引导，动作示范	□是 □否
		2. 指导幼儿将毛巾挂回原处		□是 □否
		3. 指导幼儿把杯子送回杯架处，回到座位		□是 □否
	整理环境	清洗消毒。将洒在地面上的水渍清扫干净，用抹布擦拭桌面		□是 □否

指导婴儿饮水评估表

表3-9　实操任务评价表

评价内容	自我评价	小组互评	教师评价
课堂活动参与度	☆ ☆ ☆ ☆ ☆	☆ ☆ ☆ ☆ ☆	☆ ☆ ☆ ☆ ☆
小组活动贡献度	☆ ☆ ☆ ☆ ☆	☆ ☆ ☆ ☆ ☆	☆ ☆ ☆ ☆ ☆
工作任务完成度	☆ ☆ ☆ ☆ ☆	☆ ☆ ☆ ☆ ☆	☆ ☆ ☆ ☆ ☆

知识拓展

不同年龄阶段的饮水量

中国营养学会编著的《中国居民膳食营养素参考摄入量》中，给出了0—6岁婴幼儿每日总摄水量参考建议：

1.0—6月龄：原则上不需喂水，特殊情况特殊处理。原则上，6个月以内纯母乳喂养和混合喂养、人工喂养的婴幼儿，只要奶量充足，一般不需要额外补水。但由于奶粉中所含的蛋白质和钙等高于母乳，有的婴幼儿可能会表现出"上火"，如便秘等，所以可以在两次喂奶之间少量喂水（喂水量无固定标准，可根据个体情况酌情调整，例如，可按照奶、水比例100：20喂水）。

2.7—12月龄婴儿每日总摄水量为900 ml左右，其中540 ml左右来自母乳或配方奶，其余需要从辅食和饮水中摄取。

3.1—3岁幼儿推荐每日摄入1 300 ml的水，其中奶量约占500 ml，一日三餐约占500 ml，其余300 ml需要喝水补充。

4.4—6岁幼儿每日总摄水量约为1 600 ml，其中饮水量约为800 ml，一日三餐或牛奶中摄入水量约为800 ml。

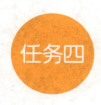

任务四　婴幼儿进餐指导

情境案例

情境1：妞妞10个月，每次吃饭时都要妈妈抱着，奶奶喂饭。为了让妞妞多吃点，总是让她边吃饭边看动画片，或者边吃饭边玩玩具。奶奶和妈妈的做法有何不妥？

情境2：豆豆2岁，入托2天。午餐时她从老师手中接过饭，看了看，没有立即吃，而是跟旁边的小朋友打闹。过一会儿，她左手抱着碗，右手拿着勺舀了一勺饭，吃了一小口，嚼一会儿停一会儿，接着又跑出餐厅去玩具区玩。豆豆在进餐中出现了什么问题？如何正确处理？

情境3：在某托育中心餐厅，幼儿都在吃午饭，今天午餐吃的是红烧肉炖冬瓜。萱萱把红烧肉吃完了，那是她的最爱。但是碗里的冬瓜，她用小勺舀了好一会儿都没舀进嘴里。尽管照护者向萱萱说冬瓜的营养价值很高，还让别的小伙伴告诉她味道很好，但她还是拒绝吃冬瓜。萱萱的行为属于不良饮食习惯的哪种情况？应如何纠正？

结合案例分析在进餐环节中会出现哪些问题，为什么会出现这样的问题，托育机构的照护者应该怎么做，完成表3-10。

表3-10 婴幼儿进餐指导工作表单

岗位工作任务： 　　婴幼儿进餐	实施地点： 　家庭、托育机构	实施时间：	设备、物品：

1. 婴幼儿进餐的环节有哪些＿＿＿＿＿＿＿＿＿＿＿＿＿＿＿＿＿＿＿＿＿＿＿＿
2. 结合案例分析在婴幼儿进餐的照护环节中会出现哪些问题。

妞妞：＿＿＿＿＿＿＿＿＿＿＿＿＿＿＿＿＿＿＿＿＿＿＿＿＿＿＿＿＿＿＿＿＿＿

豆豆：＿＿＿＿＿＿＿＿＿＿＿＿＿＿＿＿＿＿＿＿＿＿＿＿＿＿＿＿＿＿＿＿＿＿

萱萱：＿＿＿＿＿＿＿＿＿＿＿＿＿＿＿＿＿＿＿＿＿＿＿＿＿＿＿＿＿＿＿＿＿

自我归纳：

进餐存在的问题：＿＿＿＿＿＿＿＿＿＿＿＿＿＿＿＿＿＿＿＿＿＿＿＿＿＿＿

环境及餐具清洁存在的问题：＿＿＿＿＿＿＿＿＿＿＿＿＿＿＿＿＿＿＿＿＿＿

3. 请查找关于进餐的童谣或者儿歌，试着写出一首。

4. 请列出婴幼儿进餐的正确方法和指导要点。

5. 请列出餐前环境清洁及餐具消毒的正确方法和指导要点。

任务描述

此项任务将围绕婴幼儿进餐展开，涉及婴幼儿进餐的重要性及照护时机、照护技能。在此项任务中，照护者需要认识到婴幼儿进餐的重要性，培养其良好的进餐习惯、熟练掌握环境及餐具消毒的操作流程以及回应性照护要点，能根据不同年龄特点，为婴幼儿实施进餐的回应性照护和指导。

任务准备

一、婴幼儿喂养需求的识别

1. 0—6月龄婴儿回应性喂养

照护者在婴儿发出饥饿信号时及时喂养。

婴儿的表达技能：通过声音、面部表情、动作，以及觅食反射和吸吮反射传达饥饿或饱腹信号。

饥饿信号：哭闹不止、吃手、喂养时张大嘴巴、微笑地注视着照护者等。

饱腹信号：双唇紧闭、扭头躲避、减慢或停止吮吸、吐出乳头或入睡、注意力不集中、边吃边玩等。

照护者可根据婴儿的饥饿或饱腹信号开始或停止喂养。

婴儿获得体验：进食需求得到满足。

2. 6—12月龄婴儿回应性喂养

照护者要确保婴儿在进食时处于舒适的体位，可通过固定进餐时间和制定进餐规则引导婴儿养成良好的进餐习惯。

婴儿表达技能：坐在餐桌前等待、咀嚼或吞咽半固体食物或拿东西往嘴里送。

饥饿信号：伸手去拿勺子或食物、指向食物、看到食物时很兴奋、用语言或声音表达对食物的渴望等。

饱腹信号：摇头等表达拒绝的动作。

照护者的回应：使用不同品种、质地和口感的食物对婴儿发出的信号做出反应，对婴儿的自我喂养方式给予积极的回应。

婴儿获得体验：开始自我喂养、体验新口味和质感的食物、对进食感兴趣。

3. 12—24月龄幼儿回应性喂养

照护者准备可提供 3~4 种食物、2~3 份健康的零食供幼儿选择。所提供的应是可以被幼儿拿起、吞咽和咀嚼的食物。

幼儿的表达技能：能够使用不同的食物进行自我喂养、使用安全餐具、用语言表达需求等。

饥饿信号：伸手去拿勺子或食物、指向食物、看到食物时很兴奋，能用语言或声音表达对食物的需求等。

饱腹信号：会摇头拒绝，能使用表达拒绝进食的相关词汇。

照护者的回应：对幼儿饥饿或饱足的信号做出反应、对幼儿自我喂养的能力给予积极回应。

幼儿获得体验：尝试新的食物、尝试为自己做事、学会寻求帮助、相信照护者会回应请求、逐步建立安全依恋关系。

二、幼儿正确的进餐姿势

进餐姿势是指进餐时的坐姿、使用各种餐具的正确方式、咀嚼方式等。

（1）坐姿

桌椅高矮适合，幼儿吃饭时双脚平放，身体坐正，可略微前倾，前臂可自然放置餐桌边缘处。幼儿进餐时常见的不良姿势有托腮、趴在餐桌上、身体倾斜倚靠着餐桌、身体后仰靠在椅子背上、蹲坐在椅子上等。

（2）端碗

吃饭时，一手拿着碗，固定好碗的位置，另一手拿勺（图 3-90 和图 3-91）。如需将碗端起，应双手端碗。

（3）咀嚼

进餐时，照护者要叮嘱幼儿细嚼慢咽，闭口咀嚼，上一口吞咽完成后再吃下一口。当口中的食物过干时，可吃一口稀的食物。

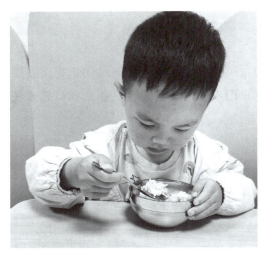

图 3-90 进餐一

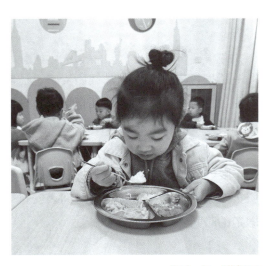

图 3-91 进餐二

三、幼儿进餐习惯培养

12—36 月龄是幼儿自主性发展的萌芽期和个性化建构的重要时期，也是幼儿进餐习惯养成的关键期，幼儿进餐分为两个阶段：

1. 12—24 月龄托小班进餐训练

12—24 月龄托小班是自主进餐的关键期，也称黄金时期。这一时期幼儿的手、眼协调能力迅速发展，让幼儿产生"我能自己吃"的感受。

训练方法：进餐前确认幼儿将双手清洗干净，照护者可以观察幼儿，若发现其主动拿勺子往嘴里送饭，应给予鼓励，使其尝试自己吃饭。照护者也可以拿两把勺子，一把给幼儿，另一把做示范之用，让幼儿学习如何用勺子吃饭。

2. 24—36 月龄托大班进餐训练

24—36 月龄托大班可独立进餐，此阶段也称巩固期。

训练方法：巩固幼儿自主进餐习惯，树立其自主进餐意识，用讲故事等方式介绍餐桌礼仪和食物营养，能更好地激发其对食物的兴趣和好感，提高食欲。在幼儿面前不要讨论食物的好坏，避免幼儿对食物产生偏见。营造轻松愉快的进餐氛围，不要在餐桌上责骂幼儿，避免其对进餐产生反感而不肯吃饭。

四、婴幼儿回应性喂养的要点

1. 积极喂养

喂养时，照护者要与婴幼儿进行交谈和目光接触，对预期的喂养行为进行明确沟通，及时回应婴幼儿的饥饿和饱腹信号，直接喂养或协助有能力的婴幼儿进行自我喂养。喂养过程应缓慢，喂养者应有耐心地鼓励婴幼儿进食，杜绝强迫喂养行为。

2. 食物和进食方式选择

照护者提供的食物是健康美味、适龄的。照护者及其他家庭成员应选择适宜婴幼儿的进食方式。当婴幼儿拒绝进食时：可采用不同的食物组合、味道和口感或使用不同方式喂养婴幼儿，如结合游戏和亲子互动。

3. 喂养环境创设

喂养环境舒适无过多干扰，婴幼儿进食姿势舒适且尽量与照护者面对面以方便照护观察，根据制定的进餐时间表安排婴幼儿食物的喂养时间，每次喂养最好选择固定的时间和地点。

五、特殊情况下婴幼儿回应性喂养的要点

① 婴幼儿生病时：慢慢地、耐心地喂食，为有吞咽困难的婴幼儿提供流食或软食，少量多餐，增加液体摄入量。

② 疾病恢复期：以应对婴幼儿逐渐恢复的食欲为主，每餐提供更多的食物选择，并在最初的两周内每日为婴幼儿提供额外的膳食或零食。

③ 当婴幼儿拒绝进食时：寻找能够引起婴幼儿兴趣的替代食物，如将食物做成不同的形状，进行游戏互动。

④ 当婴幼儿食欲下降时：温和耐心地喂食，提供婴幼儿喜欢的食物，增加喂养频次，创造更多的喂养机会，少食多餐。

任务实施

任务分析：当婴儿发出饥饿信号时，应尽快喂食。若婴儿等待时间过长，会影响其进食欲望，使其情绪低落，甚至失去食欲。

任务操作一：婴儿进餐指导

1. 准备工作

① 环境准备：地面、餐桌整洁干净，无水渍，房间温度适宜。

② 物品准备：婴儿餐桌、餐椅、餐具、食物。

③ 照护者准备：摘取饰物、修剪指甲、清洁双手、穿配餐服、佩戴配餐帽。

④ 婴儿准备：情绪稳定，发出进食信号，餐前如厕、洗手。

2. 实施步骤

① 为婴儿提供适宜的食物。

② 采用正确的喂养方式，根据婴儿的饥饿或饱腹信号开始或停止喂养，鼓励有能力的婴儿自我喂养。

③ 婴儿进食后，帮其擦嘴、洗手。

④ 进餐完毕后，整理环境，如清洁环境等。

任务操作二：幼儿进餐指导

1. 准备工作

（1）环境准备

进餐环境舒适、清洁、明亮，餐区无视觉、听觉干扰。

（2）物品准备

准备婴幼儿专用餐椅，餐桌且桌椅应高矮适中，置于固定位置。

（3）照护者准备

① 餐前做好餐桌消毒工作，在每次进餐前30分钟开始做准备工作。配制好消毒液，将餐桌和手推车擦拭干净以备用（第一遍用配制好的消毒液擦拭，第二遍用清水擦拭），并检查餐具是否消毒（图3-92至图3-95）。

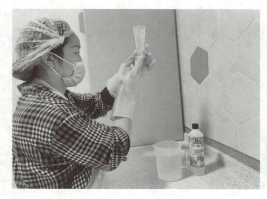

图 3-92　按量取消毒液

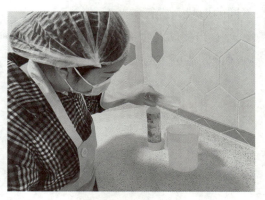

图 3-93　配制消毒水

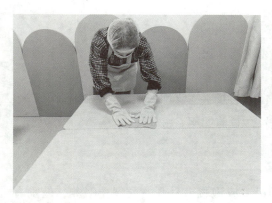

图 3-94　餐桌桌面擦拭消毒

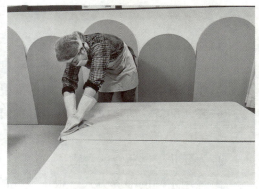

图 3-95　餐桌侧面擦拭消毒

② 准备安全无毒的婴幼儿餐具，婴幼儿餐具的选择主要考虑是否适合婴儿的抓握习惯，是否耐摔。

③ 组织幼儿按时到食堂进餐，装盛饭菜的容器必须加盖，防止灰尘、苍蝇进入。

④ 提供方便幼儿餐后放置餐具的地点和用具。

⑤ 照护者穿上专用的配餐服，佩戴配餐帽，洗净双手进行配餐。提供温度适中的食物，避免烫伤幼儿，将食物和容器摆放在安全位置（图3-96和图3-97）。

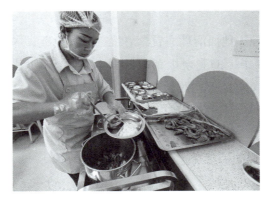
图 3-96 分餐

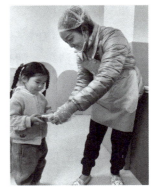
图 3-97 取餐

（4）幼儿准备

进餐前如厕、洗手，托小班幼儿可在照护者帮助和指导下完成。

2. 实施步骤

① 开展听故事、听音乐等相对安静的餐前活动，帮助其做好愉快进餐的心理准备。托小班的幼儿，可以要求戴上围脖或者围兜，坐在椅子上，听从照护者安排，听音乐或听故事等。托大班的幼儿可以在餐前帮忙做一些就餐准备事宜，如摆放餐具等。

② 向幼儿介绍餐点的名称及营养价值，让幼儿对进餐有所期待，激发幼儿进餐兴趣。

③ 分发食物，提醒幼儿采用正确的进餐姿势。

任务操作三：餐后活动及整理

1. 婴幼儿餐后活动

① 引导幼儿将用过的餐具分别放在指定的位置（图 3-98）。

② 帮助和指导婴幼儿漱口、洗手、使用餐巾或餐巾纸擦嘴。

擦嘴方法：双手拿餐巾或餐巾纸，分别从嘴角两边向中间擦，将餐巾或餐巾纸对折后再擦一次，最后把餐巾或餐巾纸放在指定地方。

③ 提醒幼儿将自己的小椅子放回固定位置。

④ 午餐后，照护者可以组织幼儿散步，为午睡做准备。

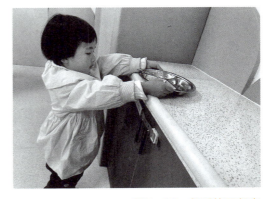
图 3-98 餐后放回餐盘

2. 照护者餐后整理

照护者应做好餐桌清理、地面清理、餐具清洗、餐具消毒、水池清洗等工作。

① 餐桌清理：清理桌子上的剩余饭菜。根据桌面油污程度用洗涤剂擦拭桌面1~2次，清除油污，再用清水擦拭1次。

② 地面清理：将掉在地面上的饭菜打扫干净，用半干拖把拖地2遍。

③ 餐具、餐巾清洗：达到碗筷无油腻、餐具和餐巾干净的要求。

④ 餐具消毒：将餐具送到消毒房进行集中消毒。

任务评价

本任务相关评价见表 3−11 和表 3−12。

表 3−11　指导进餐评估表

项目	主要内容		回应性照护要点	是否做到
准备工作	环境准备	餐厅已清洁，地面、餐桌整洁干净，无水渍，房间温度适宜	创设良好的进餐环境	□是 □否
	物品准备	婴幼儿餐桌、餐椅、餐具、食物		□是 □否
	照护者准备	摘取饰物、修剪指甲、清洁双手、穿配餐服、佩戴配餐帽	防止喂养过程刮伤婴幼儿	□是 □否
	婴幼儿准备	情绪稳定，发出进食信号，餐前、如厕、洗手	正确识别幼儿发出的饥饿信号	□是 □否
实施步骤	婴幼儿进餐指导	进餐准备	1. 餐桌、手推车消毒		□是 □否
			2. 准备餐具	托大班幼儿可参与餐前准备，如摆放餐具	□是 □否
			3. 取餐		□是 □否
			4. 配餐		□是 □否
		进餐实施	1. 餐前活动	适当介绍餐点，激发婴幼儿进餐兴趣	□是 □否
			2. 进餐姿势指导	对婴儿和托小班幼儿提供必要的帮助和指导	□是 □否
			3. 进餐习惯训练		□是 □否

续表

项目	主要内容			回应性照护要点	是否做到
实施步骤	餐后活动与整理	婴幼儿餐后活动	1. 婴幼儿餐后卫生	对婴儿和托小班幼儿提供必要的帮助和指导	□是 □否
			2. 婴幼儿环境整理	托大班幼儿可参与简单的整理工作，如餐桌清理、摆放餐椅等	□是 □否
			3. 餐后散步		□是 □否
		照护者餐后整理	1. 餐桌清理		□是 □否
			2. 地面清理		□是 □否
			3. 餐具、餐巾清理		□是 □否
			4. 餐具消毒		□是 □否

表 3-12 指导进餐任务评价表

评价内容	自我评价	小组互评	教师评价
课堂活动参与度	☆ ☆ ☆ ☆ ☆	☆ ☆ ☆ ☆ ☆	☆ ☆ ☆ ☆ ☆
小组活动贡献度	☆ ☆ ☆ ☆ ☆	☆ ☆ ☆ ☆ ☆	☆ ☆ ☆ ☆ ☆
工作任务完成度	☆ ☆ ☆ ☆ ☆	☆ ☆ ☆ ☆ ☆	☆ ☆ ☆ ☆ ☆

知识拓展

托育机构保育指导大纲（试行）

目标与要求

托育机构保育工作应当遵循婴幼儿发展的年龄特点与个体差异，通过多种途径促进婴幼儿身体发育和心理发展。保育重点应当包括营养与喂养、睡眠、生活与卫生习惯、动作、语言、认知、情感与社会性等。

营养与喂养

（一）目标

1. 获取安全、营养的食物，达到正常生长发育水平；
2. 养成良好的饮食行为习惯。

（二）保育要点

1. 7—12个月

（1）继续母乳喂养，不能继续母乳喂养的婴儿使用配方奶喂养。

（2）及时添加辅食，从富含铁的泥糊状食物开始，遵循由一种到多种、由少到多、由稀到稠、由细到粗的原则。辅食不添加糖、盐等调味品。

（3）每引入新食物要密切观察婴儿是否有皮疹、呕吐、腹泻等不良反应。

（4）注意观察婴儿所发出的饥饿或饱足的信号，并及时、恰当回应，不强迫喂食。

（5）鼓励婴儿尝试自己进食，培养进餐兴趣。

2. 13—24个月

（1）继续母乳或配方奶喂养，可以引入奶制品作为辅食，每日提供多种类食物。

（2）鼓励和协助幼儿自己进食，关注幼儿以语言、肢体动作等发出进食需求，顺应喂养。

（3）培养幼儿使用水杯喝水的习惯，不提供含糖饮料。

3. 25—36个月

（1）每日提供多种类食物。

（2）引导幼儿认识和喜爱食物，培养幼儿专注进食习惯、选择多种食物的能力。

（3）鼓励幼儿参与协助分餐、摆放餐具等活动。

（三）指导建议

1. 制定膳食计划和科学食谱，为婴幼儿提供与年龄发育特点相适应的食物，规律进餐，为有特殊饮食需求的婴幼儿提供喂养建议。

2. 为婴幼儿创造安静、轻松、愉快的进餐环境，协助婴幼儿进食，并鼓励婴幼儿表达需求、及时回应，顺应喂养，不强迫进食。

3. 有效控制进餐时间，加强进餐看护，避免发生伤害。

● 赛证真题

2022年中国—东盟职业院校婴幼儿照护服务技能竞赛赛项试卷

一、单项选择题

1. 关于1—3岁科学喂养实施原则不正确的是（　　　）

A. 进食规律与成人一致

B. 选择易消化、质地适宜的食物，食物里可少量添加盐和油

C. 进食行为能力由家长包办代办，无须训练

D. 培养良好的进餐习惯

答案：C

解析：婴幼儿应形成良好的饮食习惯，学习独立进食，照护者应给予有意识的训练。例如，耐心喂养，鼓励孩子独自进食，不强迫喂养。进餐时不看电视、玩玩具，控制进餐时间等。

2. 关于0—1岁婴儿喂养实施表述不正确的是（   ）

    A. 出生后2周内是建立母乳喂养的关键期，婴儿出生后第一次吸吮的时间是成功建立母乳喂养的关键

    B. 婴儿出生后前3个月内应遵循按需喂养原则，当婴儿有饥饿表现时应及时喂哺，不强求喂奶次数和时间

    C. 婴儿出生后2~4周可逐渐建立婴儿自己的进食规律

    D. 储存母乳使用前用温水加热至60℃左右喂哺

答案：D

解析：储存母乳使用前应隔水加热至40℃左右进行喂养。

3. 婴幼儿饮水应注意事项（   ）。

    A. 水的甜度要让婴幼儿喜欢   B. 可喝一些饮料

    C. 不要只喝矿泉水   D. 可喝一些茶水

答案：C

解析：婴幼儿饮用水要选择白开水，避免给月龄小的婴幼儿喝饮料、茶水以及增加甜味剂等添加剂的水。只喝矿泉水会增加婴幼儿肾脏负担。

4. 婴幼儿缺乏维生素A时，会引起（   ）。

    A. 佝偻病   B. 影响大脑和神经功能

    C. 败血症   D. 干眼病、夜盲症

答案：D

解析：考察对婴幼儿营养性疾病的掌握，婴幼儿缺乏维生素A会出现夜盲症，眼角膜或结膜干燥，角膜溃疡或瘢痕。佝偻病是缺乏维生素D，败血症是缺乏维生素C，缺锌会影响大脑和神经功能。

5. 均衡膳食可以（   ）。

    A. 引起婴幼儿更好的食欲   B. 满足婴幼儿感官的需要

    C. 发挥各种食物的营养效能   D. 满足婴幼儿心理需要

答案：C

解析：均衡膳食是指通过科学搭配各类食物，为婴幼儿的健康成长提供最大的营养保障。

   二、多项选择题

1. 婴幼儿脱水主要根据（   ）估计脱水程度。

    A. 前囟及眼窝凹陷   B. 皮肤弹性

　　　C. 循环情况　　　　　　　　　　　　D. 尿量

答案：A、B、C、D

解析：婴幼儿身体出现腹泻、呕吐等症状时会发生身体脱水，严重脱水会导致机体出现电解质紊乱，威胁到婴幼儿的生命安全。

轻度脱水的症状有：烦躁易怒、眼窝凹陷、少尿、皮肤的回弹性差等。

严重脱水的症状有：嗜睡或昏迷、眼窝凹陷严重、少尿或无尿、皮肤回弹性极差（>2秒）。

2. 由于婴幼儿机体内的每一生命过程都需要水，所以如果（　　　　）。

　　A. 体内失水过多，婴幼儿就会出现口渴；

　　B. 体内失水过少，婴幼儿就会出现口渴

　　C. 体内水分过多，就会引起水肿

　　D. 体内水分过少，就会引起水肿

答案：A、C

解析：婴幼儿饮水要适度，过多或过少都会引发机体不适。机体失水过多，最明显的特征就是口渴；饮水过多，机体内钠会被过度稀释，导致难以排出体内过多的水分，轻则出现水肿、无力、抽搐，重则引起肾衰竭。

三、判断题

1. （　　　　）奶瓶和奶嘴应分开放置消毒。

答案：正确

解析：在进行奶瓶清洁消毒时要注意将奶瓶和奶嘴拆解开，因材质不同，在进行消毒处理时的方式也不同。

2. （　　　　）婴幼儿餐具的清洁比家具和卧具的清洁更重要。

答案：错误

解析：在婴幼儿的生活环境中，家具及卧具的清洁与餐具的清洁同等重要。

四、实操题

1. 婴幼儿回应性照护技能考核与测评

奶瓶清消及奶粉冲调喂养。（要有奶瓶清洗和消毒过程的呈现，根据奶粉冲调说明冲调 100 ml 配方奶）

情境：为 7 个月的婴儿冲调评委指定量的配方奶，要有奶瓶清洗和消毒过程的呈现。

奶瓶清消及奶粉冲调喂养实操案例

[答案解析]

此项实操分为两部分内容，一是奶瓶的清洁与消毒，二是奶粉的冲调与喂养，评委主要是从照护态度及照护实操标准两部分进行评分。

照护态度体现在操作过程中是否与"婴幼儿"有语言、态度上的互动。照护实操标准体现在实操过程的流程及采取的方式方法是否符合标准。

例如，奶瓶清洁及消毒在操作中需要将奶瓶各部分完全拆解开，逐一清洁；在进行奶粉冲调时选用的奶粉是否符合本月龄的婴幼儿，奶粉冲调的步骤是否是先放水后放奶粉等。

2. 婴幼儿急救技能考核与测评

（1）情境：异物卡喉（海姆利克急救法）

1岁以下：7个月宝宝喝奶时严重呛奶，出现呼吸困难，需要就医处理。作为一名专业保育师，请做出合理的应急处置方案，要求操作过程中口述处理步骤。

异物卡喉应急处理实操案例

［答案解析］

此项目是考察婴幼儿急救技能"海姆利克急救法"的实际操作，情景中明确年龄段为1岁以下，考察方向明确。评委主要是从操作过程是否标准及综合表现两部分进行评分。

操作过程主要是从1岁以下海姆利克急救法的操作步骤是否正确；过程中口述的处理方式及注意事项是否恰当；参赛选手及"婴幼儿"急救体位是否正确等方面评分。

综合表现主要是从参赛选手操作时的语言、神态是否符合情景设置；操作过程中与"婴幼儿"是否有互动和回应以及有无安全隐患等方面评分。

（2）情境：烫伤

泽泽（2.5岁）在玩耍时不小心碰到了热水杯，烫到了手臂，作为一名专业保育师，请做出合理的应急处置方案。要求操作过程中口述处理步骤。

烫伤应急处理实操案例

［答案解析］

此项目是考察婴幼儿急救技能"烫伤处理"的实际操作，情境中明确年龄为2.5岁的幼儿，考察内容及处理对象明确。要求参赛选手在有限时间内，从众多急救物品中选出有关烫伤处理的物品，考察选手的抗压力及专业性。

烫伤处理方式多种，对参赛选手不做统一要求，只要所采用的方式合理，能够对烫伤进行有效处理即可。评委同样是从操作过程及综合表现两部分进行评分。

操作过程主要是从烫伤处理的操作步骤是否正确以及是否考虑到婴幼儿的年龄特点；过程中口述的处理方式及注意事项是否恰当；参赛选手及"婴幼儿"烫伤处理体位是否正确等方面评分。

综合表现主要是从参赛选手操作时的语言、神态是否符合情景设置；操作过程中与"婴幼儿"是否有互动和回应以及有无安全隐患等方面评分。

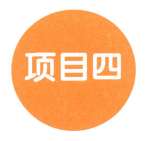

盥洗和如厕中的回应性照护

● 岗位要求

在生活中帮助婴幼儿逐渐养成良好的生活卫生习惯，做好回应性照护，引导其遵守规则和提高安全意识是托育机构照护者的重要工作内容。《托育机构保育指导大纲（试行）》（以下简称《大纲》）中指出："学习盥洗、如厕、穿脱衣服等生活技能；逐步养成良好的生活卫生习惯。"良好的生活习惯与生活能力，是奠定婴幼儿一生发展的重要基础。一日生活活动中充满着教育的契机，托育机构照护者应做到：

1. 能应对婴幼儿盥洗和如厕中的问题
2. 能与婴幼儿建立信任和稳定的情感联结
3. 有效促进婴幼儿生活习惯的培养和生活能力的发展

● 学习目标

知识目标：

1. 了解婴幼儿盥洗和如厕环节的具体内容
2. 认识婴幼儿盥洗和如厕环节中回应性照护的重要性
3. 掌握婴幼儿盥洗和如厕环节中回应性照护的流程和操作要点

能力目标：

1. 正确把握婴幼儿口腔清洁、手部清洁、身体清洁、更换尿布、便后清洁、自主如

厕等进行回应性照护和指导的时机

2. 能根据婴幼儿不同的年龄特点，给予口腔清洁、手部清洁、身体清洁、更换尿布、便后清洁、自主如厕等盥洗、如厕环节的回应性照护和指导

素养目标：

1. 遵守操作规程，具备较强的责任意识和安全意识

2. 具有仁爱之心，能细心、耐心地为婴幼儿盥洗和如厕提供规范性照护

● 学习导图

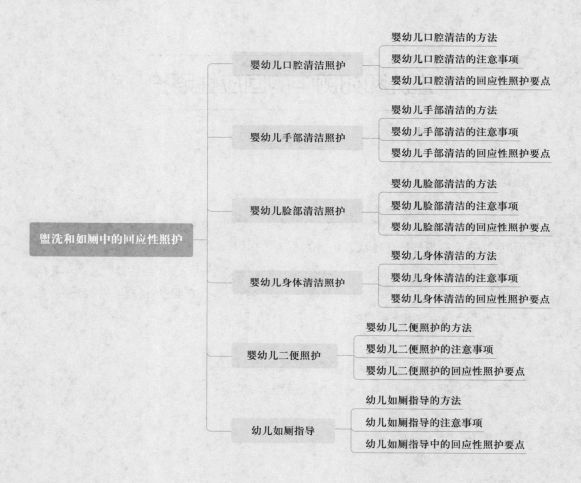

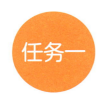

任务一　婴幼儿口腔清洁照护

情境案例

　　进餐结束后，老师带领托大班的小朋友们去盥洗室漱口。2岁的甜甜一脸不高兴地说："我不喜欢漱口。"然后不情愿地跟着老师进入盥洗室。明明漱口时又将漱口水咽了下去，还有琦琦，他喝了一口水之后就马上把水吐了出来。只有昊昊跟着老师认真漱口，他含着一口水，"咕噜咕噜"漱了三下后才吐出来。同时，老师还发现东东将牙刷放进嘴里快速随便地刷了几下就结束了。因为东东说他不喜欢牙膏的味道。

　　结合案例分析在清洁口腔的照护环节中会出现哪些问题，为什么会出现这样的问题，托育机构的照护者应该怎么做，完成表4-1。

表4-1　口腔清洁照护工作表单

岗位工作任务：　婴幼儿口腔清洁	实施地点：　盥洗室	实施时间：	设备、物品：
1. 婴幼儿主要的口腔清洁方式有_____和_____。 2. 结合案例分析在婴幼儿口腔清洁的照护环节中会出现哪些问题。 甜甜_____ 明明_____ 琦琦_____ 东东_____ 漱口存在的问题：_____ 刷牙存在的问题：_____ 3. 请查找关于漱口和刷牙的童谣或儿歌，试着各写出一首。			

续表

4. 请列出漱口的正确方法和指导要点。

5. 请列出刷牙的正确方法和指导要点。

任务描述

此项任务将围绕婴幼儿口腔清洁展开，涉及婴幼儿口腔清洁的重要性及照护时机、照护技能。在此项任务中，照护者需要认识到婴幼儿口腔清洁的重要性，熟练掌握婴幼儿漱口、幼儿刷牙的操作流程及回应性照护要点，能根据不同年龄特点，为婴幼儿实施漱口、刷牙的回应性照护和指导。

任务准备

婴幼儿时期是牙齿和口腔功能发育的关键时期，也是口腔卫生习惯养成的重要时期。婴儿乳牙萌出的时间存在个体差异，一般是在 6 个月左右，早的则在 4 个月时就有乳牙萌出，而晚的则在 10—12 个月时萌出，2.5 岁左右长齐 20 颗乳牙。乳牙牙釉质薄，牙本质较松脆，容易形成龋齿。

漱口与刷牙可以有效去除牙齿中残留的食物残渣，预防龋齿、牙周炎等口腔疾病，保持口腔清洁与健康。幼儿在进食后，尤其是进食含糖量较高的食物后应及时漱口，同时养成早晚刷牙的好习惯。指导幼儿进行漱口和刷牙，不仅可以维持口腔清洁，有效预防口腔疾病，培养良好的卫生习惯，还可以促进幼儿口腔肌肉及手部肌肉的发育，锻炼其独立自理能力。

一、婴幼儿口腔清洁的方法

婴幼儿口腔清洁的方法主要包括漱口和刷牙。一般来说，1 岁以内的婴儿可以在喂奶或进辅食后喂温开水进行漱口，或以湿纱布擦拭牙床的方式进行口腔清洁；1 岁以后，可用软毛、圆头的儿童牙刷蘸温水帮助幼儿清洁口腔；2 岁左右可以指导其学习漱口，3 岁左右可以指导其学习刷牙。

实施口腔清洁照护时，应保持盥洗室温湿度适宜，地面干燥、防滑、安全。照护者应修剪指甲、清洁双手，认真检查婴幼儿的口腔健康和卫生情况，并及时做好记录。准备婴幼儿专用的口杯、婴幼儿专用的软毛、圆头牙刷、婴幼儿专用牙膏、小毛巾、温开水等。

（一）漱口的方法

在幼儿学习刷牙前，首先要学会如何漱口。幼儿漱口最常出现的问题是吞咽漱口水，不会鼓漱。因此，幼儿漱口应使用温开水，不用自来水或漱口水，以防吞咽，造成肠胃不适。照护者可以用夸张的动作和表情激发幼儿的模仿兴趣，学习"闭嘴、鼓腮、鼓漱、吐水"等动作，加深其对漱口步骤的印象。经过1~2周时间的培养，幼儿便可以学会自主用正确的方式漱口。

（二）刷牙的方法

适合儿童的刷牙方法是圆弧刷牙法。圆弧法刷牙要领是用连续圆弧动作，使牙刷头顺时针画圈。清洁后牙外侧面时，上下牙齿要轻轻咬合，可先将刷头伸入左侧最后一颗牙齿和牙龈交界处，用较快较宽的圆弧动作从上颌牙龈拖拉至下颌牙龈，再从下颌牙龈到上颌牙龈，依次画圈前行至前牙区。刷前牙时，下牙可微微前伸使上下前牙相对，继续圆弧画圈。刷后牙内侧面时，可从左侧上颌牙开始，引导幼儿把口张大，刷柄平行牙齿边缘，牙刷前后往复短距离震颤，慢慢前行至尖牙。刷前牙内侧时，将刷柄竖起，从左侧尖牙开始，上下往复震颤数次，然后前行至右侧尖牙。刷咬合面时，将刷毛垂直置于牙齿的咬合面，稍用力前后短距离来回刷。而刷后牙的最里面时，将刷头竖起，使刷头沿着最后一颗牙的内侧面，顺着牙龈缘，从内侧面转到外侧面。

刷牙时可按照从左至右，先上后下，先外侧后内侧的顺序，确保牙齿的六个牙面都能刷到。照护者应鼓励幼儿自己刷牙，但由于其年龄尚小，手部精细运动能力尚未形成，不能真正刷干净牙齿，仍需要照护者的帮助和监督。照护者可位于幼儿右后方，根据其年龄和身高采取抱姿、坐姿或站姿，左手环绕幼儿背部，轻托其下颌，用右手持牙刷，使用圆弧刷牙法帮助幼儿刷牙。

二、婴幼儿口腔清洁的注意事项

① 在学习用温开水漱口之前，照护者可以先进行"闭嘴""鼓腮""鼓漱"的动作示范和练习，以免幼儿第一次用水漱口时呛到。

② 在漱口时要把握好时间，提醒幼儿将漱口水含在嘴里鼓漱3次，再轻轻吐

出，不要把水咽进肚中。

③ 每次刷牙时间应持续 2~3 分钟。

④ 刷牙时按照一定的顺序进行，保证每个牙面都刷到，避免遗漏。

⑤ 每天早晚刷牙，尤其注重晚上睡前刷牙。

⑥ 安静有序地漱口、刷牙。对玩水、打闹、说笑、拥挤的幼儿及时给予提醒和引导。

三、婴幼儿口腔清洁的回应性照护要点

① 通过讲故事、读绘本等方式，引导幼儿了解口腔清洁的重要性，以及漱口、刷牙的方法；通过哼唱歌谣、玩游戏、做示范等方式，提起幼儿对刷牙的兴趣。

② 在刷牙过程中，若幼儿出现呛水、刷牙用力过猛伤及牙龈等情况，应及时停止，并给予幼儿安抚。

③ 关注每个幼儿的表现，及时给予鼓励和个别指导，帮助幼儿养成良好的口腔清洁习惯。

④ 刷牙后，引导幼儿体会清洁口腔后的舒适感，学习用语言表达，例如"牙齿亮晶晶的，真舒服！"

任务实施

任务分析：针对幼儿漱口、刷牙时出现的问题，对其进行漱口和刷牙指导，使幼儿学会正确的漱口、刷牙方法。在指导过程中，应关注每个幼儿的表现，敏感回应幼儿。

任务操作一：指导幼儿漱口

1. 准备工作

① 环境准备：盥洗室已清洁，地面、水台干燥、无水渍，温湿度适宜。

② 物品准备：洗手液、温开水、漱口杯、毛巾、抹布。

③ 照护者准备：摘取饰物，修剪指甲，清洁双手。

④ 幼儿准备：情绪稳定，初步了解漱口顺序。

2. 实施步骤

① 指导幼儿漱口：照护者洗净双手，准备好温开水，引导幼儿从杯橱中取出自己的口杯。指导幼儿双手拿稳漱口杯，喝一口水（图 4-1），含在口中不要咽下，嘴

巴紧闭；微微仰头，鼓起两腮，鼓漱3次（图4-2）；低下头，身体稍微前倾，轻轻吐出口中的水；重复上述动作，反复鼓漱3~5次；

②整理用物：用毛巾轻擦嘴角（图4-3）；将毛巾挂回原处（图4-4）；将漱口杯轻轻放回杯橱中。

③整理环境：照护者用抹布擦拭台面，抹布洗净拧干后归位。

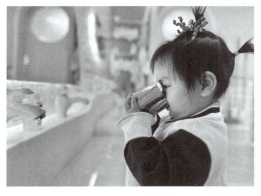

图4-1　拿杯喝水

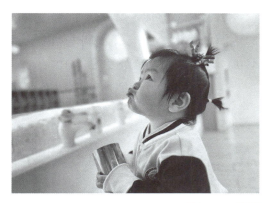

图4-2　鼓漱

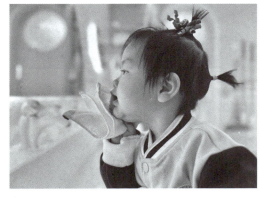

图4-3　擦嘴

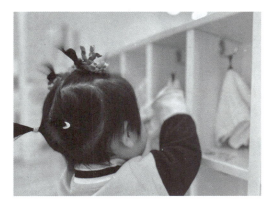

图4-4　毛巾归位

任务操作二：指导幼儿刷牙

1. 准备工作

①环境准备：盥洗室已清洁，地面、水台干燥、无水渍，温湿度适宜。

②物品准备：洗手液、温开水、牙膏、牙刷、漱口杯、抹布。

③照护者准备：摘取饰物，修剪指甲，清洁双手。

④幼儿准备：情绪稳定，初步了解刷牙顺序。

2. 实施步骤

①指导幼儿用圆弧刷牙法刷牙：照护者洗净双手，准备好温开水，引导幼儿从杯橱中取出自己的牙刷和牙杯。引导幼儿手拿牙刷，挤黄豆大小牙膏于牙刷上（图4-5）；喝一口温开水，湿润口腔后吐出（图4-6）；按照"后牙外侧面—前牙外侧面—后牙内侧面—前牙内侧面—牙齿咬合面—后牙远端面"顺序刷牙，从左至右，先上后下，清洁牙齿的6个面（图4-7）。

②漱口、整理：引导幼儿拿起水杯，含一口水后吐出；将用过的杯子和牙刷一起洗净（图4-8）；将牙刷刷毛朝上，放入杯中，放回杯橱；用毛巾擦拭嘴部（图4-9）；将毛巾挂回原处（图4-10）；

③整理环境：照护者用抹布擦拭台面，抹布洗净拧干后归位。

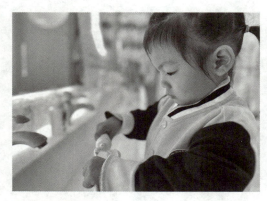

图4-5　挤牙膏

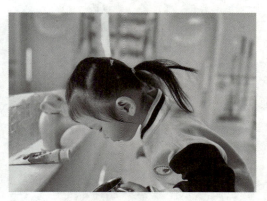

图4-6　润口腔吐水

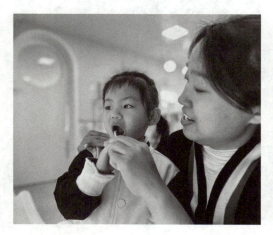

图4-7　清洁牙齿

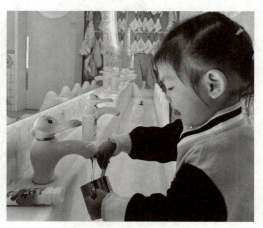

图4-8　清洗牙刷牙杯

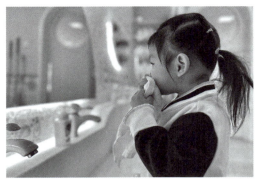
图 4-9　擦嘴

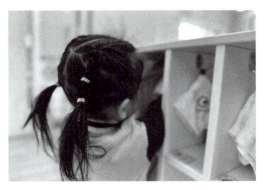
图 4-10　挂毛巾

任务评价

本任务相关评价见表 4-2 至表 4-5。

表 4-2　指导幼儿漱口评估表

项目		主要内容	回应性照护要点	是否做到
准备工作	环境准备	盥洗室已清洁，地面、水台干燥、无水渍，温湿度适宜		□是 □否
	物品准备	洗手液、温开水、漱口杯、毛巾、抹布		□是 □否
	照护者准备	摘取饰物，修剪指甲，清洁双手		□是 □否
	幼儿准备	情绪稳定，初步了解漱口顺序		□是 □否
实施步骤	指导幼儿漱口	1. 照护者洗净双手，准备好温开水	指导幼儿认识自己的杯子，懂得漱口杯专人专用	□是 □否
		2. 引导幼儿从杯橱中取出自己的水杯		□是 □否
		3. 指导幼儿双手拿稳漱口杯，喝一口水，含在口中不要咽下，嘴巴紧闭	提醒幼儿不要将水吞入肚中	□是 □否
		4. 微微仰头，鼓起两腮，鼓漱 3 次	语言引导，动作示范	□是 □否
		5. 低下头，身体稍微前倾，轻轻吐出口中的水；重复上述动作，反复鼓漱 3~5 次	注意观察幼儿是否弄湿衣服	□是 □否

续表

项目		主要内容	回应性照护要点	是否做到
实施步骤	整理用物	1. 用毛巾轻擦嘴角		□是 □否
		2. 将毛巾挂回原处，漱口杯轻轻放回杯橱		□是 □否
	整理环境	用抹布擦拭台面，洗净拧干后归位		□是 □否

表 4-3　指导漱口任务评价表

评价内容	自我评价	小组互评	教师评价
课堂活动参与度	☆ ☆ ☆ ☆ ☆	☆ ☆ ☆ ☆ ☆	☆ ☆ ☆ ☆ ☆
小组活动贡献度	☆ ☆ ☆ ☆ ☆	☆ ☆ ☆ ☆ ☆	☆ ☆ ☆ ☆ ☆
工作任务完成度	☆ ☆ ☆ ☆ ☆	☆ ☆ ☆ ☆ ☆	☆ ☆ ☆ ☆ ☆

表 4-4　指导幼儿刷牙评估表

项目		主要内容	回应性照护要点	是否做到
准备工作	环境准备	盥洗室已清洁，地面、水台干燥、无水渍，温湿度适宜		□是 □否
	物品准备	洗手液、温开水、牙膏、牙刷、漱口杯、抹布		□是 □否
	照护者准备	摘取饰物、修剪指甲、清洁双手		□是 □否
	幼儿准备	情绪稳定、初步了解刷牙顺序		□是 □否
实施步骤	指导幼儿刷牙	1. 照护者洗净双手，准备好温开水 2. 引导幼儿从杯橱中取出自己的牙刷和牙杯	指导幼儿认识自己的杯子，懂得牙刷、漱口杯专人专用	□是 □否
		3. 引导幼儿手拿牙刷，挤黄豆大小牙膏于牙刷上	挤牙膏需要幼儿控制好手部力量，观察幼儿情况，提供适宜帮助	□是 □否
		4. 喝一口温开水，湿润口腔后吐出	提醒幼儿不要将水吞入肚中	□是 □否
		5. 刷后牙外侧面：先由左侧最后一颗牙的牙齿和牙龈交界处开始画圈刷至前牙区。右侧重复动作	语言引导，动作示范	□是 □否

续表

项目		主要内容	回应性照护要点	是否做到
实施步骤	指导幼儿刷牙	6. 刷前牙外侧面：上下前牙相对，继续圆弧画圈	语言引导，动作示范	□是 □否
		7. 刷后牙内侧面：由左侧上颌牙内侧开始，牙刷前后往复震颤，刷至尖牙。刷右上颌后牙、左下颌后牙、右下颌后牙重复动作		□是 □否
		8. 刷前牙内侧面：将刷柄竖起，从上颌左侧尖牙开始，上下往复震颤数次，前行至右侧尖牙。刷下颌前牙重复动作		□是 □否
		9. 刷咬合面：从左上颌后牙开始，刷毛垂直牙齿咬合面，稍用力来回刷。刷右上颌牙、左下颌牙、右下颌牙咬合面重复动作		□是 □否
		10. 刷后牙远端面：刷头竖起，沿最后一颗牙的内侧面，顺着牙龈缘，从内侧面转到外侧面		□是 □否
	漱口、整理	1. 引导幼儿拿起水杯，含一口水后吐出；将用过的杯子、牙刷一起洗净	提醒幼儿不要将水吞入肚中	□是 □否
		2. 将牙刷刷头朝上，放入杯中，放回杯橱	语言引导，动作示范	□是 □否
		3. 用毛巾擦拭嘴部；将毛巾挂回原处		□是 □否
	整理环境	用抹布擦拭台面，洗净拧干后归位		□是 □否

表4-5　指导刷牙任务评价表

评价内容	自我评价	小组互评	教师评价
课堂活动参与度	☆☆☆☆☆	☆☆☆☆☆	☆☆☆☆☆
小组活动贡献度	☆☆☆☆☆	☆☆☆☆☆	☆☆☆☆☆
工作任务完成度	☆☆☆☆☆	☆☆☆☆☆	☆☆☆☆☆

知识拓展

中国居民口腔健康指南

2015年9月20日是第27个"全国爱牙日"。同年9月19日在北京启动的"全国爱牙日"主题宣传活动发布了《中国居民口腔健康行为指南》（以下简称《指南》）。《指南》针对我国居民的特点，提出了对各个年龄阶段和不同人群的口腔健康行为建议，如0—3岁应每半年进行一次口腔检查，不含奶嘴睡觉，父母帮助进行口腔清洁；3—6岁学习刷牙，预防龋齿，防止牙外伤；6—18岁关注换牙，接受窝沟封闭，每年进行口腔检查；18—60岁每年进行口腔检查，每天使用牙线；准备怀孕的妇女进行孕前口腔检查，避免带牙病怀孕；60岁以上对于松动牙应及时治疗，缺牙应及时修复，对假牙每天进行清洁，口腔癌定期筛查等。

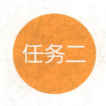

任务二　婴幼儿手部清洁照护

情境案例

　　"哗哗哗哗"，某托育机构的盥洗室里传来很大的流水声，2岁的奇奇和小雅正在水池前洗手，因水流太大水花四溅，洗水盆外和地面上都有了积水，正在旁边看护的张老师赶紧把水龙头关小，将地面清理干净。这时，2岁半的乐乐走进来，打开水龙头，冲了两下手就关上了，刚要转身离开，张老师走过来告诉他要认真洗手，乐乐迷茫又很不情愿地转身打开了水龙头，他一边洗一边左顾右盼，当看到张老师转过身去帮助其他小朋友时，乐乐赶紧关上水龙头跑了出去。

　　结合案例分析在洗手的照护环节中婴幼儿为什么会出现这些问题，张老师的做法如何，托育机构的照护者应该怎么做，完成表4-6。

表4-6　手部清洁照护工作表单

岗位工作任务： 　　婴幼儿手部清洁	实施地点： 　　盥洗室	实施时间：	设备、物品：
1. 幼儿主要的手部清洁方式有_____。 2. 结合案例分析在婴幼儿手部清洁的照护环节会出现哪些问题。 奇奇_____ 乐乐_____			

续表

> 自我归纳：
>
> 张老师在照护过程中存在的问题：＿＿＿＿＿＿＿＿＿＿＿＿＿＿＿＿
> ＿＿＿＿＿＿＿＿＿＿＿＿＿＿＿＿＿＿＿＿＿＿＿＿＿＿＿＿＿＿＿＿
>
> 3. 请查找关于洗手的童谣或儿歌，各写出一首。
>
>
> 4. 请列出洗手的正确方法和指导要点。

任务描述

　　此项任务将围绕婴幼儿手部清洁展开，涉及婴幼儿手部清洁的重要性及照护时机、照护技能。在此项任务中，照护者需要认识到婴幼儿手部清洁的重要性，熟知幼儿洗手的操作流程及回应性照护要点，能根据不同年龄特点为婴幼儿实施洗手的回应性照护和指导。

任务准备

　　手是婴幼儿的第二大脑，陶行知先生提出了要"解放儿童的双手"，从第一次练习抓握，到拿捏、撕扯、抛扔，再到第一次自己用勺子吃饭、自己穿衣服穿鞋子等，婴幼儿用手接触的环境越来越复杂，增加了病从口入的风险，因此，洗手是预防病菌的重要环节。与此同时，照护者应随时观察婴幼儿指甲的生长情况，如果指甲过长，可能会抓破自己的皮肤或者抓伤别人，经常咬指甲的婴幼儿也会将指甲内的细菌带入口腔从而引发疾病。因此，照护者要及时为婴幼儿修剪指甲。

一、婴幼儿手部清洁的方法

　　较小的婴儿在口部敏感期会更加频繁地"吃手"，照护者应随时为他们清洁手部。可以采取简单温水擦拭的方式，即照护者轻轻地将婴儿手指分开，用浸湿温水的纱布轻柔地擦净手部污垢。较大的婴幼儿通常采用七步洗手法进行手部清洁。

（一）洗手的方法

实施手部清洁照护时，应保持盥洗室温湿度适宜，地面干燥、防滑、安全。操作前先准备好洗手液、擦手毛巾。洗手流程包括"挽、湿、搓、冲、捧、甩、擦、挂"等环节。

挽：挽袖子。

湿：打开水龙头，双手打湿。

搓：七步洗手法搓洗。

冲：打开水龙头，冲洗干净。

捧：捧水浇水龙头。

甩：甩掉多余的水。

擦：用毛巾擦手。

挂：挂毛巾，悬挂通风。

搓洗双手按照七步洗手法进行，实施顺序为"内、外、夹、弓、大、立、腕"七个步骤。具体如下：

内：洗手掌，两手掌心相对，手指并拢，相互揉搓（图4-11）。

外：洗手背，一手的手心对另一手的手背沿指缝相互揉搓，双手交换进行（图4-12）。

夹：洗指侧，两手掌心相对，手指交叉相互揉搓（图4-13）。

弓：洗指背，一手弯曲手指让关节在另一手掌心旋转揉搓，双手交换进行

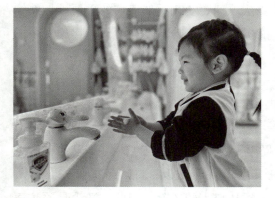

图4-11 内

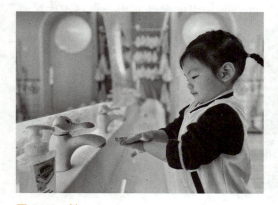

图4-12 外

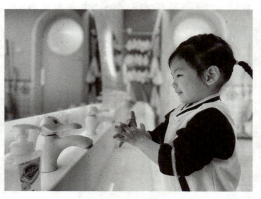

图4-13 夹

（图 4–14）。

　　大：洗拇指，一手握住另一手大拇指旋转揉搓，双手交换进行（图 4–15）。

　　立：洗指尖，一只手手指并齐在另一只手掌心中揉搓，双手交换进行（图 4–16）。

　　腕：洗手腕，一只手握住另一手腕部旋转揉搓，双手交换进行（图 4–17）。

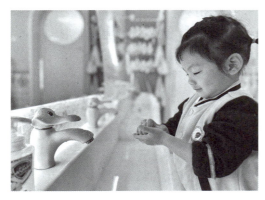
图 4–14　弓

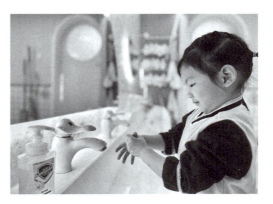
图 4–15　大

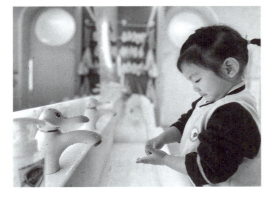
图 4–16　立

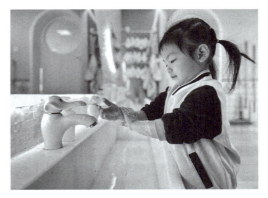
图 4–17　腕

（二）修剪指甲的方法

　　在修剪指甲前可通过游戏、玩具等安抚婴幼儿情绪，并告诉婴幼儿需要为他剪指甲。照护者帮助婴幼儿采用卧姿或坐姿，一手轻柔地握紧婴幼儿的手指，另一只手用指甲剪沿着指甲的弧度剪成圆弧形。

二、婴幼儿手部清洁的注意事项

　　① 洗手前，照护者应先指导幼儿挽好衣袖，照护者最好侧站，以方便指导。

②提醒幼儿轻轻打开水龙头，控制水量，以免溅湿衣服。

③提醒幼儿节约用水，打开水龙头将手淋湿后立即关闭。

④指导幼儿将手部清洗干净，注意清洗指缝。冲洗时要将手心、手背、手指缝、指甲缝的泡沫完全冲洗干净。

⑤提醒幼儿洗手结束时要捧水冲水龙头。

⑥帮助婴幼儿修剪指甲要使用婴幼儿个人的专用剪。

⑦指甲修剪后要仔细检查是否有突出的尖角，如有，则需打磨成圆弧形。

⑧指甲不要剪得过短，否则容易引起婴幼儿不适甚至发炎。

⑨个别婴幼儿可在入睡之后为其修剪指甲。

三、婴幼儿手部清洁的回应性照护要点

①通过讲故事、读绘本等方式，引导婴幼儿了解手部清洁的重要性。

②洗手过程中可以唱一些比较生动活泼的手指谣，如《我的身体》，提高婴幼儿对洗手的兴趣。

③关注每个婴幼儿的表现，给予鼓励和个别指导，帮助婴幼儿养成良好的手部清洁习惯。

④洗手结束后，引导婴幼儿体会双手干净的舒适感，鼓励其用语言表达，例如"宝宝，现在你的小手是不是很干净？闻一闻，是不是很香？感觉很舒服，是不是？"

⑤帮助婴幼儿修剪指甲前一定要安抚情绪，可以通过婴幼儿指甲剪可爱的造型、故事、游戏等引导婴幼儿逐渐接受。

⑥修剪过程中要时刻观察婴幼儿情绪的变化，用亲切的语言表述修剪过程，并创造愉快的氛围。例如，"宝宝快看，这个剪好的指甲白白的，是不是很光滑很干净？里面的小病菌全都不见啦！"

任务实施

任务分析：对于月龄较小的婴儿，照护者应全程陪同帮助清洗。针对幼儿洗手时出现的问题，及时进行洗手指导，使其学会正确的洗手方法。对于需要修剪指甲的婴幼儿，照护者应掌握正确的修剪方法。照护者在指导过程中，应关注每个幼儿的表现，敏感回应幼儿。

任务操作一：指导幼儿洗手

1. 准备工作

① 环境准备：清理盥洗室，地面、水台干燥、无水渍，温湿度适宜。

② 物品准备：洗手液、毛巾、抹布。

③ 照护者准备：摘取饰物，修剪指甲，清洁双手。

④ 幼儿准备：情绪稳定，初步了解洗手顺序。

2. 实施步骤

① 照护者先用洗手液洗净双手，将洗手液放置在洗手台上，引导幼儿看看他们自己的小手，告知幼儿小手脏了，要去洗手。

② 指导幼儿按照"挽、湿、搓、冲、捧、甩、擦、挂"的流程清洁双手。

挽袖子：将四指并拢，插入袖口，大拇指压住袖口向上翻，一直卷到手肘（图4-18）。

湿双手：引导幼儿轻轻打开水龙头，打湿双手。然后轻轻关闭水龙头（图4-19）。

搓洗双手：按压1~2滴洗手液（图4-20），按七步洗手法洗手（图4-21）。

一边说儿歌，一边引导幼儿"洗手掌—洗手背—洗指缝—洗手指—洗拇指—洗指尖—洗手腕"。

冲洗双手：指导幼儿打开水龙头，双手相互搓洗，并将泡沫冲干净（图4-22）。

捧水冲水龙头：用双手捧水冲洗水龙头（图4-23），随后关紧水龙头（图4-24）。

甩干双手：手心相对，在水池里轻轻地甩干双手。照护者可引导幼儿双手合十，做"谢谢水龙头"的动作以甩干双手。

擦干双手：毛巾打开，一面擦一只手，手心手背都要擦干（图4-25）。

挂毛巾：将毛巾挂回原处，悬挂通风（图4-26）。

③ 整理环境：照护者用抹布擦拭台面，抹布洗净拧干后归位（图4-27）。

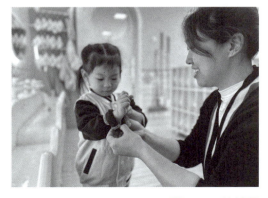

图4-18 挽袖子

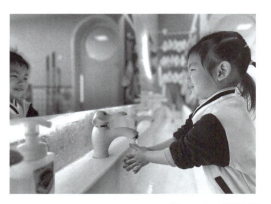

图4-19 湿双手

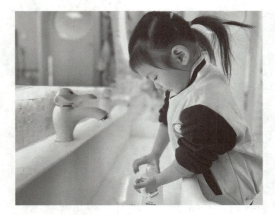

图 4-20　挤洗手液

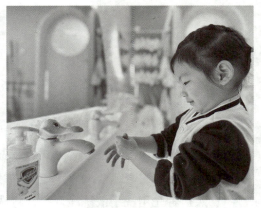

图 4-21　洗手

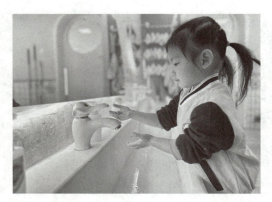

图 4-22　冲洗双手

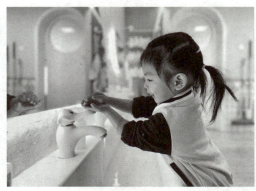

图 4-23　捧水冲水龙头

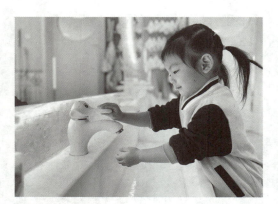

图 4-24　关紧水龙头

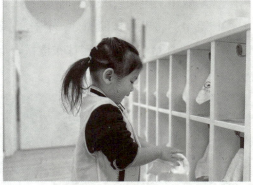

图 4-25　擦干双手

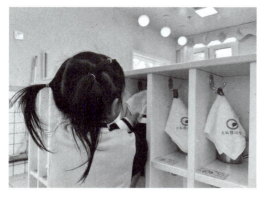

图 4-26　挂毛巾

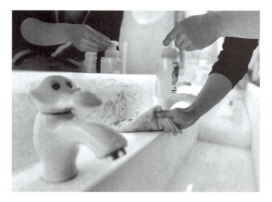

图 4-27　清理台面

任务操作二：帮助婴幼儿修剪指甲

1. 准备工作

① 环境准备：安静安全、光线充足。

② 物品准备：婴幼儿指甲剪、垃圾桶、75% 酒精湿巾、洗手液。

③ 照护者准备：摘取饰物，修剪指甲，清洁双手。

④ 婴幼儿准备：情绪稳定。

2. 实施步骤

（1）引导婴幼儿做好准备

观察婴幼儿指甲情况，安抚其情绪并告知需要为他剪指甲。

（2）修剪指甲

① 选择合适的姿势。

坐姿：将婴幼儿抱坐在大腿上，背对自己。

卧姿：将婴幼儿平放在床上。

② 握住婴幼儿的手心，一只手的食指和拇指轻轻地固定婴幼儿的一个手指头，另一只手拿着指甲剪顺着婴幼儿的指甲边缘剪成弧线。修剪过程中一定仔细查看婴幼儿指甲边缘的白色部分，保证白色部分留出 1~2 mm。

③ 按照手指的顺序依次修剪。

④ 修剪完成后，照护者可以顺着婴幼儿的指甲边缘摸一圈，查看是否有尖锐的地方，如有，则需要将尖角打磨成圆弧形。

（3）整理用物

① 用酒精湿巾擦拭指甲剪，为其消毒。

② 清理指甲屑。

（4）整理环境

照护者清洁地面，所有物品归位。

任务评价

本任务相关评价见表 4-7 至表 4-10。

表 4-7　指导幼儿洗手评估表

项目		主要内容	回应性照护要点	是否做到
准备工作	环境准备	盥洗室已清洁，地面、水台干燥、无水渍，温湿度适宜		□是 □否
	物品准备	洗手液、毛巾、抹布		□是 □否
	照护者准备	摘取饰物，修剪指甲，清洁双手		□是 □否
	幼儿准备	情绪稳定，初步了解洗手顺序		□是 □否
实施步骤	指导幼儿洗手	1. 挽：指导幼儿挽袖子	提供示范及适宜的帮助，指导幼儿卷好衣袖，双手均需示范	□是 □否
		2. 湿：打湿双手	提醒幼儿轻轻打开水龙头，控制水量	□是 □否
		3. 搓：七步洗手法搓洗	可以用儿歌引导	□是 □否
		4. 冲：冲洗干净	注意冲干净手部每个地方	□是 □否
		5. 捧：捧水冲洗水龙头	"给水龙头洗个澡"	□是 □否
		6. 甩：甩干多余的水	面向水池，双手合十，"谢谢水龙头"	□是 □否
		7. 擦：用毛巾擦干手	手心手背都擦到	□是 □否
		8. 挂：毛巾挂回原处	引导幼儿闻闻自己干净的小手，"香香的，好干净啊！"	□是 □否
	整理环境	抹布擦拭台面，洗净拧干后归位		□是 □否

表 4-8　指导洗手任务评价表

评价内容	自我评价	小组互评	教师评价
课堂活动参与度	☆ ☆ ☆ ☆ ☆	☆ ☆ ☆ ☆ ☆	☆ ☆ ☆ ☆ ☆
小组活动贡献度	☆ ☆ ☆ ☆ ☆	☆ ☆ ☆ ☆ ☆	☆ ☆ ☆ ☆ ☆
工作任务完成度	☆ ☆ ☆ ☆ ☆	☆ ☆ ☆ ☆ ☆	☆ ☆ ☆ ☆ ☆

表 4-9　帮助婴幼儿修剪指甲评估表

项目		主要内容	回应性照护要点	是否做到
准备工作	环境准备	安静安全、光线充足		□是 □否
	物品准备	婴幼儿指甲剪、垃圾桶、75% 酒精湿巾、洗手液		□是 □否
	照护者准备	摘取饰物，修剪指甲，清洁双手		□是 □否
	婴幼儿准备	情绪稳定		□是 □否
	引导婴幼儿做好准备	1. 观察婴幼儿指甲情况 2. 安抚婴幼儿情绪并告知要为他剪指甲	用游戏或故事等形式让幼儿了解修剪指甲的意义；采取坐姿或卧姿时动作要轻柔，用语要亲切	□是 □否
实施步骤	修剪指甲	1. 选择合适的姿势 坐姿：将婴幼儿抱坐在大腿上，背对自己 卧姿：将婴幼儿平放在床上		
		2. 握住婴幼儿的手心，一只手的食指和拇指轻轻地固定婴幼儿的一个手指头，另一只手拿着指甲剪顺着婴幼儿的指甲边缘剪成弧线。修剪过程中一定仔细查看婴幼儿指甲边缘的白色部分，保证白色部分留出 1~2 毫米	注意手的力度，可以询问幼儿是否握得过紧	□是 □否
			"指甲剪要亲亲宝宝的指甲"	□是 □否
			"一点都不疼"	□是 □否
		3. 按照手指的顺序依次修剪	可以让幼儿对比看看修剪完与没修剪的指甲，并告诉他准备好剪下一个手指甲	□是 □否
		4. 修剪完成后的检查：照护者可以顺着婴幼儿的指甲边缘摸一圈，查看是否有尖锐的地方，有则需要将尖角打磨成圆弧形	"指甲剪得很干净，细菌全不见了"	□是 □否

137

续表

项目	主要内容		回应性照护要点	是否做到
实施步骤	整理用物	1. 用酒精湿巾擦拭指甲剪，为其消毒		□是 □否
		2. 清理指甲屑		□是 □否
	整理环境	照护者清洁地面，所有物品归位		□是 □否

表4-10　修剪指甲任务评价表

评价内容	自我评价	小组互评	教师评价
课堂活动参与度	☆☆☆☆☆	☆☆☆☆☆	☆☆☆☆☆
小组活动贡献度	☆☆☆☆☆	☆☆☆☆☆	☆☆☆☆☆
工作任务完成度	☆☆☆☆☆	☆☆☆☆☆	☆☆☆☆☆

知识拓展

0—3岁婴幼儿每日活动常规

你有没有想过0—3岁婴幼儿每日活动常规有多少？表4-11是0—3岁婴幼儿一日活动重要事件列表。

表4-11　0—3岁婴幼儿一日活动重要事件

年龄	重要事件		
新生儿	抵达 进餐 换尿布	午睡 洗手 刷牙	户外活动 离园
两三岁幼儿	抵达 围坐活动/讲故事 自由活动 换尿布或如厕	清洁 加餐 户外活动 离园	午睡 洗手 刷牙

在回应式学习环境中很注重建立生活常规，将正在进行和将要进行的事情告诉婴幼儿；并且把现在与将要发生的事件联系起来。例如，照护者对幼儿说："你的手上有很多沙子，看起来很不舒服，是不是？来，我们洗洗手，洗干净手以后就去吃加餐了。"这样的对话把可以期待的事情和即将发生的事情都告诉幼儿，强化了生活常规的安全性和可

预测性。婴幼儿从家里来到保育中心后，照护者欢迎他们的到来，对他们进行问候，父母离开后，与他们聊一会儿，这样做会传递给他们一个熟悉的信息：秩序依旧，家园联结照常。

打乱生活常规，会让一些婴幼儿感到心烦意乱。在回应式学习环境中，照护者理解不同个性的婴幼儿对生活常规的依赖程度，也知道他们适应新环境、养成新常规的节奏，因此，照护者在支持婴幼儿个性需求方面承担着更重的责任。

——摘自 Jean Barbre 著《婴幼儿回应式养育理论》

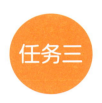

任务三　婴幼儿脸部清洁照护

情境案例

情境1：7个月的晓晓来托育中心已经两周了，今天午睡醒来，照护者王老师已经在旁边准备好物品要为他洗脸了。随着轻柔的乐曲声，王老师面带微笑地走过来，拉了拉晓晓的小手，轻轻地说："晓晓，醒了吗？我看到你刚刚笑了，是做了个美梦吧？现在我们伸个懒腰，试着睁开眼睛，哦，我看到你的眼角有些脏东西，我来帮你清洗一下吧。"这时晓晓用小手使劲儿摩擦自己的鼻子，王老师听到他的鼻子发出"呼呼"的响声，"晓晓，是鼻子不舒服吗？来，老师帮你看看。哦，有一些脏东西堵在鼻子里了，我们需要清理一下。"王老师用事先消毒并浸湿的纱布巾轻轻地为晓晓清洗了眼角和眼周皮肤，动作轻柔有序，先擦左眼角（从内眼角向外眼角），然后将纱布折叠后再擦右眼角，接着将棉签在生理盐水中润湿，小心地伸入晓晓的鼻孔，将那块分泌物润湿，充分软化后用吸鼻器将分泌物吸出来。收拾整理好物品，王老师抱起晓晓，亲切地说："晓晓，现在是不是很舒服啦？"

情境2：新来的童童站在盥洗室的镜子前左瞧瞧右瞧瞧，随手拿起毛毛的毛巾就往脸上擦。3岁的毛毛看到了，走过去说："这是我的毛巾，你要用自己的毛巾。"毛毛打开水龙头，用温水把毛巾打湿，然后关好水龙头，开始拧毛巾，边拧边说："李老师说了，毛巾要拧干，不滴水。好了。"旁边的童童看见了，也拿来自己的毛巾照着做。毛毛双手捧着毛巾，开始擦脸，边擦脸边念念有词："小眼睛，亮晶晶，眉毛弯弯像月牙，额头宽宽学问大。小脸蛋，胖嘟嘟，我们爱笑不爱哭。小耳朵，像元宝，擦擦耳朵听力好。"当毛毛从镜子里看着正在模仿自己做同样动作的童童时，开心地笑了。毛毛把毛巾挂好，打开自己的润肤霜仔细地擦在脸上。照护者月月老师走过来，蹲下来拍拍毛毛的肩，微笑着说："毛毛真棒，不光儿歌念得好听，脸上擦得更干净！""童童也很厉害，第一天就自己学会擦脸啦！"

结合案例分析在清洁脸部的照护环节中会出现哪些问题，为什么会出现这样的问题，托育机构的照护者应该怎么做，完成表4-12。

表4-12　脸部清洁照护工作表单

岗位工作任务： 　　婴幼儿脸部清洁	实施地点： 　　盥洗室	实施时间： _____	设备、物品： _____

1. 婴儿的脸部清洁照护重点关注_____和_____两个部位。
2. 结合情境1总结照护者是怎样帮助晓晓清洁脸部的。
眼睛_____

鼻子_____
3. 结合情境2总结幼儿洗脸过程中存在的问题及解决办法。
童童洗脸时遇到的问题是：_____

_____

毛毛洗脸的步骤主要包括：

（1）_____

（2）_____

（3）_____

4. 查找婴幼儿洗脸的儿歌或童谣，试着写出一首。

任务描述

此项任务将围绕婴幼儿脸部清洁展开，涉及婴幼儿脸部清洁的重要性及照护时机、照护技能。在此项任务中，照护者需要认识到婴幼儿洗脸的重要性，熟练掌握婴幼儿脸部清洁的操作流程及回应性照护的要点，能根据不同年龄特点，为婴幼儿实施脸部清洁的回应性照护和指导。

任务准备

婴幼儿皮肤细嫩，容易受到细菌侵害，清洁卫生尤其是脸部清洁极为重要。由于眼睛、鼻子、耳朵等五官容易藏污纳垢，更需要照护者精心护理、定时清洁。

2 岁以上的幼儿可以尝试独立进行脸部清洁，坚持早晚洗脸，不仅可以培养其形成良好的卫生习惯，还可以锻炼幼儿的独立性和自理能力。

一、婴幼儿脸部清洁的方法

婴幼儿脸部清洁的照护应根据年龄差异不断调整方法：1 岁以内的婴儿应重点清洁眼部和鼻部的分泌物；2 岁左右可以指导幼儿独立洗脸，3 岁时着重培养幼儿形成早晚洗脸的卫生习惯。

实施脸部清洁照护时，照护者需修剪指甲、清洁双手，检查婴幼儿的脸部及五官的清洁情况，并及时做好记录。准备好婴幼儿专用纱布巾、消毒棉签、小毛巾等。

（一）清洁眼部的方法

眼部清洁前需要观察婴幼儿眼睛的状况，有无分泌物或者红肿等，"婴幼儿鼻泪管较短，且开口部的瓣膜发育不全，位于眼的内眼角，导致眼泪难以顺利排出，因此易造成婴幼儿眼屎过多。"[1] 清洁眼屎的工具应选择消过毒的纱布、棉球或小毛巾，按照由内向外的原则擦拭，如果眼屎比较干燥，先用棉球湿敷，待软化后再轻轻擦拭（图 4-28）。

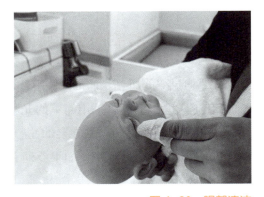

图 4-28　眼部清洁

（二）清洁鼻腔的方法

鼻腔本身有自行清洁的功能，但婴幼儿的鼻腔内纤毛少，遇到空气质量差时容易被污浊空气感染，造成鼻腔内的分泌物增多。照护者需要及时为婴幼儿清理鼻腔内的分泌物，以免堵塞鼻孔影响呼吸。照护者要根据分泌物的不同特点采用不同的清洁方式，由于婴幼儿鼻腔内遍布血管组织，照护者在操作时一定要特别小心，通

---

① 母婴照护标准化丛书课题组. 婴幼儿照护手册［M］.广州：中山大学出版社，2021.

常仅需要清洁鼻腔外侧即可。

二、婴幼儿脸部清洁的注意事项

（一）清洁眼部的注意事项

① 清洁眼部的工具应选择消过毒的纱布、棉球或小毛巾。

② 擦拭眼部时要按照从内侧到外侧的顺序单向进行，不要在眼睛周围来回擦拭。

③ 发现婴儿眼部红肿或患有结膜炎时，应在专业人士（医生）指导下用生理盐水清洗。

④ 对2岁以上的幼儿可以指导其用湿毛巾擦拭眼睛，提醒幼儿闭眼，从内眼角向外眼角擦拭，完成一侧后，取毛巾的清洁部分擦拭另一侧眼睛。

（二）清洁鼻腔的注意事项

① 清洁鼻腔前应先观察婴儿鼻腔分泌物的情况。

② 清洁工具应选用医用棉签或专业用品店购买的消毒棉签。

③ 照护者用棉签给婴儿清洁鼻腔时动作要轻柔缓慢，以防碰伤鼻黏膜。

三、婴幼儿脸部清洁的回应性照护要点

① 照护者为婴儿清洁脸部前应用温柔的话语告知，如"宝宝，我们要开始洗脸啦。"

② 清洁过程中可以采用简单的儿歌配合清洁的动作，如"宝宝，我们先来洗眼睛，小眼睛，亮晶晶……"让婴幼儿感到安心和舒适。

③ 清洁鼻腔的过程中，如果婴幼儿感到不适或者非常抗拒，应及时停止，并给予婴幼儿安抚。

④ 较大的幼儿在自己擦拭眼睛的过程中，照护者要给予适时指导，擦拭结束后要引导幼儿体会清洁的舒适感，学习用语言表达，例如，"小眼睛，真干净，亮晶晶，真舒服！"

⑤ 帮助幼儿养成良好的清洁习惯，关注幼儿的表现，提醒幼儿不挖鼻孔，遇到鼻腔不适时及时寻求帮助。

任务实施

任务分析：婴幼儿洗脸需要照护者全程陪护。针对婴幼儿洗脸过程中时常出现

的问题，照护者应掌握正确的清洗方法并予以指导，关注每个婴幼儿的表现，敏感回应婴幼儿。

任务操作一：清洁眼部

1. 准备工作

① 环境准备：光线明亮、安静安全、干净的盥洗室。

② 物品准备：消毒棉球、棉签或干净的纱布巾、淡盐水或温水。

③ 照护者准备：摘取饰物，修剪指甲，清洁双手。

④ 婴幼儿准备：情绪稳定。

2. 实施步骤

（1）做好清洁前准备

① 先用洗手液洗净双手，准备好温水，将消毒棉球、棉签或毛巾在温水中浸湿，并拧干多余水分（不滴水为宜）。

② 婴幼儿躺在床上或照护者坐在椅子上将其抱起来，能自己站立的可站立。

（2）清洁眼部

① 观察眼睛周围情况，如有过多分泌物，可先用消毒棉球或棉签湿敷软化。

② 用纱布由一只眼的内眼角向外眼角单向擦拭，不要来回揉搓。

③ 取用纱布巾的另一面，由内眼角向外眼角单向擦拭另一只眼睛。

（3）整理用物

① 使用过的毛巾要进行消毒处理。

② 使用过的棉球或棉签丢弃到医用垃圾桶中。

③ 照护者洗净双手。

任务操作二：清洁鼻腔

1. 准备工作

① 环境准备：光线明亮、安静安全、温度适宜的房间。

② 物品准备：小毛巾、消毒棉签、吸鼻器、淡盐水或温水1杯。

③ 照护者准备：先用洗手液洗净双手，准备好温水。

④ 婴幼儿准备：情绪稳定。

2. 实施步骤

（1）清洁鼻腔

① 将婴幼儿带到明亮之处，观察鼻腔内的情况。

② 鼻孔外侧的分泌物可以直接用小毛巾擦拭干净。

③ 无明显分泌物时，可以用浸湿的棉签轻轻地在鼻腔内侧旋转一圈。

④ 如有比较硬的块状分泌物时，需要将棉签在温水中浸湿后伸入鼻孔，将硬块分泌物软化后，再用吸鼻器吸出。

⑤ 无明显分泌物但婴幼儿的鼻子堵塞严重时，可用温水浸湿的毛巾对鼻子进行热敷。

（2）整理用物

① 使用过的毛巾要进行消毒处理。

② 使用过的棉球或棉签丢弃到医用垃圾桶中。

③ 照护者洗净双手。

任务操作三：指导幼儿洗脸

1. 准备工作

① 环境准备：光线明亮、安静安全、干净的盥洗室。

② 物品准备：小毛巾、幼儿护肤霜。

③ 照护者准备：摘掉饰物，修剪指甲，清洁双手（图4-29），将小毛巾浸湿，拧干多余水分（不滴水为宜）。

④ 幼儿准备：站在洗手台前，面对镜子，情绪稳定，初步了解洗脸的步骤。

2. 实施步骤

（1）清洁脸部

① 提醒幼儿闭眼，用小毛巾由内向外擦洗眼部（图4-30）。

② 小毛巾换另一边擦拭鼻孔边缘。

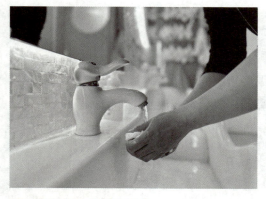

图4-29 照护者清洁双手

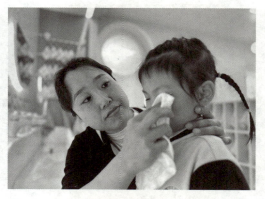

图4-30 由内眼角向外眼角清洁眼部

③引导幼儿闭上嘴，先擦嘴角，然后擦嘴唇，最后用毛巾擦拭口周一圈（图4-31）。

④指导幼儿用毛巾反复在前额、面颊和下颌处画大圈，将面部擦干净（图4-32）。

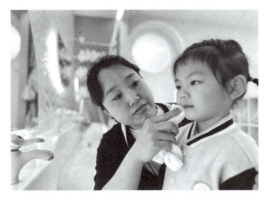

图4-31　擦拭嘴角嘴唇

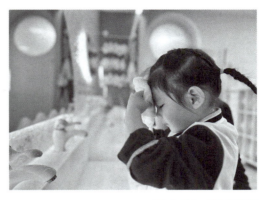

图4-32　擦拭前额

⑤擦拭耳部时指导幼儿用毛巾先擦耳孔，再擦耳郭和耳后。

⑥擦拭颈部时指导幼儿先擦颈部两侧，再擦颈部前面，最后擦颈部后面。

（2）擦香

①指导幼儿打开护肤霜，伸出一根手指，蘸一蘸。

②将护肤霜分别点在额头、鼻子、下颌、两侧脸颊，用手指不断打圈搓擦。

③对着镜子，照护者指导幼儿用

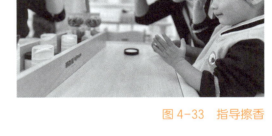

图4-33　指导擦香

手在额头左右抹，鼻子上下抹，口周画圆圈擦，最后双手分别在两侧脸颊画圈涂抹（图4-33）。

④指导幼儿自己检查是否涂抹均匀，照护者检查并帮助婴幼儿涂抹均匀。

（3）整理环境

照护者整理清洁用品并归位。

任务评价

本任务相关评价见表4-13至表4-16。

表 4-13 清洁婴幼儿眼鼻评估表

项目		主要内容	回应性照护要点	是否做到
准备工作	环境准备	光线明亮、安静安全、干净的盥洗室		□是 □否
	物品准备	消毒棉球、棉签或干净的纱布巾，小毛巾，吸鼻器，淡盐水或温水		□是 □否
	照护者准备	摘取饰物，修剪指甲，清洁双手		□是 □否
	婴幼儿准备	情绪稳定		□是 □否
实施步骤	做好清洁前准备	1. 照护者将消毒棉球、棉签或毛巾在温水中浸湿，并挤干多余水分（不滴水为宜） 2. 婴幼儿躺在床上或照护者坐在椅子上将其抱起，能自己站立的可站立		□是 □否
	清洁眼部	1. 观察眼睛周围情况，如有过多分泌物，可先用消毒棉球或棉签湿敷软化	细心观察婴幼儿情况	□是 □否
		2. 用纱布巾由一只眼的内眼角往外眼角单向擦拭，不要来回揉搓	语言告知，动作轻柔	□是 □否
		3. 取用纱布巾的另一面，由内眼角向外眼角单向擦拭另一只眼睛		□是 □否
	清洁鼻腔	1. 将婴幼儿带到明亮之处，观察鼻腔内的情况	告知婴幼儿即将开始清洁鼻腔	□是 □否
		2. 鼻孔外侧的分泌物可以直接用小毛巾擦拭干净		□是 □否
		3. 无明显分泌物时，可以用浸湿的棉签轻轻地在鼻腔内侧旋转一圈		□是 □否
		4. 如有比较硬的块状分泌物时，需要将棉签在温水中浸湿后伸入鼻孔，将硬块分泌物软化后，再用吸鼻器吸出	动作轻柔	□是 □否
		5. 无明显分泌物但婴幼儿的鼻子堵塞严重时，可用温水浸湿的毛巾对鼻子进行热敷		□是 □否
	整理用物	使用过的毛巾要进行消毒处理，使用过的棉球或棉签丢弃到医用垃圾桶中，照护者洗净双手		□是 □否

表 4-14 清洁眼鼻任务评价表

评价内容	自我评价	小组互评	教师评价
课堂活动参与度	☆☆☆☆☆	☆☆☆☆☆	☆☆☆☆☆
小组活动贡献度	☆☆☆☆☆	☆☆☆☆☆	☆☆☆☆☆
工作任务完成度	☆☆☆☆☆	☆☆☆☆☆	☆☆☆☆☆

表 4-15 指导幼儿洗脸评估表

项目		主要内容	回应性照护要点	是否做到
任务准备	环境准备	光线明亮、安静安全、干净的盥洗室		□是 □否
	物品准备	盥洗室、小毛巾、幼儿护肤霜		□是 □否
	照护者准备	摘取饰物，修剪指甲，清洁双手，将小毛巾用温水浸湿挤干多余水分（不滴水为宜）	可以引导幼儿自己先试着拧干，再帮助幼儿拧干	□是 □否
	幼儿准备	站在洗手台前，面对镜子，情绪稳定，初步了解洗脸的步骤		□是 □否
实施步骤	清洁脸部	1. 提醒幼儿闭眼，用小毛巾由内向外擦洗眼部	语言引导，动作示范	□是 □否
		2. 小毛巾换另一边擦拭鼻孔边缘		□是 □否
		3. 引导幼儿闭上嘴，先擦嘴角，然后擦嘴唇，最后用毛巾擦拭口周一圈		□是 □否
		4. 指导幼儿用毛巾反复在前额、面颊和下颌处画大圈，将面部擦干净		□是 □否
		5. 擦拭耳部时指导幼儿用毛巾先擦耳孔，再擦耳郭和耳后		□是 □否
		6. 擦拭颈部时指导幼儿先擦颈部两侧，再擦颈部前面，最后擦颈部后面		□是 □否
	擦香	1. 手指蘸取护肤霜	指导幼儿打开护肤霜，伸出一根手指，蘸一蘸	□是 □否
		2. 将护肤霜分别点在额头、鼻子、下颌、两侧脸颊，用手指不断打圈搓擦	语言引导，动作示范	□是 □否

147

续表

项目		主要内容	回应性照护要点	是否做到
实施步骤	擦香	3. 对着镜子，照护者指导幼儿用手在额头左右抹，鼻子上下抹，口周画圆圈擦，最后双手分别在两侧脸颊画圈涂抹	语言引导，动作示范	□是 □否
		4. 检查是否涂抹均匀	指导幼儿自己检查是否涂抹均匀，照护者检查并帮助婴幼儿涂抹均匀	□是 □否
	整理用物	照护者整理清洁用品并归位		□是 □否

表 4-16　脸部清洁任务评价表

评价内容	自我评价	小组互评	教师评价
课堂活动参与度	☆ ☆ ☆ ☆ ☆	☆ ☆ ☆ ☆ ☆	☆ ☆ ☆ ☆ ☆
小组活动贡献度	☆ ☆ ☆ ☆ ☆	☆ ☆ ☆ ☆ ☆	☆ ☆ ☆ ☆ ☆
工作任务完成度	☆ ☆ ☆ ☆ ☆	☆ ☆ ☆ ☆ ☆	☆ ☆ ☆ ☆ ☆

知识拓展

2022年11月，国家卫生健康委办公厅印发的《3岁以下婴幼儿健康养育照护指南（试行）》进一步明确了婴幼儿健康养育照护的基本理念。

"婴幼儿的自理能力和良好的行为习惯是在日常生活中逐步养成的。在保证安全的前提下，养育人要为婴幼儿提供自由玩耍的机会，鼓励儿童自由探索，引导婴幼儿发展解决问题的能力和创造力。养育人要帮助婴幼儿建立规律的生活作息，养成良好的生活习惯，逐渐培养其自理能力，不包办代替。"

——摘自《3岁以下婴幼儿健康养育照护指南（试行）》

我们不认为婴幼儿是小小人，他们是完整的、有能力的、值得我们尊重的人。

自信，即相信自己的能力和所能做的事，是以关爱的方式与他人接触的关键。婴幼儿通过与照护者的亲密接触而变得自信，并获得良好的人际关系，以及有更多的机会去探索和尝试新事物，例如，移动、旋转物体，使物体咯咯作响或发出噪声。当他们能够自己做事情，或在最少的支持或干预下做事情时，他们会很高兴。然而，最重要的是，他们希望照护者注意到他们在做的事，并予以回应。

我们试图通过提供有趣的活动来让孩子们感到特别，这些活动虽然具有挑战性，但每个人都可以完成。我们为他们提供支持并给予鼓励，引导他们完成任务，从而获得自豪感。我们会在教室里的四周放上镜子，这样他们就能看到自己在玩。我们也会通过在一天中多次拥抱他们来告诉他们，我们认为他们有多特别。

——摘自Carol Copple、Sue Bredekamp、Derry Koralek、Kathy Charner编著，
洪秀敏等译《0—3岁婴幼儿发展适宜性实践》

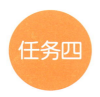

任务四　婴幼儿身体清洁照护

情境案例

　　早上，轩轩妈妈见到托小班的李老师，发愁地问："李老师，轩轩都快2岁了，可洗澡还是不愿意冲淋浴，昨晚又跟我大哭大闹了半天，折腾了半小时也没好好洗。这可咋办呀？"李老师微笑着说："轩轩妈妈，您先别着急，小孩子都是需要有规律的生活的，从一种方式转变到另一种方式需要慢慢适应。"轩轩妈妈说："是呀，我开始也没着急，这都让他试着站在淋浴头下一周了，可是还是不好好洗，我是真搞不懂该怎么帮他适应。"李老师问道："轩轩是不是害怕洗头？洗一会儿就要坐下？""是呀是呀，您是怎么知道的？"轩轩妈妈着急地问。李老师解释道："其实淋浴更适合3岁以上的宝宝，淋浴冲水量太大，年纪太小的确会害怕，而且冲洗过程中有可能会直接冲进孩子眼睛、耳朵、鼻子等，引起不舒服的感觉，您可以先帮助孩子洗脸，然后戴上淋浴帽试试，水量可以调小些。轩轩虽然2岁了，但腿部肌肉还没有发育成熟，您让他一直站着半小时，孩子的确会疲劳的，可以准备个小板凳。洗澡时间也不要太长，一般10分钟就可以了。"轩轩妈妈连声道谢："好，好，谢谢李老师，我今晚就试试。"李老师边送轩轩妈妈出门边嘱咐道："慢慢来，不着急，孩子如果可以接受淋浴就继续，如果不能接受也别勉强，再等等。白天在园里的时候我们是和孩子一起唱着儿歌洗手洗脸的，您也可以从咱们公众号里选些好听的儿歌，让孩子心情愉快地洗澡。晚上您遇到什么问题可以随时发微信给我。"轩轩妈妈开心地和李老师挥手道别。

　　结合案例分析在婴幼儿沐浴的照护环节中轩轩妈妈的做法存在哪些问题，托小班的李老师做得如何，托育机构的照护者应该怎么做呢，完成表4—17。

表4-17 身体清洁照护工作表单

岗位工作任务： 　　婴幼儿身体清洁	实施地点： _____	实施时间： _____	设备、物品： _____

1. 结合案例分析轩轩为什么不愿意洗头，如何解决这个问题。

轩轩不愿意洗头的原因是_____

解决这个问题的方法是_____

2. 轩轩妈妈在帮助轩轩洗澡的过程中存在哪些问题？

（1）_____

（2）_____

（3）_____

（4）_____

3. 请列出案例中李老师介绍的正确做法，即婴幼儿沐浴照护的要点。

4. 请查找关于婴幼儿沐浴的童谣或歌曲，试着各写出一首。

任务描述

　　此项任务将围绕婴幼儿沐浴展开，涉及婴幼儿沐浴的重要性及照护时机、照护技能。在此项任务中，照护者需要认识到婴幼儿沐浴的重要性，熟练掌握操作流程及回应性照护的要点，能根据不同年龄特点，为婴幼儿实施身体沐浴的回应性照护和指导。

任务准备

　　婴幼儿新陈代谢非常旺盛，调节汗腺的功能发育还不成熟，出汗会比较多，及时进行身体沐浴能够保护婴幼儿表面皮肤的正常功能，减少细菌滋生，预防皮肤疾病。身体沐浴一般包括盆浴和淋浴两种方式，有特殊情况的婴幼儿也可以采用擦浴的方式。

一、婴幼儿身体清洁的方法

一般情况下，2 岁以内的婴幼儿多采用盆浴，2 岁以上的幼儿可以尝试淋浴。沐浴频率要结合各地区气候温度、地理特点及婴幼儿活动和身体情况等因素来确定。一般而言，1 天 1 次为宜，夏天气温高时可适当增加次数，冬天气温低，空气干燥时可适当减少次数。作为托育机构的专业照护者应掌握正确的照护方法，既能够在托育机构为婴幼儿提供沐浴照护，又能够指导家长在家中科学地实施沐浴照护。"除盆浴和淋浴外，婴幼儿也可以选择身体擦浴，擦浴主要适用于长期卧床、活动受限的婴幼儿，也适用于因皮肤感染而无法进行沐浴的婴幼儿。"[1]

（一）盆浴的方法

盆浴是 2 岁以下婴幼儿常见的沐浴方式，托育机构中一般会使用婴幼儿专用浴盆，5 个月以下还未能坐稳的婴儿应选用带托架的专用浴盆或者在浴盆上安装专用浴网，5 个月以上已经能坐稳的婴幼儿可以直接坐在浴盆中。为避免婴幼儿滑倒，照护者应全程扶着婴幼儿身体的一侧，也可以提前在浴盆底部铺上一块大浴巾。盆浴需要特别注意水温及室温，一般浴盆内的温水在 37~39℃，备水时要稍高 2~3℃，在室温、水温调节好的基础上再开始为婴幼儿脱衣服。入盆前可以先从洗脸、洗头开始让婴幼儿逐渐适应水温，洗脸洗头时要特别注意对婴幼儿五官的保护，避免水流进眼睛、耳朵、鼻子或嘴里。沐浴结束可以测量婴幼儿的体重和身长（高）。

（二）淋浴的方法

淋浴前要做好情绪安抚工作，可以按照洗头—洗身体—擦干的顺序依次完成淋浴过程，要特别关注水温水量的调节和洗头环节的照护，避免水流或洗发液进入眼睛、耳朵等部位。注意根据婴幼儿年龄、性格、活动能力等方面的差异选择不同的照护方法，可以指导 2 岁半以上的幼儿尝试自己清洗颈下、胸部、腹部、上肢、腋下、下肢、腹股沟、会阴等处，照护者帮助清洗后颈、背部、臀部、下肢、脚窝脚踝等处。

二、婴幼儿身体清洁的注意事项

① 沐浴前要先观察婴幼儿的身体状况和精神状态，如果皮肤有破损、情绪不佳、哭闹太多则不适合进行沐浴。

② 沐浴一定要在婴幼儿进餐前后 1 小时以上才能实施。

---

① 李立新，龚长兰. 婴幼儿回应性照护［M］. 北京：中国人口出版社，2022.

③ 盆浴和淋浴的方式不同，需要提前准备相应的环境和用品。

④ 沐浴过程中水温的调节要保持恒定。

⑤ 洗头时要提醒婴幼儿闭眼、低头，过于爱动的婴幼儿可提前为其戴好防水浴帽。

⑥ 为了保护婴幼儿娇嫩的肌肤，要选用 pH 值呈中性的婴儿沐浴露。

⑦ 沐浴前后穿脱衣物一定要快，避免婴幼儿受凉感冒。

三、婴幼儿身体清洁的回应性照护要点

① 通过绘本故事让婴幼儿了解身体清洁的重要性。

② 沐浴前一定要先观察婴幼儿的情绪状态，如果太过紧张或害怕应先想办法缓解情绪，比如讲故事、放音乐等。

③ 沐浴中可以用亲切的语言表述过程，动作应轻柔，并创造愉快的氛围。

④ 沐浴结束后，引导幼儿体会身体干净清爽的舒适感，引导其学习用语言表达，例如，"哇，宝贝真香，感觉很舒服，是不是？宝宝，照照镜子，看看自己是不是更漂亮啦？"

⑤ 关注每个婴幼儿的表现，给予鼓励和个别指导，帮助其养成良好的沐浴习惯。

任务实施

任务分析：照护者应全程陪同帮助婴幼儿进行沐浴。针对婴幼儿沐浴过程中时常出现的问题，照护者应掌握正确的沐浴方法，关注每个婴幼儿的表现，敏感回应婴幼儿。

任务操作：盆浴照护

1. 准备工作

① 环境准备：平整的操作台、沐浴设施、热水器、适宜的室温。

② 物品准备：婴幼儿专用浴盆、水温计、体重秤、婴幼儿洗发露、沐浴露、润肤露、纱布巾1条、浴巾2条、小毛巾2条、干净衣物、纸尿裤、棉签、卫生纸、垃圾桶。

③ 照护者准备：摘取饰物，修剪指甲，清洁双手。

④ 婴幼儿准备：情绪稳定，进餐后1小时以上。

2. 实施步骤

（1）引导婴幼儿做好沐浴前准备

① 浴盆内备好 37~39℃温水，内铺大浴巾以防滑。调试水温，可用水温计测量，备水时水温稍高 2~3℃。

② 将婴幼儿抱上操作台，为其脱去衣服（图4-34），保留纸尿裤。

③ 露出全身，检查皮肤。

④ 裹上浴巾，根据需要测量体重和身高。

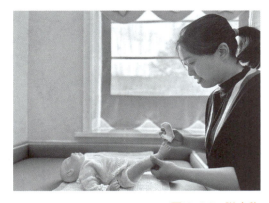

图 4-34　脱衣物

（2）洗脸

① 将洗脸的小毛巾浸入温水中，拧至不滴水，对折两次，呈近似正方形。

② 用小毛巾两个角从眼角内侧向外分别擦拭婴幼儿眼部。

③ 用小毛巾的另外两个角分别清洗鼻孔下方、口周。

④ 换毛巾一面，清洗前额、脸颊。

⑤ 换毛巾另一面，清洗外耳道、耳郭及耳后（图4-35 和图4-36）。

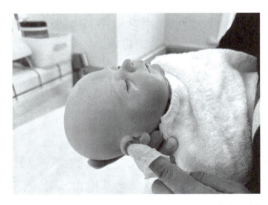

图 4-35　清洗耳郭

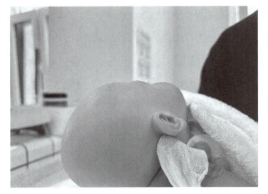

图 4-36　清洁耳背

（3）洗头

① 以橄榄球式抱姿（图4-37），将婴幼儿的身体夹在照护者的腰侧，掌心托住婴幼儿的头、颈，确保其安全。

② 先将手打湿，用少许水轻拍婴幼儿的头顶，使其先适应水温，然后按压适量洗发露，并在手上揉搓起泡。

③ 用指腹轻轻按压清洗婴幼儿的头顶、后脑勺（图4-38）。

④ 用纱布巾蘸水冲洗掉头发上的泡沫，并用拧干的纱布巾擦干头发。

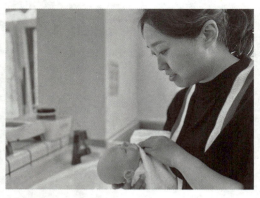

图 4-37　橄榄球式抱起

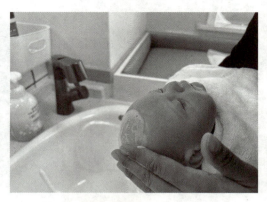

图 4-38　指腹轻压清洗头顶

（4）入盆

洗完头面部后，去掉浴巾和尿布，照护者左手握住婴幼儿左肩及腋窝，使其头颈部枕在照护者左臂上，右手握住婴幼儿左腿近腹股沟处，轻轻将婴幼儿（臀部先着盆）放入铺有浴巾的浴盆中，在婴幼儿胸腹部盖一块小毛巾。

（5）洗前身

①照护者保持左手握持，松开右手，使婴幼儿头部微微后仰，用清水打湿其上身，先清洗，后涂抹浴液。

②按照由上而下的顺序，依次清洗颈下、胸部、腹部、上肢、腋下、肘窝、下肢、腹股沟、会阴等处，边洗边冲净浴液。皮肤褶皱处是清洁的重点。

（6）洗后背

用右手握住婴幼儿左肩及腋窝，使其头颈部伏于照护者右手臂上，呈前倾姿势，左手依次清洗婴幼儿后颈、背部、臀部、下肢等部位，边洗边冲净浴液。

（7）出盆

沐浴完成后，让婴幼儿保持仰卧位，照护者左手握住婴幼儿左肩及腋窝，使其头颈部枕在照护者左臂上，右手握住婴幼儿左腿近腹股沟处，将其抱出浴盆（图4-39），放在铺有干净浴巾的操作台上。用浴巾包裹婴幼儿全身，擦干头发及身体，尤其注意耳后及皮肤皱褶处。

（8）浴后护理

①从头到脚依次涂抹润肤露。

②用棉签轻轻擦拭眼部、外耳道及鼻部分（图4-40）。

（9）穿衣

换好纸尿裤，穿好衣服，安置好婴幼儿。

（10）整理环境

照护者整理清洁用品并归位。

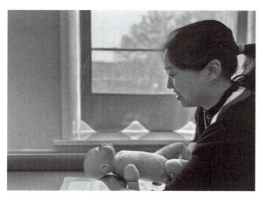

图 4-39　出盆

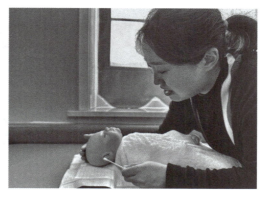

图 4-40　浴后护理

任务评价

本任务相关评价见表 4-18 和表 4-19。

表 4-18　婴幼儿盆浴照护评估表

项目		主要内容	回应性照护要点	是否做到
准备工作	环境准备	平整的操作台、沐浴设施、热水器、适宜的室温		□是 □否
	物品准备	婴幼儿专用浴盆、水温计、体重秤、婴幼儿洗发露、沐浴露、润肤露、纱布巾 1 条、浴巾 2 条、小毛巾 2 条、干净衣物、纸尿裤、棉签、卫生纸、垃圾桶		□是 □否
	照护者准备	摘取饰物，修剪指甲，清洁双手		□是 □否
	婴幼儿准备	情绪稳定，进餐后 1 小时以上		□是 □否
实施步骤	引导婴幼儿做好沐浴前准备	1. 浴盆内备好 37~39℃温水，内铺大浴巾以防滑 2. 将婴幼儿抱上操作台，为其脱去衣服，保留纸尿裤 3. 露出全身，检查皮肤 4. 裹上浴巾，根据需要测量体重和身高	脱衣物动作轻柔，辅以语言描述整个准备过程	□是 □否
	洗脸	依次清洗眼部、鼻部、前额、脸颊、耳部	动作轻柔，语言互动	□是 □否

续表

项目		主要内容	回应性照护要点	是否做到
实施步骤	洗头	试水温后揉开洗发露，用指腹轻轻按压清洗婴幼儿的头顶、后脑勺，用纱布巾冲洗并擦干头发	动作轻柔，语言互动	□是 □否
	入盆	左手握住婴幼儿左肩及腋窝，使其头颈部枕在照护者左臂上，右手握住婴幼儿左腿近腹股沟处，将其放入铺有浴巾的浴盆中	臀部先着盆，动作轻柔，语言互动	□是 □否
	洗前身	依次清洗颈下、胸部、腹部、上肢、腋下、肘窝、下肢、腹股沟、会阴等处		□是 □否
	洗后背	用右手握住婴幼儿左肩及腋窝，左手依次清洗婴幼儿后颈、背部、臀部、下肢等部位		□是 □否
	出盆	左手握住婴幼儿左肩及腋窝，右手握住婴幼儿左腿近腹股沟处，将其抱出浴盆，放在铺有干净浴巾的操作台上，用浴巾包裹婴幼儿全身，擦干头发及身体，注意耳后及皮肤皱褶处	动作轻柔，语言互动	□是 □否
	浴后护理	从头到脚依次涂抹润肤露，用棉签擦拭眼部、外耳道及鼻部		□是 □否
	穿衣	更换纸尿裤，穿好衣服，安置好婴幼儿		□是 □否
	整理环境	照护者整理清洁用品并归位		□是 □否

表 4-19　盆浴照护任务评价表

评价内容	自我评价	小组互评	教师评价
课堂活动参与度	☆☆☆☆☆	☆☆☆☆☆	☆☆☆☆☆
小组活动贡献度	☆☆☆☆☆	☆☆☆☆☆	☆☆☆☆☆
工作任务完成度	☆☆☆☆☆	☆☆☆☆☆	☆☆☆☆☆

知识拓展

"三浴"锻炼[①]

"三浴"即空气浴、日光浴和水浴。"三浴"锻炼是指利用自然界的空气、阳光、水

---

① 母婴照护标准化丛书课题组.婴幼儿照护手册.广州：中山大学出版社，2021：46-47.

对婴幼儿所进行的体格锻炼。

一、空气浴

空气浴是一种简单易行的皮肤锻炼方法，指利用气温和人体皮肤表面温度之间的差异作为刺激来锻炼身体的一种方法。温差可使婴幼儿交感神经反应更活跃，可锻炼婴幼儿呼吸器官的适应能力，增强心脏活动耐力，增强婴幼儿适应外界气温变化的能力。空气浴不受地区、季节和物质条件等的限制，可根据不同地区、不同季节灵活安排。健康的婴儿出生后即可进行。

二、日光浴

日光中有两种对人有益的光线：一种是红外线，可促进血液循环和新陈代谢，进而促进婴幼儿的生长发育；另一种是紫外线，除具有杀菌、提高皮肤防御能力的作用外，还可促进机体对钙、磷的吸收，预防佝偻病的发生，并防止贫血的发生。因此，幼儿需适当进行日光浴。日光浴适用于1岁以上幼儿，通常与空气浴结合进行，可先进行空气浴，再进行日光浴。进行日光浴的场所应通风良好且无强风。如果树荫下温度超过30℃，可利用散射光和反射光进行日光浴，不宜进行直晒的日光浴。一般先晒背部，再晒身体两侧，最后晒胸腹部。从每侧晒半分钟开始，逐渐增加。每次日光浴时间宜为20~30分钟。在日光浴过程中，注意观察幼儿的反应，如幼儿出现头晕、头痛、脉搏增快、出汗过多、体温上升或神经兴奋等情况应立即停止。日光浴后注意及时补充水分。

三、水浴

水浴是利用水的温差和水的机械作用对身体进行刺激以达到锻炼的目的。水的刺激可增强机体体温调节中枢的反应能力，也可促进血液循环，增强机体对环境温度变化的适应能力。水浴包括温水浴、擦浴、淋浴和游泳，水浴锻炼可从温水逐渐过渡到冷水。不同年龄及体质的婴幼儿可以选择不同的水浴方法。温水浴可提高婴儿皮肤对冷热温度变化的适应能力，新生儿脐带脱落后即可进行温水浴。擦浴适用于7个月以上的婴儿。婴儿游泳可刺激其身体各系统发育，尤其是大脑、骨骼和肌肉的发育。水的浮力及水波的拍打可对婴儿外周血管起按摩作用，能提高心脏功能，增加肺活量，增强食欲，提高消化吸收能力；还能促进婴儿大脑对外界环境的反应能力、应激能力。因此，可从小训练婴儿游泳，但需注意应有成人在一旁照顾。淋浴适用于3岁以上的幼儿，是一种较强烈的锻炼方式，效果比擦浴好。淋浴结束后可以根据婴儿身体状况适当进行抚触。抚触是实现皮肤锻炼的一种方式，可刺激婴儿皮肤触觉，有利于增强循环系统、呼吸系统、消化系统功能，有利于肢体肌肉的放松与活动的协调。另外，婴儿抚触也是父母与婴儿之间最好的交流方式。抚触可以从新生儿期开始，可在婴儿洗澡后进行；抚触时保持房间温度适宜；抚触频率建议每日1~2次，每次10~15分钟；抚触力度可逐渐增加，以婴儿舒适配合为宜。

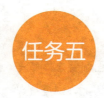

任务五　婴幼儿二便照护

情境案例

情境 1：托育机构乳儿班里，赵老师一边跟旁边的李老师说着中午的工作安排，一边为 7 个月的睿睿换纸尿裤。她动作利索，迅速地解开脏的纸尿裤扔到了垃圾桶里，又迅速地为睿睿换上新的纸尿裤，动作一气呵成，用了不到 1 分钟的时间就完成了。

情境 2：10 个月的西西和 9 个月的笑笑坐在地上敲打着音乐鼓玩，王老师在旁边观察着他俩。突然她发现西西表情凝重，小脸微红，于是来到西西身边，抱起西西，微笑着问："是不是拉臭臭啦？老师带你去换纸尿裤。"王老师把西西抱到操作台，一边解开纸尿裤，一边温柔地说："西西真的拉臭臭了。老师马上给你换个新的，让你舒舒服服的。"王老师仔细地用湿巾给西西擦拭屁股上的便便，又把他抱到洗便盆清洗臀部，最后更换新的纸尿裤。在换纸尿裤时，西西眼睛追随着王老师，偶尔发出"嗯嗯、啊啊"的声音，好像在回应着她。

以上两个情境中的照护者和婴儿的内心感受都是大相径庭的。这两种照护方式有什么区别？应选择哪种照护方式，为什么？照护者应该怎样为婴幼儿进行二便照护呢？完成表 4-20。

表 4-20　二便照护工作表单

岗位工作任务： 　婴幼儿二便照护	实施地点： ＿＿＿＿＿	实施时间： ＿＿＿＿＿	设备、物品： ＿＿＿＿＿
1. 结合案例分析两位照护者在给婴儿更换纸尿裤时最大的不同点是什么。 情境 1 中的照护者：＿＿＿＿＿＿＿＿＿＿＿＿＿＿＿＿＿＿＿＿＿＿＿＿＿ 情境 2 中的照护者：＿＿＿＿＿＿＿＿＿＿＿＿＿＿＿＿＿＿＿＿＿＿＿＿＿ 2. 什么时候该给婴幼儿更换纸尿裤？			

续表

3. 给婴儿更换纸尿裤有哪些步骤？

4. 给婴儿更换纸尿裤应注意哪些事项？

5. 在给婴儿更换纸尿裤的过程中应如何与婴儿互动？

任务描述

　　此项任务将围绕婴幼儿二便照护展开，涉及如何识别婴幼儿的二便需求、二便照护的方法和技能。在此项任务中，照护者需要掌握为婴幼儿更换纸尿裤、便后清洁的操作流程及回应性照护的要点，能敏感回应婴幼儿的身心需求，为其实施二便照护。

任务准备

　　纸尿裤因其安全性、方便性和舒适性，被广泛使用，宜为婴幼儿选择透气性强、吸水性好、表层干爽的纸尿裤。但长时间穿戴纸尿裤不及时更换，局部潮湿和尿液中的盐分会刺激婴幼儿臀部娇嫩的皮肤，引起尿布疹，使皮肤发红甚至溃烂。尤其是婴幼儿在排大便后，更应及时清洁婴幼儿臀部，更换纸尿裤。建议较小婴幼儿约每 2 小时更换一次，较大婴幼儿可 3~4 小时更换一次。照护者应关注婴幼儿的排便情况，敏感察觉婴幼儿的需求并及时回应。随着婴幼儿体型的变化，照护者应为婴幼儿更换纸尿裤型号。

一、婴幼儿二便照护的方法

（一）识别需求

当婴幼儿长时间穿戴潮湿的或已被大便污染的纸尿裤时，因不舒服，往往会哭泣，但哭声不会很大，节奏也较慢。有的婴幼儿不会哭闹，但身体会不安地扭动。有的婴幼儿在拉大便时也会有表情变化，例如表情凝重、脸色微红，憋气使劲。因此，照护者要敏感察觉婴幼儿的生理需求，及时捕捉到相关信号，同时也要通过观察纸尿裤的尿显线或气味，掌握更换纸尿裤的时机。

（二）更换纸尿裤

为婴幼儿更换纸尿裤时，应确保环境干净、整洁、安全、温湿度适宜。照护者修剪指甲、清洁双手、态度温和。准备好干净的纸尿裤、湿纸巾、隔尿垫、护臀霜、消毒剂等所需用品，并放置于伸手可及的地方。换下的纸尿裤应卷包好，丢进有盖子的垃圾桶，并及时处理。最后应对尿布台进行消毒，减少细菌滋生。

照护者清洁并温暖双手，铺好隔尿垫，让婴幼儿平躺在隔尿垫上，态度温和地告知婴幼儿要为其更换纸尿裤，并在整个过程中与其互动，努力取得婴幼儿的配合，使其参与到照护任务中来。要用不含酒精的湿巾从前向后为婴幼儿擦拭臀部，观察并记录其臀部情况，必要时为其涂抹护臀霜。更换好纸尿裤后，要确认腰部的松紧度是否合适，大腿根部防漏折边是否整理恰当。

当幼儿能行走自如，可以穿戴幼儿成长裤，当能听懂指令后，照护者可以引导其自行完成二便过程中力所能及的事情，例如，拿取新的纸尿裤、自己脱下纸尿裤等。通过让幼儿主动参与照护任务，培养其自我意识和自理能力。

（三）清洁臀部

婴幼儿大便后，照护者应及时为其清洁臀部，更换纸尿裤。照护者应注意观察婴幼儿的排便情况是否正常，并记录下来。要用温水及时清洗臀部残留粪便，清洗时要从前往后清洗，女婴要注意避免粪便污染尿道和阴道，男婴应注意清洁阴茎根部和阴囊的褶皱处。清洗后，用毛巾擦干臀部，换上干净的纸尿裤。

二、婴幼儿二便照护的注意事项

① 动作要连贯、熟练，尽量减少操作时间，预防婴幼儿感冒。
② 动作轻柔，避免婴幼儿受到不必要的伤害。

③ 注意观察婴幼儿排便情况及臀部皮肤情况，并做好记录。

④ 解开纸尿裤时，撕开的粘贴要反粘在纸尿裤上，避免粘到婴幼儿的皮肤。

⑤ 清洁臀部时，要从前往后清洁。

⑥ 注意纸尿裤不能盖住婴幼儿脐部，避免脐部潮湿，引发炎症。包裹纸尿裤前片时，男婴要用手轻轻往下按住阴茎，防止尿液向上渗出，污染脐部。

⑦ 纸尿裤腰围松紧度不宜过紧或过松，大约两指为宜。整理防漏折边，防止侧漏。

⑧ 照护过程中一定要注意安全，绝不可将婴幼儿单独留在尿布台，以免发生跌落。

⑨ 如果婴幼儿腹泻或照护者手上有伤口时，必须佩戴手套进行操作。

⑩ 每次更换纸尿裤前检查并确保尿布台干净卫生，操作完毕后，要注意清洁和消毒。

三、婴幼儿二便照护的回应性照护要点

① 敏感察觉婴幼儿发出的需求信号并及时做出回应，注意观察了解婴幼儿的二便习惯和规律。

② 通过微笑的表情、温柔的声音和轻柔的动作让婴幼儿感受到爱和安全，并把注意力集中在换纸尿裤以及与婴幼儿的互动上。

③ 态度温和，可以与婴幼儿谈论每一步要做的事情，取得其配合。例如，"现在要脱下裤子咯，宝宝要抬起小屁屁。宝宝真配合！""洗完屁屁，好干净，好舒服啊！"

④ 通过引导婴幼儿参与照护任务，有意识地培养婴幼儿的自我意识和自理能力。

任务实施

任务分析：照护者要敏感察觉婴幼儿发出的二便信号并及时回应，在为婴幼儿更换纸尿裤、进行便后清洁时，要积极地与婴幼儿互动，方法正确、动作熟练地进行二便照护。

任务操作一：为婴幼儿更换纸尿裤

1. 准备工作
① 环境准备：尿布台、洗便盆已清洁、消毒，温湿度适宜。

②物品准备：隔尿垫、纸尿裤、湿巾（不含酒精等刺激性成分）、护臀霜、棉签、消毒液。

③照护者准备：摘取饰物，修剪指甲，清洁双手，铺好隔尿垫，备好物品，温暖双手。

④婴幼儿准备：情绪稳定。

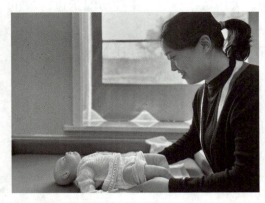

图 4-41 互动并脱去裤、袜

2. 实施步骤

（1）更换纸尿裤

①告知婴幼儿即将为其更换纸尿裤。

②将婴幼儿抱上尿布台，脱去裤、袜（图 4-41）。

③脱掉脏纸尿裤（图 4-42）。

解开纸尿裤粘贴，将粘贴合上，以免粘到婴幼儿皮肤。照护者一手抓提婴幼儿两脚踝，使其屁股略微抬高，注意不要将其臀部抬得过高，以免损伤脊椎，另一手抽出脏的纸尿裤，放平婴幼儿后，将脏的纸尿裤包卷好并粘上粘贴，丢进垃圾桶。

④清洁婴幼儿臀部。

用湿巾擦拭婴幼儿臀部（图 4-43），清洁方法见"任务操作二：便后清洁"。将用过的湿巾丢进垃圾桶。

⑤更换新纸尿裤。

抓提婴幼儿两脚踝，轻轻抬高臀部，把干净的纸尿裤有粘贴的一端垫在婴幼儿臀部下方，铺平（图 4-44）。如有需要，均匀抹上护臀霜。包裹纸尿裤前片时，男婴要用手轻轻往下按住阴茎。两侧粘贴左右对称贴上，确认纸尿裤腰围松紧度，两指为宜（图 4-45）。

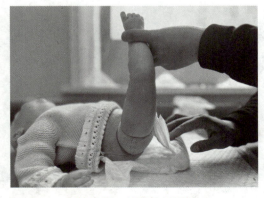

图 4-42 微抬臀部，抽取脏纸尿裤

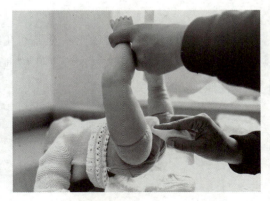

图 4-43 擦拭臀部

⑥ 整理防漏折边。

用手指理顺大腿内侧，拉好防漏折边，避免渗漏（图 4-46）。

⑦ 将婴幼儿衣物穿戴整齐后安排其休息或做游戏（图 4-47）。

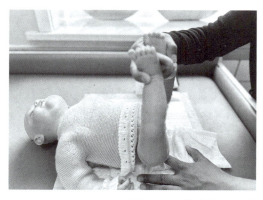

图 4-44　换上新纸尿裤

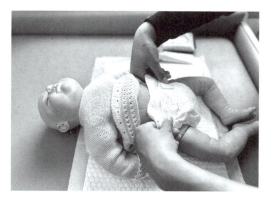

图 4-45　确认腰围松紧适宜

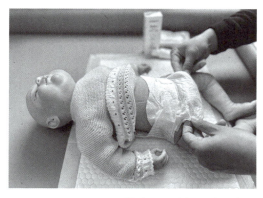

图 4-46　检查大腿内侧，防止渗漏

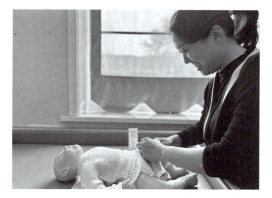

图 4-47　整理衣物

（2）整理环境

清洁、消毒尿布台，整理归位物品，清洗双手。

任务操作二：便后清洁

1. 准备工作

① 环境准备：尿布台、洗便盆已清洁、消毒，温湿度适宜。

② 物品准备：浴巾、小毛巾、隔尿垫、纸尿裤、湿巾（不含酒精等刺激性成分）、护臀霜、棉签、消毒液。

③ 照护者准备：摘取饰物，修剪指甲，洗净双手，铺好隔尿垫，备好物品，温暖双手。

④ 婴幼儿准备：情绪稳定。

2. 实施步骤

（1）为婴幼儿清洁臀部

① 告知婴幼儿即将为其进行臀部清洁。

② 将婴幼儿抱上尿布台，脱去裤、袜。

③ 擦拭清洁臀部。

解开纸尿裤粘贴，一手抓提婴幼儿两脚踝，另一手先用纸尿裤前片干净的部分自上而下地擦拭一遍，然后向内折好，垫在屁股下面。用湿巾擦拭臀部。女婴从前往后擦拭臀部。男婴注意清洁阴茎根部和阴囊褶皱处。将脏的湿巾、脏的纸尿裤包卷好并粘上粘贴，丢弃。

④ 清洗臀部。

备好热水，用手背试温，水温合适后，将婴幼儿放进洗便盆，从前往后清洗臀部。

⑤ 擦干身体。

清洗完毕，将婴幼儿抱到尿布台上，用浴巾将身体和双脚擦干。必要时涂抹护臀霜。

（2）更换新的纸尿裤

为婴幼儿更换新的纸尿裤，穿戴好衣物。安排婴幼儿休息或做游戏。

（3）整理环境

清洁、消毒洗便盆和尿布台，整理归位物品，清洗双手。

任务评价

本任务相关评价见表4-21至表4-24。

表4-21　更换纸尿裤评估表

项目		主要内容	回应性照护要点	是否做到
准备 工作	环境准备	尿布台、洗便盆已清洁、消毒，温湿度适宜		□是 □否
	物品准备	隔尿垫、纸尿裤、湿巾（不含酒精等刺激性成分）、护臀霜、棉签、消毒液		□是 □否
	照护者 准备	摘取饰物，修剪指甲，清洁双手，铺好隔尿垫，备好物品，温暖双手		□是 □否
	婴幼儿 准备	情绪稳定	敏感察觉并及时 回应婴幼儿需求	□是 □否

续表

项目		主要内容	回应性照护要点	是否做到
实施步骤	更换纸尿裤	1. 告知婴幼儿即将为其更换纸尿裤	态度温和，与婴幼儿积极互动，取得其配合，并使其感受到爱和安全	☐是 ☐否
		2. 将婴幼儿抱上尿布台，脱去裤、袜		☐是 ☐否
		3. 脱掉脏纸尿裤：解开纸尿裤，抓提脚踝，抽出纸尿裤，包好丢弃		☐是 ☐否
		4. 清洁臀部：用湿巾擦拭臀部，女婴从前往后擦，男婴清洁生殖器		
		5. 更换新纸尿裤：抓提脚踝，微抬臀部，将新的纸尿裤有粘贴的一端铺平，垫于臀下。必要时涂抹护臀霜。贴好粘贴，腰围松紧约2指		☐是 ☐否
		6. 整理防漏折边		☐是 ☐否
		7. 将婴幼儿衣物穿戴整齐后安排其休息或做游戏		☐是 ☐否
	整理环境	1. 清洁、消毒尿布台 2. 整理归位物品 3. 清洗双手		☐是 ☐否

表4-22　更换纸尿裤任务评价表

评价内容	自我评价	小组互评	教师评价
课堂活动参与度	☆☆☆☆☆	☆☆☆☆☆	☆☆☆☆☆
小组活动贡献度	☆☆☆☆☆	☆☆☆☆☆	☆☆☆☆☆
工作任务完成度	☆☆☆☆☆	☆☆☆☆☆	☆☆☆☆☆

表4-23　便后清洁评估表

项目		主要内容	回应性照护要点	是否做到
准备工作	环境准备	尿布台、洗便盆已清洁、消毒，温湿度适宜		☐是 ☐否
	物品准备	浴巾、小毛巾、隔尿垫、纸尿裤、湿巾（不含酒精等刺激性成分）、护臀霜、棉签、消毒液		☐是 ☐否
	照护者准备	摘取饰物，修剪指甲，清洁双手，铺好隔尿垫，备好物品，温暖双手		☐是 ☐否

续表

项目		主要内容	回应性照护要点	是否做到
准备工作	婴幼儿准备	情绪稳定	敏感察觉并及时回应婴幼儿需求	□是 □否
实施步骤	清洁臀部	1. 告知婴幼儿即将为其进行臀部清洁	态度温和，与婴幼儿积极互动，取得其配合，并使其感受到爱和安全	□是 □否
		2. 将婴幼儿抱上尿布台，脱去裤、袜		□是 □否
		3. 擦拭清洁臀部：解开纸尿裤，抓提脚踝，用纸尿裤前片擦拭一遍后，将其内折，垫于臀下，用湿巾擦拭臀部。女婴从前往后擦，男婴清洁生殖器		□是 □否
		4. 清洗臀部：备好热水，手背试温，将婴幼儿放进洗便盆，从前往后清洗臀部		□是 □否
		5. 擦干身体：将婴幼儿抱到尿布台，用浴巾将身体、双脚擦干。必要时涂抹护臀霜		□是 □否
	更换新的纸尿裤	1. 抓提脚踝，微抬臀部，将纸尿裤有粘贴一端铺平，垫于臀下；贴好粘贴，腰围松紧约2指；整理防漏折边		□是 □否
		2. 为婴幼儿穿戴好衣物，安排婴幼儿休息或做游戏		□是 □否
	整理环境	1. 清洁、消毒洗便盆和尿布台 2. 整理归位物品 3. 清洗双手		□是 □否

表 4-24　便后清洁任务评价表

评价内容	自我评价	小组互评	教师评价
课堂活动参与度	☆☆☆☆☆	☆☆☆☆☆	☆☆☆☆☆
小组活动贡献度	☆☆☆☆☆	☆☆☆☆☆	☆☆☆☆☆
工作任务完成度	☆☆☆☆☆	☆☆☆☆☆	☆☆☆☆☆

知识拓展

0—3岁婴幼儿大小便特点

婴幼儿的新鲜尿液几乎是无色透明的，并带有一种淡淡的芳香，放置一段时间后，因尿素分解为氨，才出现较明显的氨臭。尿液的颜色会随着饮水量的变化而有深有浅。饮水多，尿量多，颜色就淡；饮水少，尿量少，颜色就深。年龄越小，热能和水代谢越活跃，膀胱储尿机能差，神经系统对排尿的控制与调节功能差，肾脏对尿的浓缩功能也较弱，所以婴儿每天排尿的次数很多。排尿的次数也会随季节、气候而变化。天气热，出汗多，小便次数就会减少；天气凉爽，或湿度大的时候，体内水分主要通过小便排出，小便的次数则会增加。

新生儿一般在出生10~12小时后会排出黏稠、墨绿色的胎便。胎便一般在出生后2~3天排清。有的新生儿胎粪排出迟缓，会使黄疸加重。胎便排出后，婴儿的粪便逐渐变成黄色。由于喂养的食物不同，大便形状也不一样。母乳喂养的婴儿粪便通常为黄色、软膏样，均匀一致，带有酸味，每日排便次数2~6次不等。人工喂养的婴儿粪便为淡黄色或土灰色、硬膏样，常混有灰白色的"奶瓣"，并带有难闻的粪臭味，每日1~2次。添加辅食后，大便次数会较少，1岁以上的幼儿大便次数逐渐减至每日1次。若饮食结构不合理，或者平时饮水过少，会导致婴幼儿便秘。由于代谢废物不能及时排出体外，易致婴幼儿腹痛、腹胀，食欲不振，而长期厌食可使婴幼儿营养不良，生长发育迟缓。

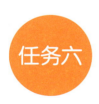

任务六　幼儿如厕指导

情境案例

贝贝已经2岁1个月了，可以较长时间保持纸尿裤干爽，而且能够较好地理解老师的简单指令。张老师想趁着夏天来临，帮助贝贝摆脱纸尿裤，培养他自主如厕的习惯。刚开始脱掉纸尿裤的贝贝在大小便前都会站在原地一动不动，还会经常尿湿裤子。张老师并没有因此批评他或表现出不耐烦，而是在他尿湿裤子后，一边帮他换裤子，一边温柔地告诉他，下次想小便了可以告诉老师。张老师在工作中也更加细心地注意观察贝贝，会主动问他要不要小便。有一天，在玩积木的时候，张老师发现贝贝突然愣住不动，眼睛看着她，她马上带着贝贝去厕所小便，并鼓励他："贝贝真棒，可以来马桶小便了，下次想要小便了，用小嘴巴告诉老师，好不好。"贝贝说了声"好"。过了1小时，张老师发现贝贝大腿夹得紧紧的，马上跑了过去询问。贝贝着急地喊："我要小便。"张老师马上表扬了贝贝，并带他去了厕所。这是贝贝脱掉纸尿裤之后第一次主动说出自己的如厕需求，自那以后，贝贝会更加主动地表达自己的如厕意愿，尿湿裤子的次数也越来越少了。又过了1个月，贝贝已经很少尿湿裤子，并有了自己去厕所大小便的意识和行为。看到他的进步，张老师欣慰地笑了。

　　结合案例分析张老师是如何帮助贝贝脱离纸尿裤、指导他自主如厕的，何时可以开始引导幼儿自主如厕，托育机构的照护者在幼儿如厕指导过程中如何进行回应性照护，完成表4-25。

表4-25　幼儿如厕指导工作表单

岗位工作任务： 　幼儿如厕指导	实施地点： 	实施时间： 	设备、物品：
1. 结合案例分析如何把握幼儿如厕学习时机。 2. 结合案例分析照护者应如何指导幼儿如厕。 3. 指导幼儿如厕时应注意什么？ 4. 幼儿如厕指导中的回应性照护要点有哪些？			

任务描述

　　此项任务将围绕幼儿如厕指导展开，涉及指导幼儿自主如厕的时机、幼儿如厕指导的方法和回应性照护的要点。在此项任务中，照护者需要敏感察觉幼儿的如厕需求，把握指导幼儿自主如厕的时机，并通过指导幼儿如厕，帮助其脱离纸尿裤，培养幼儿如厕的自理能力，并逐步养成规律大小便的习惯。

任务准备

学习自主如厕是幼儿成长过程中的一个重要阶段，是其开始认识自己的身体并学会控制自己身体的关键期。每个孩子的生长和发育情况都不太一样，所以对幼儿进行如厕指导，不一定要按照具体的年龄或者时间来进行，而应根据其身心发展的具体情况来进行。如厕指导不仅可以让幼儿学会自己上厕所，培养自理能力，还有利于幼儿自主意识的发展，良好卫生习惯的养成。照护者通过观察幼儿了解其是否做好了自主如厕的身心准备，不失时机地引导幼儿如厕。

一、幼儿如厕指导的方法

（一）幼儿如厕指导的时机

开始进行幼儿如厕指导的时机很重要，过早或过晚都会影响自主如厕的学习效果。一般而言，2岁左右是幼儿学习如厕的最佳时机，因为此时幼儿大脑神经系统已经发育较成熟，开始对充盈的膀胱、直肠有反应，会有需要排便的感觉，并且会通过语言、动作或者其他方式表达自己的感觉。照护者要细心观察幼儿的行为，出现以下迹象可能表明幼儿已做好自主如厕的身心准备：

①可以2小时以上保持纸尿裤的干爽，午睡以后没有尿湿等。

②有了比较稳定的如厕习惯，排便时间比较有规律。

③在需要排泄前会有一些面部表情或肢体动作。

④能听懂成人的话，了解一些简单如厕用语，比如知道"粑粑""尿"等的意思，并且根据简单的指令做出动作。

⑤可以自己走到卫生间，能够自己拉上或拉下裤子。

⑥表现出独立的意愿，想要自己完成事情。

⑦喜欢模仿大人或其他孩子的动作，例如，有时会模仿家长的如厕动作。

⑧纸尿裤湿了或脏了的时候，会很不自在，想要把它拿出来。

如果幼儿出现以上大部分描述的情况，就说明他的大脑控制能力、语言能力、动作协调能力已经发展到合适的阶段，可以进行如厕学习了。学习如厕最好选择在夏季，此时穿脱裤子较容易，也便于照护者进行幼儿便后清洁或衣物清洗。

（二）指导幼儿使用便盆

在使用马桶前，幼儿可以先学习使用便盆。照护者可以像介绍新玩具一样用亲和的语言向幼儿介绍便盆，让幼儿通过用眼睛观察、用手触摸等方式来熟悉便盆，鼓励其每天在便盆上坐一坐。开始时甚至可以不脱纸尿裤或裤子，逐渐过渡到脱裤子、取掉纸尿裤坐在便盆上，还可把纸尿裤上的粪便放入便盆内，指给幼儿看，使其逐渐理解便盆的概念和用途。

引导幼儿学会用语言表达排便需求，例如，学习说"我要小便""我要大便"。当幼儿表示有便意时，照护者应立即带其到便盆处去排便。在排便时，可以通过"嘘-嘘"声诱导幼儿排小便，"嗯-嗯"声诱导幼儿排大便。对幼儿良好的排便行为，照护者应给予及时的鼓励，以增强其自信心。顺利排便后，指导幼儿自己穿脱裤子，便后洗手。

（三）指导幼儿使用马桶

当幼儿能自己走到厕所，并能用语言或肢体动作等表达自己的如厕意愿时，照护者可指导幼儿使用马桶进行如厕。照护者可以先示范正确的姿势，让幼儿进行模仿，也可以让后学习者观察、模仿已能自主如厕幼儿的如厕过程。在如厕过程中，照护者应全程陪伴，耐心指导，使其能放松心情，顺利排便，并了解马桶的坐垫圈、冲水阀等部件及使用方法，学习自己穿脱裤子，便后洗手。

幼儿如厕技能的学习有时会出现退步的现象，即幼儿已经学会自主如厕，突然又频繁尿裤子，或者拉在裤子里。这是由于幼儿神经系统、泌尿系统的发育尚未成熟或因其他生理或心理原因，暂时性出现这种现象。照护者要合理对待幼儿如厕行为的退步现象，尝试找出该现象出现的原因，对症下药，帮助其巩固如厕技能。

二、幼儿如厕指导的注意事项

① 每次小便的时间为 1~2 分钟，大便时间为 5 分钟左右，不宜过长。

② 如果幼儿不愿意坐便盆，不应强迫，也不要用玩具或其他东西引诱，可以隔一段时间后再尝试。

③ 注意如厕时穿脱衣裤、洗手等相关技能的学习和良好卫生习惯的培养。

④ 照护者应全程陪伴，避免幼儿在如厕过程中发生意外。

⑤ 准备好备用的衣物，以便幼儿尿湿裤子后能及时更换。

⑥ 积极取得家庭的支持和配合，使其与托育机构照护者的态度及做法都保持一致。

三、幼儿如厕指导的回应性照护要点

① 细心观察幼儿的行为，了解幼儿排便习惯，把握好指导幼儿自主如厕的时机。

② 可以给幼儿看相关图片、绘本，讲故事，示范正确的坐姿，也可以与幼儿一起做上厕所的游戏进行学习。

③ 态度温和地对待幼儿如厕学习过程中出现的各种状况，不要生气、责备，更不能惩罚幼儿。

④ 先学习使用便盆排便，可以减少如厕学习的压力，可以培养幼儿较长时间等待尿意的耐心，也可避免期间二便同时发生的处理困扰。

⑤ 幼儿能够自己顺利完成排便过程或有进步时都应给予表扬，让幼儿体会如厕后的舒心。

⑥ 要耐心地等待幼儿成长的过程。幼儿之间存在个体差异，有些幼儿可能学得快，有些幼儿学得慢，不要相互比较。

任务实施

任务分析：细心观察幼儿的身心发展状况，了解其大小便的情况，把握如厕指导的时机。对幼儿进行如厕指导，使其学会正确使用马桶进行排便，并在如厕过程中培养自理能力和良好的卫生习惯。在指导过程中，应关注幼儿的表现，敏感回应幼儿的需求。

任务操作一：指导男童如厕

1. 准备工作

① 环境准备：厕所已清洁、消毒，地面防滑无水渍，温湿度适宜。

② 物品准备：坐式马桶、垃圾桶、洗手液。

③ 照护者准备：摘取饰物，修剪指甲，清洁双手。了解幼儿如厕习惯和如厕需求。

④ 幼儿准备：情绪稳定，已做好如厕学习的身心准备，知道要去厕所如厕。

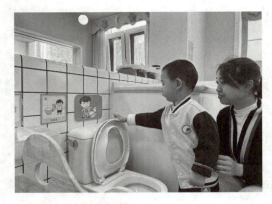

图4-48 拿起马桶盖

2. 实施步骤

（1）指导幼儿如厕

① 将幼儿带到马桶旁介绍马桶圈，示范如何将马桶圈轻轻放下或拿起（图4-48）。

② 指导幼儿用"好棒"的手势将大拇指插入裤腰的两侧，轻轻地将外裤脱下到膝盖（图4-49）。用同样的方法指导幼儿用双手大拇指脱内裤（图4-50）。

③ 引导幼儿手扶阴茎，小腹前挺，调整阴茎角度，对准马桶小便。用听水声、唱歌、欣赏画或聊天等方式安抚及诱导幼儿排尿并将尿液滴干（图4-51）。

④ 引导幼儿穿上裤子：双手大拇指伸入内裤两侧，将内裤拉至腰部。用同样的方法上拉外裤。

⑤ 帮助幼儿将上衣塞到外裤里，整理衣服，检查是否穿好（图4-52）。

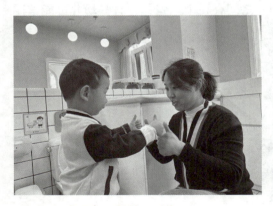

图4-49 指导用"好棒"手势

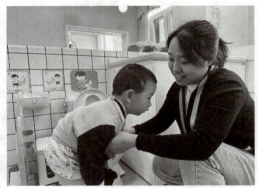

图4-50 脱掉裤子

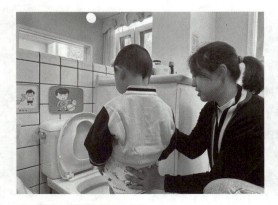

图4-51 辅助引导小便

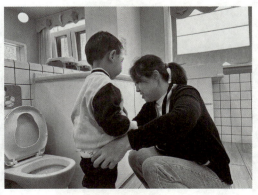

图4-52 帮助幼儿整理好衣物

⑥介绍水阀，引导幼儿按水阀冲水。

⑦提醒幼儿便后洗手。

（2）整理环境

清洁、消毒马桶，照护者清洗双手。

任务操作二：指导女童如厕

1. 准备工作

①环境准备：厕所已清洁、消毒，地面干燥、无水渍，温湿度适宜。

②物品准备：坐式马桶、垃圾桶、抽取式卫生纸、洗手液。将卫生纸放在幼儿易取的地方，将垃圾桶放在马桶边且方便幼儿丢卫生纸的地方。

③照护者与幼儿准备同任务操作一。

2. 实施步骤

（1）指导幼儿如厕

①将幼儿带到马桶旁介绍马桶圈，示范如何将马桶圈轻轻放下或拿起。

②引导幼儿先将裙子拉高，双手大拇指做出"好棒"的手势，伸入内裤两侧，轻轻地将内裤脱至膝盖处（图4-53）。

③引导幼儿在马桶上坐稳。以听水声、唱歌、欣赏图画或聊天等方式安抚及引导幼儿排尿。

④尿完后，示范抽取一张卫生纸并对折2次（图4-54），由前向后擦拭幼儿的外阴部。将用过的卫生纸丢弃到垃圾桶。

⑤引导幼儿扶好马桶圈站起来，将大拇指伸入内裤两侧，将内裤拉至腰部，拉平内裤并整理衣裙（图4-55）。

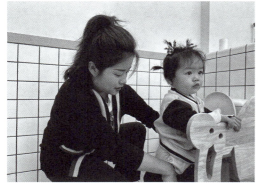

图4-53　帮助幼儿脱下裤子

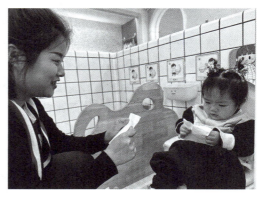

图4-54　坐稳马桶，并指导对折卫生纸

⑥引导幼儿检查马桶圈是否有脏污，取卫生纸对折2次擦拭脏污，将卫生纸再对折，丢弃到垃圾桶（图4-56）。

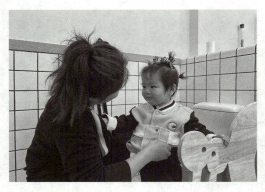

图4-55　帮助幼儿整理衣服

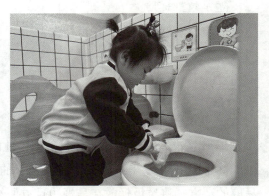

图4-56　擦拭马桶圈

⑦介绍水阀，引导幼儿按水阀冲水。

⑧提醒幼儿便后洗手。

（2）整理环境

清洁、消毒马桶，照护者清洗双手。

任务评价

本任务相关评价见表4-26至表4-29。

表4-26　指导男童如厕评估表

项目		主要内容	回应性照护要点	是否做到
准备工作	环境准备	厕所已清洁、消毒，地面防滑无水渍，温湿度适宜		□是 □否
	物品准备	坐式马桶、垃圾桶、洗手液		□是 □否
	照护者准备	摘取饰物，修剪指甲，清洁双手。了解幼儿如厕习惯和如厕需求		□是 □否
	幼儿准备	情绪稳定，已做好如厕学习的身心准备，知道要去厕所如厕	观察了解幼儿如厕行为和排便规律	□是 □否
实施步骤	指导幼儿如厕	1. 将幼儿带到马桶旁介绍马桶圈，示范如何将马桶圈轻轻放下或拿起	语言引导、动作示范	□是 □否
		2. 引导幼儿脱下裤子。两手大拇指插入裤腰两侧，依次脱下外裤、内裤至膝盖	适宜支持，引导幼儿自己完成	□是 □否

续表

项目		主要内容	回应性照护要点	是否做到
实施步骤	指导幼儿如厕	3. 引导幼儿手扶阴茎，调整阴茎角度，小腹前挺，对准马桶小便，滴尽尿液	用听水声、唱歌、聊天等方式安抚幼儿	□是 □否
		4. 引导幼儿穿上裤子。双手大拇指伸入内裤两侧，将内裤拉至腰部。用同样的方法上拉外裤	适宜支持，引导幼儿自己完成	□是 □否
		5. 帮助幼儿将上衣塞到外裤里，整理衣服，检查是否穿好		□是 □否
		6. 介绍水阀，引导幼儿按水阀冲水		□是 □否
		7. 提醒幼儿便后洗手		□是 □否
	整理环境	清洁、消毒马桶，照护者清洗双手		□是 □否

表 4-27 指导男童如厕任务评价表

评价内容	自我评价	小组互评	教师评价
课堂活动参与度	☆☆☆☆☆	☆☆☆☆☆	☆☆☆☆☆
小组活动贡献度	☆☆☆☆☆	☆☆☆☆☆	☆☆☆☆☆
工作任务完成度	☆☆☆☆☆	☆☆☆☆☆	☆☆☆☆☆

表 4-28 指导女童如厕评价表

项目		主要内容	回应性照护要点	是否做到
准备工作	环境准备	厕所已清洁、消毒，地面干燥、无水渍，温湿度适宜		□是 □否
	物品准备	坐式马桶、垃圾桶、抽取式卫生纸、洗手液		□是 □否
	照护者准备	摘取饰物，修剪指甲，清洁双手。了解幼儿如厕习惯和如厕需求		□是 □否
	幼儿准备	情绪稳定、已做好如厕学习的身心准备，知道要去厕所如厕	观察了解幼儿如厕行为和排便规律	□是 □否
实施步骤	指导幼儿如厕	1. 介绍并示范马桶圈使用方法	语言引导、动作示范	□是 □否
		2. 引导幼儿脱下内衣裤。拉高裙子，两手大拇指插入裤腰两侧，脱下内裤至膝盖	适宜支持，引导幼儿自己完成	□是 □否

续表

项目		主要内容	回应性照护要点	是否做到
实施步骤	指导幼儿如厕	3. 引导幼儿以正确姿势排尿。在马桶上坐稳，放松情绪，排出小便	用听水声、唱歌欣赏图画或聊天等方式安抚幼儿	□是 □否
		4. 擦拭外阴。卫生纸对折2次，从前向后擦拭，用后丢入垃圾桶	语言指导、示范操作	□是 □否
		5. 整理并检查衣服。大拇指伸入内裤两侧，上拉至腰部，整理衣裙	适宜支持，引导幼儿自己完成	□是 □否
		6. 引导幼儿检查并清洁马桶圈。卫生纸对折两次擦拭马桶圈，再对折丢入垃圾桶		□是 □否
		7. 介绍水阀，引导幼儿按水阀冲水		□是 □否
		8. 提醒幼儿便后洗手		□是 □否
	整理环境	清洁、消毒马桶，照护者清洗双手		□是 □否

表4-29　指导女童如厕任务评价表

评价内容	自我评价	小组互评	教师评价
课堂活动参与度	☆☆☆☆☆	☆☆☆☆☆	☆☆☆☆☆
小组活动贡献度	☆☆☆☆☆	☆☆☆☆☆	☆☆☆☆☆
工作任务完成度	☆☆☆☆☆	☆☆☆☆☆	☆☆☆☆☆

知识拓展

弗洛伊德的性心理理论[1]

弗洛伊德的性心理理论阐述了人格的三种成分——本我、自我和超我，它们在性心理的5个阶段中发展并逐渐整合。弗洛伊德认为从出生以后，婴儿即有性欲活动，诸如吮吸指头、撒尿等都属于性的活动。他认为随着性成熟、性驱动力从身体的一个部分聚集到另一个部分，每一次转变都意味着进入了性心理发展的又一个新阶段。

口唇期（出生—1岁）：性本能主要集中在口唇，因为婴儿从吮吸、咀嚼、啃咬等口唇活动中可以获得快感。喂食是特别重要的。

―――――――――――
[1] SHAFFER D R, KIPP K.发展心理学：儿童与青少年［M］.9版.邹泓，等译.北京：中国轻工业出版社，2016.

肛门期（1—3岁）：自发排便是满足性本能的主要方法。大小便训练可能引起父母与儿童之间较大的冲突。父母营造的情绪氛围有持久影响。例如，如果儿童因上厕所时发生的意外而受到惩罚，就可能会变得压抑、肮脏或挥霍无度。

性器期（3—6岁）：愉快来自性器官的刺激，儿童对异性父母有乱伦的愿望（恋母情结或恋父情结）。这种冲突引发的焦虑，会导致儿童内化性别角色的特征，以及同性父母的道德标准。

潜伏期（6—11岁）：性器期的创伤引起性冲突的压抑，性冲动转移到学习和充满活力的游戏活动中。随着儿童在学校获得更多的问题解决能力和对社会价值的内化，自我和超我继续不停地发展。

生殖期（12岁以后）：青春期的到来唤醒了性冲动，青少年必须学会以社会认可的方式表达这种冲动。如果发展是健康的，婚姻和抚养孩子就能够满足这种成熟的性本能。

● 赛证真题

2022年中国—东盟职业院校婴幼儿照护服务技能竞赛赛项试卷

一、单项选择题

1. 在托育机构中，大小便问题对于孩子来说至关重要。作为照护者应该：首先观察、记录孩子的大小便情况；第二（　　　）；第三鼓励孩子大胆表达，并教会他们表达的方法；第四，逐渐培养孩子便后洗手的卫生习惯。

　　A. 为孩子准备合适的便盆　　　　　B. 教会孩子穿脱裤子

　　C. 教孩子学会擦屁股　　　　　　　D. 间隔时间提醒孩子

答案：A

解析：作为托育中心的照护者在引导婴幼儿如厕时首先观察、记录孩子的大小便情况；第二为孩子准备合适的如厕工具；第三鼓励孩子大胆表达，并教会他们表达的方法；第四，逐渐培养孩子便后洗手的卫生习惯。

2.（　　　）是保护口腔清洁卫生的重要措施。

　　A. 洗脸和梳头　　　　　　　　　　B. 洗脸和洗澡

　　C. 漱口和刷牙　　　　　　　　　　D. 坚持喝清水

答案：C

解析：漱口和刷牙是保护口腔清洁卫生的重要措施。

3. 给婴儿放洗澡水时，顺序正确的选项是（　　　）。

　　A. 先放冷水，后放热水，再放婴儿　　B. 先放冷水，后放婴儿，再放热水

　　C. 先放婴儿，后放热水，再放冷水　　D. 先放热水，后放婴儿，再放冷水

答案：A

解析：为婴儿洗澡时的正确顺序为先放冷水，后放热水，调节好水温后再放婴儿。

4. 训练婴幼儿自己大小便时必须注意（　　　）。

A. 每次坐盆的时间不要过长，一般为 3~5 分钟

B. 让宝宝坐在便盆上直到宝宝排便为止

C. 便盆应买大一点的，以免把大小便弄到外面

D. 大小便时可以让婴幼儿玩玩具或吃点零食

答案：A

解析：训练婴幼儿如厕时要注意：每次坐盆的时间不要过长，一般为 3~5 分钟；在孩子有排便的意识时再选择合适的排便工具；排便工具尺寸的选择要适合婴幼儿的需要；在进行如厕时要引导婴幼儿专心如厕，不可玩耍或吃零食，养成良好的如厕习惯。

5. 培养婴幼儿良好的二便习惯有利于（　　　）。

A. 提高婴幼儿动作的灵活性

B. 促进婴幼儿的智力发展

C. 提高婴幼儿的社会交往能力

D. 帮助婴幼儿建立健康的行为和生活方式

答案：D

解析：培养婴幼儿良好的二便习惯有利于帮助婴幼儿建立健康的行为和生活方式。

6. 为婴幼儿进行个人卫生清洁的范围包括（　　　）。

A. 洗脸、洗澡、洗头

B. 口腔清洁、皮肤清洁、衣服和常用物品的清洗

C. 脐带处理，乳痂处理

D. 衣服和常用物品的清洗

答案：B

解析：为婴幼儿进行个人卫生清洁的范围包括口腔清洁、皮肤清洁、衣服和常用物品的清洗。

7. 经常为婴幼儿盥洗是为了（　　　）。

A. 避免婴幼儿得病　　　　　　　B. 保护婴幼儿皮肤的正常功能

C. 让婴幼儿舒服　　　　　　　　D. 婴幼儿喜欢玩水

答案：B

解析：经常为婴幼儿盥洗，保持皮肤表层的清洁卫生，可以维持婴幼儿皮肤调节体温、保护、代谢等正常功能。

8. 婴幼儿二便卫生习惯培养要循序渐进，而且要（　　　）。

  A. 强迫婴幼儿按要求去做   B. 及时给予鼓励和表扬

  C. 用食物逗引婴幼儿   D. 提早训练

  答案：B

  解析：婴幼儿二便卫生习惯培养要循序渐进，不可过早训练，不可强迫婴幼儿按要求去做，一般在其出现自主排便意识（1.5—2 岁）开始训练；当婴幼儿能够在排便工具上进行排便时要及时给予鼓励和表扬；在婴幼儿如厕时不可用食物或玩具逗引。

二、判断题

  1.（　　）由于婴幼儿皮肤排出的皮脂和环境中的尘土形成污垢，不清洁会堵塞毛囊口。

  答案：正确

  2.（　　）每个婴幼儿的生理成熟程度不同，但大小便控制无明显差异。

  答案：错误

  解析：每个婴幼儿的生理成熟度不同，大小便控制存在明显差异。

三、实操题（婴幼儿回应性照护技能考核与测评）

  1. 情境：引导幼儿洗手

  采取恰当的方式引导 2 岁左右的幼儿正确洗手。

  ［答案解析］

  此项目是考察婴幼儿回应性生活照护技能"洗手引导"，明确幼儿的年龄为 2 岁左右。要求参赛选手在有限时间内从众多生活照护物品中挑选出所需物品，考察选手的抗压力及专业性。评委此项主要是从照护态度及照护技能两部分进行评分。

  照护态度主要包括参赛选手的仪表、服装符合照护人员的要求；操作过程面带微笑，表情自然、丰富，有亲和力；在洗手引导过程中与婴幼儿有眼神、语言、表情等方面交流。

  照护技能是指洗手引导的流程正确，步骤清晰，动作规范且轻柔；对婴幼儿安全保护措施得当；洗手引导的过程完整且流畅。

  2. 情境：更换尿布及臀部护理

  为 8 个月的婴儿进行臀部大便或小便清洁护理，更换新的尿布。

  ［答案解析］

  此项目是考察婴幼儿回应性生活照护技能"更换尿布及臀部护理"，明确婴幼儿年龄为 8 个月。此项可拆分为"更换尿布"及"腿部护理"两部分具体实操内容。

  考察时评委会指定"大便处理"或"小便处理"，要求参赛选手准确做出反应并进行正确处理。评委同样是从照护态度及照护技能两部分评分。

引导幼儿洗手实操案例

更换尿布及臀部护理实操案例

　　照护态度主要包括参赛选手的仪表、服装符合照护者的要求；更换尿布及臀部护理实施过程中面带微笑，表情自然、丰富，有亲和力；与婴幼儿有眼神、语言、表情等方面交流。

　　照护技能是指更换尿布及臀部护理的流程正确，步骤清晰，动作规范且轻柔；对婴幼儿安全保护措施得当；更换尿布及臀部护理的过程完整且流畅。

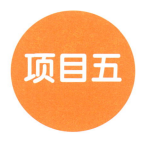 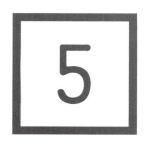

项目五

5

睡眠中的回应性照护

● **岗位要求**

引导婴幼儿逐步形成规律和良好的睡眠习惯，做好回应性照护，是托育机构照护者的重要工作内容。《托育机构保育指导大纲（试行）》（以下简称《大纲》）中指出："获得充足睡眠；养成独自入睡和作息规律的良好睡眠习惯。"良好的睡眠，不仅有助于婴幼儿中枢神经系统的成熟和总体功能的形成，对体格、认知、神经运动和气质发育的形成等也有重要的影响[1]。一日生活活动中充满着教育的契机，托育机构照护者应做到：

1. 能准备适宜的睡眠环境，注意睡眠中的安全问题
2. 能科学引导婴幼儿上床睡觉，应对婴幼儿睡眠中的问题
3. 能有效支持婴幼儿睡眠习惯的培养和自主入睡能力的发展
4. 能采取回应性照护，与婴幼儿建立信任和稳定的情感联结

● **学习目标**

知识目标：

1. 了解婴幼儿睡眠照护的具体内容
2. 认识婴幼儿睡眠照护各个环节中回应性照护的重要性

---

① PITEO A M，KENNEDY J D，ROBERTS R M，et al. Snoring and cognitive development in infancy［J］. Sleep medicine，2011，12（10）：981–987.

3. 掌握婴幼儿睡眠各个环节中回应性照护的操作流程和要点

能力目标：

能根据婴幼儿不同的年龄特点，进行睡眠环境布置、睡前准备、睡中监护、睡后整理等睡眠各个环节的回应性照护和指导

素养目标：

1. 遵守操作规程，具备较强的责任意识和安全意识

2. 具有仁爱之心，能细心、耐心地为婴幼儿睡眠提供规范性照护

● **学习导图**

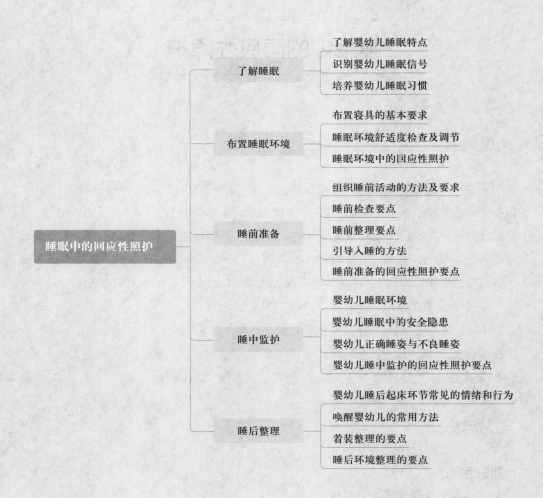

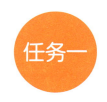

任务一　了解睡眠

情境案例

　　小彤老师今年刚迎来托小班的孩子，她每天在孩子们睡觉的时候都手忙脚乱，一会需要去安抚哇哇大哭的点点，一会需要去处理不睡觉的乐乐，而豆豆因为没有了家里的玩偶狗狗，也没法入睡，搞得小彤老师忙乱套了。而且她发现，托小班的婴幼儿刚入托的时候睡眠时间也不太一样，有的婴幼儿睡两觉，有的婴幼儿却需要睡三觉，还有很多婴幼儿需要老师抱着才能够睡觉，不然就哇哇大哭。

　　结合案例分析在婴幼儿的睡眠环节中会出现哪些问题，小彤老师该如何引导婴幼儿睡觉，她要怎样安抚那些无法入睡的婴幼儿，托育机构的照护者应如何更好地应对婴幼儿的睡眠问题，完成表 5–1。

表 5–1　了解睡眠工作表单

岗位工作任务： 　　婴幼儿睡眠照护	实施地点： ＿＿＿＿＿＿＿	实施时间： ＿＿＿＿＿＿＿	设备、物品： ＿＿＿＿＿＿＿
1. 请查找婴幼儿有哪些入睡信号。 （1）＿＿＿＿＿＿＿＿＿＿＿＿＿＿＿＿＿＿＿＿＿＿＿＿＿＿＿ （2）＿＿＿＿＿＿＿＿＿＿＿＿＿＿＿＿＿＿＿＿＿＿＿＿＿＿＿ （3）＿＿＿＿＿＿＿＿＿＿＿＿＿＿＿＿＿＿＿＿＿＿＿＿＿＿＿ 2. 结合案例分析婴幼儿存在哪些睡眠仪式。 （1）＿＿＿＿＿＿＿＿＿＿＿＿＿＿＿＿＿＿＿＿＿＿＿＿＿＿＿ （2）＿＿＿＿＿＿＿＿＿＿＿＿＿＿＿＿＿＿＿＿＿＿＿＿＿＿＿ （3）＿＿＿＿＿＿＿＿＿＿＿＿＿＿＿＿＿＿＿＿＿＿＿＿＿＿＿ （4）＿＿＿＿＿＿＿＿＿＿＿＿＿＿＿＿＿＿＿＿＿＿＿＿＿＿＿ 自我归纳： 睡眠仪式中可能存在的问题：＿＿＿＿＿＿＿＿＿＿＿＿＿＿＿＿ 3. 请查找什么是自主入睡能力。 4. 请查找婴幼儿推荐的睡眠时长是多少。			

任务描述

此项任务将围绕婴幼儿睡眠照护展开，涉及婴幼儿睡眠的重要性、特点及照护时机。在此项任务中，照护者需要认识到婴幼儿睡眠照护的重要性，识别婴幼儿睡眠的信号及掌握建立婴幼儿睡眠档案的技能。

任务准备

睡眠是婴幼儿健康生活必不可少的环节，睡眠对其身体和大脑发育至关重要。缺乏睡眠会导致婴幼儿烦躁、哭闹、精神亢奋或萎靡，长期缺乏睡眠会影响其大脑发育以及认知发展。一项针对出生、1岁、3岁半、7岁婴幼儿的研究发现：睡得少的孩子更可能超重、注意力不集中、情绪不稳定。

一、了解婴幼儿睡眠特点

（一）睡眠模式和周期

根据脑电波情况，睡眠被分为非快速眼动睡眠（NREM Sleep）和快速眼动睡眠（REM Sleep）。其中非快速眼动睡眠分为四期：一期为浅睡阶段，二期比较容易被唤醒，三期脑电的频率继续降低，四期为深度睡眠。快速眼动睡眠，因眼球快速左右上下移动而得名，这个时期，全身肌肉放松，会出现弥散而频繁的肌肉抽动，婴儿在这个睡眠阶段常会有微笑、皱眉等动作。

整个夜间睡眠期间，各种睡眠阶段会循环出现4~6次。成人一个睡眠周期的时长是90~100分钟。4个月左右的婴儿，单个睡眠周期时长较短，一般为30~50分钟，分为安静睡眠和活动睡眠。随着月龄的增长，6个月及以上婴儿睡眠的四期才逐渐分明。

（二）睡眠时长

托育机构一日生活安排，需要充分考虑婴幼儿睡眠的时长。根据我国《0岁~5岁儿童睡眠卫生指南》（中华人民共和国卫生行业标准WS/T579—2017），推荐儿童睡眠时长见表5-2。

需要注意的是，上述数据只是推荐的睡眠时间，每个婴幼儿都有其个体差异性，有的会睡得多一些，也有的会睡得少一些。家长和托育机构还需要结合婴幼儿的精神状态、情绪等来判断其睡眠是否充足。

表 5-2　0—5 岁儿童推荐睡眠时长

年（月）龄	推荐睡眠时长 / 小时
0—3 个月	13~18
4—11 个月	12~16
1—2 岁	11~14
3—5 岁	10~13

二、识别婴幼儿睡眠信号

婴幼儿托育机构照护者应掌握婴幼儿科学入睡时间，选择合适的时间入睡，过早或者过晚都会影响婴幼儿睡眠行为，尤其是过晚入睡，婴幼儿会因为过于疲惫反而难以入眠。因此，识别婴幼儿睡眠信号是照护者应具备的重要能力。

婴幼儿在学会用语言与照护者进行交流之前，往往是通过肢体语言来告诉照护者是否需要睡觉，因此，读懂婴幼儿的肢体语言，是实现成功哄睡的关键[1]。

常见的与睡眠相关的信号如下。

（1）打哈欠（打哈欠 3 次及以上需要重点关注）（图 5-1 和图 5-2）。

（2）揉眼睛（图 5-3）。

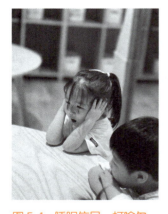 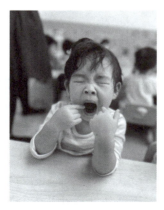 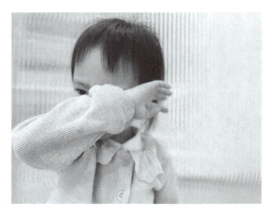

图 5-1　睡眠信号：打哈欠一　　图 5-2　睡眠信号：打哈欠二　　　　　　　　图 5-3　睡眠信号：揉眼睛

（3）动作逐渐变得僵硬，或是变得安静（图 5-4），对逗玩失去兴趣（图 5-5）。

（4）变得烦躁或发出咿呀的声音或开始哭闹（图 5-6）。

---

① 李立新，龚长兰 . 婴幼儿回应性照护［M］. 北京：中国人口出版社，2022.

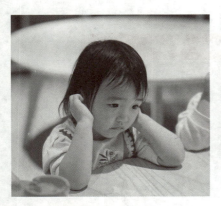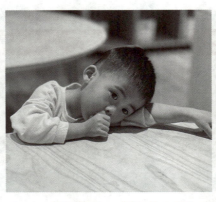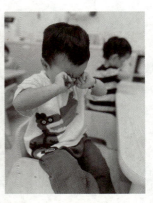

图5-4　睡眠信号：变安静　　　　图5-5　睡眠信号：对逗玩失去兴趣　　　图5-6　睡眠信号：变得
　　烦躁哭闹

三、培养婴幼儿睡眠习惯

（一）自主入睡能力

入睡是一种需要通过不断学习获得的能力，婴幼儿能不依赖家长的帮助，凭借自己的力量顺利入睡，是自身能力发展的重大里程碑。然而，这种能力发展的时间和睡眠习惯直接相关，有很强的个体差异[①]。托育机构的照护者需要详细地了解每个婴幼儿的睡眠习惯，并且逐步帮助其建立规律的作息，养成良好的睡眠习惯，发展婴幼儿稳定的自主入睡能力。

国家妇幼中心针对全国0—5岁儿童睡眠状况调查结果显示：0—2岁婴幼儿自行入睡不足半数，排前两位的安抚方式是抱睡和摇晃入睡。这种安抚方式可能不利于儿童睡眠的启动以及夜间睡眠的正常维持，特别是对于夜醒频繁的婴幼儿。《0岁~5岁儿童睡眠卫生指南》建议，培养儿童独自入睡的能力，应在儿童瞌睡但未睡着时单独放置小床睡眠，不宜摇睡、搂睡；将喂奶或进食与睡眠分开，至少在幼儿睡前1小时喂奶；允许婴幼儿抱安抚物入睡；婴幼儿哭闹时父母先耐心等待几分钟，再进房间短暂陪伴1~2分钟后立即离开。若其再次哭闹，父母应重新等候再进入房间，并逐步延长等候时间，逐渐帮助婴幼儿学会独自入睡，顺利完成整个夜间连续睡眠。

在托育机构，培养婴幼儿自主入睡并不是指完全不管婴幼儿让其自己入睡，而是需要采取回应性照护的策略，通过安抚物、适度陪伴、轻声哼唱等方式，陪伴入睡困难的婴幼儿，帮助其发展自我安抚和自主入睡的能力。

---

① 小土大橙子.婴幼儿睡眠全书［M］.北京：中信出版集团，2020.

（二）规律的睡眠作息

婴儿刚出生时，没有昼夜之分，甚至日夜颠倒，随着大脑皮层的发育，白天外界刺激较多，逐渐分清楚了白天与黑夜。托育机构照护者应帮助婴幼儿逐步建立稳定的睡眠作息。

婴幼儿规律的作息，需要充分考虑其年龄特点，以及兼顾个体差异。如乳儿班的婴儿，白天需要安排两觉；托小班的幼儿从两觉逐步并成一觉，个别幼儿仍安排两觉；托大班的幼儿安排一觉。在睡眠作息上，婴幼儿的差异化较大，不能要求每个婴幼儿都有相同的作息规律，照护者需要根据个体差异调整作息时间，制定适合每个婴幼儿的生活作息表。随着年龄的增长，逐步形成较为统一的一日生活规律。

（三）固定的睡眠仪式

睡眠仪式对婴幼儿睡眠具有重要的意义。在婴幼儿养成合理作息规律的过程中，没有时间的概念，因此，他们会将时间与固定的事件、事物联系在一起。照护者在每天重复的活动中，使用温柔的语言、舒缓的音乐、一些仪式化的操作等，让婴幼儿知道现在该干什么，将每日需要重复的活动冠以固定的仪式，有利于婴幼儿睡眠习惯的培养。

任务实施

任务分析：面对新入园的婴幼儿，托育机构照护者应及时掌握婴幼儿睡眠习惯等情况，建立婴幼儿睡眠档案，关注每个幼儿的表现，敏感回应幼儿，帮助婴幼儿更快适应托育机构生活。

任务操作：建立睡眠档案

1. 准备工作

① 环境准备：家长接待室。

② 物品准备：简明睡眠问卷（表5-3）、笔、家长联系手册、档案夹、一次性水杯。

③ 照护者准备：仪表端庄，态度和蔼。

2. 实施步骤

（1）联系家长

① 根据家长联系手册，查找家长电话和家庭住址。

②电话联系家长，先自我介绍，随后约定访谈时间、访谈方式（面谈或电话）以及访谈内容。

（2）进行访谈

①电话访谈。按时拨打电话进行访谈，根据简明睡眠问卷，了解婴幼儿入托前的睡眠情况，并与家长沟通相关物品准备等（比如安抚物）。访谈过程要温和有耐心，安抚家长对于婴幼儿入托的焦虑和担心，同时耐心解答家长相关疑问。

②面对面访谈。家长接待室准备好简明睡眠问卷、笔、一次性水杯。根据简明睡眠问卷，了解婴幼儿入托前的睡眠情况，并与家长沟通相关物品准备等（比如安抚物）。访谈过程要温和有耐心，安抚家长对于婴幼儿入托的焦虑和担心，同时耐心解答家长相关疑问。

（3）建立睡眠档案

根据访谈内容填写简明睡眠问卷（表5-3），建立每一位婴幼儿的睡眠档案并用档案夹进行存档。

表5-3　简明婴幼儿睡眠问卷

请父母或抚养人根据婴幼儿最近（通常）一周的睡眠情况进行回答：

1. 婴幼儿睡眠地点（请选一个主要答案）： □ 婴幼儿床在独立的房间 □ 婴幼儿床在父母的房间 □ 和父母同床 □ 和兄弟姐妹同房间 □ 其他：
2. 婴幼儿睡觉的姿势主要为（请选一个主要答案）： □ 趴睡 □ 侧睡 □ 仰睡
3. 婴幼儿在夜间（晚上7点至早上7点之间）总共睡多长时间？　　小时　　分钟
4. 婴幼儿白天（早上7点到晚上7点之间）总共睡多长时间？　　小时　　分钟
5. 婴幼儿平均每夜醒来的次数：　　次
6. 婴幼儿平均夜间（晚上10点至早上6点）有多长时间是醒着的？（如婴幼儿夜间醒来2次，每次醒着的时间为15分钟，则婴幼儿夜间醒着的时间共是30分钟）：　　分钟　□不知道
7. 晚上您通常要花多长时间让儿童入睡？　　小时　　分钟
8. 婴幼儿怎样入睡？（请选一个主要答案） □ 喂食睡 □ 摇晃睡 □ 拥抱睡 □ 独自在床上 □ 在床上但要有父母陪护

续表

9. 婴幼儿入睡时有哪些习惯:

9.1 放置安抚物（比如毛绒玩具、安抚奶嘴等） □ 是 □ 否
  安抚物是，请说明：_____

9.2 播放音乐 □ 是 □ 否

9.3 读绘本 □ 是 □ 否

10. 晚上婴幼儿通常几点钟入睡?

时间 ____：____（请按 24 小时制填写）

11. 婴幼儿目前睡眠是否有规律?
□ 否
□ 是

12. 您认为婴幼儿睡觉有困难吗?
□ 困难很大
□ 一般困难
□ 稍有困难
□ 没困难

13. 白天婴幼儿通常睡____觉，分别大概是什么时段:
_____ 至 _____　　　　_____ 至 _____
_____ 至 _____

14. 是否有既往 / 遗传病史或其他需要关注的体质情况?

任务评价

本任务相关评价见表 5–4 和表 5–5。

表 5–4 建立睡眠档案评估表

项目		主要内容	回应性照护要点	是否做到
准备工作	环境准备	家长接待室		□是 □否
	物品准备	简明睡眠问卷、笔、家长联系手册、档案夹、一次性水杯		□是 □否
	照护者准备	仪表端庄，态度和蔼		□是 □否
实施步骤	联系家长	1. 根据家长联系手册，查找家长电话和家庭住址 2. 电话联系家长，先自我介绍，随后约定访谈时间、访谈方式（面谈或电话）以及访谈内容		□是 □否

续表

项目		主要内容	回应性照护要点	是否做到
实施步骤	进行访谈	1. 电话访谈。按时拨打电话进行访谈，根据简明睡眠问卷，了解婴幼儿入托前的睡眠情况，并与家长沟通相关物品准备等（比如安抚物） 2. 面对面访谈。家长接待室准备好简明睡眠问卷、笔、一次性水杯。其他同上	访谈过程要温和有耐心，安抚家长对于婴幼儿入托的焦虑和担心，同时耐心解答家长相关疑问	□是 □否
	建立睡眠档案	根据访谈内容填写简明睡眠问卷，建立每一位婴幼儿的睡眠档案并用档案夹进行存档	婴幼儿入托前，了解每一个婴幼儿睡眠习惯并进行相应准备	□是 □否

表 5-5　建立睡眠档案任务评价表

评价内容	自我评价	小组互评	教师评价
课堂活动参与度	☆ ☆ ☆ ☆ ☆	☆ ☆ ☆ ☆ ☆	☆ ☆ ☆ ☆ ☆
小组活动贡献度	☆ ☆ ☆ ☆ ☆	☆ ☆ ☆ ☆ ☆	☆ ☆ ☆ ☆ ☆
工作任务完成度	☆ ☆ ☆ ☆ ☆	☆ ☆ ☆ ☆ ☆	☆ ☆ ☆ ☆ ☆

知识拓展

婴幼儿气质类型与睡眠

亚历山大·托马斯（Alexander Thomas）和斯特拉·切斯（Stella Chess）根据婴幼儿活动水平、生理节律、情绪状态、适应性等9种特征，将婴幼儿划分为3种气质类型。

第一种是容易型（或易养型），约占40%。这类婴幼儿情绪一般比较愉快，生活有规律，对新事物较为开放。具体特点如下：

（1）情绪温和，反应强度适宜，经常表现出积极的情绪；

（2）能很好地适应新事物和变化，能够较快地形成有规律的睡眠和饮食；

（3）很容易适应新环境，会对陌生人微笑；

（4）能够接受大多数挫折，且很少慌乱；

（5）能够较快适应新游戏中的新规则。

第二种是困难型（或难养型），约占10%。这类婴幼儿通常具有消极的情绪，行为特别是饮食和睡眠，具有不可预测性，面对新环境和陌生人时，反应强烈并且易怒。具体特点如下：

（1）经常表现出消极情绪，且较为强烈，经常大哭、大笑；

（2）很难适应新事物和变化，睡眠和饮食不规律；

（3）接受新事物较慢，对陌生人很戒备；

（4）适应新环境较慢，遇到挫折容易愤怒，适应新规则较慢。

第三种是迟缓型（或缓慢型），约占15%。这类儿童很温和，最初对新环境表现消极，但是随着时间和耐心的增加，最终能适应环境。具体特点如下：

（1）对新事物和变化回应较慢，与困难型儿童相比，睡眠和饮食比较规律，但是不如容易型儿童有规律；

（2）对新刺激（首次遇到的人、到达的地方或者陌生的情境）最初会表现出较为温和的消极回应；

（3）新刺激多次重复出现后，会逐渐变得接受和喜欢新刺激，毫无压力地面对他们。

除了上述三类婴幼儿，还有很多婴幼儿并不符合某一个具体的类型，有的可能作息和饮食比较规律，但是害怕陌生人；有的可能大多数时间内都很随和，但并不总是这样；有的可能对新事物适应较慢，但是对新面孔适应较快；有的可能哭声比较大，但是并不会表现出较强的挫折感；有些排泄比较有规律，但是睡眠没有规律……这些婴幼儿表现出不同气质特征的混合，被称为混合型，约占35%。

婴幼儿在睡眠上呈现出的个体差异，也许也跟婴幼儿的气质类型息息相关。婴幼儿入托时，因自身睡眠习惯、依恋、新环境适应等原因，会呈现出一些睡眠问题。因此，托育机构照护者应采取发展适宜性实践，接纳每一个婴幼儿独特的气质特点和节律，采取差异化的方式引导每一位婴幼儿建立良好的睡眠习惯，尤其是在睡眠照护的过程中，采取回应性照护的方式，不仅仅改善婴幼儿睡眠问题，也促进婴幼儿在依恋、适应、自主性等方面的发展。

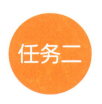

任务二　布置睡眠环境

情境案例

某托育机构午睡时间到了，小李老师带领托小班的小朋友散步后进入寝室。寝室里有点闷热，小李老师一进入寝室就开窗通风，并把空调打开，把遮光窗帘拉得密不透光。夏季天气炎热，小朋友们躺在小床上直流汗，翻来覆去睡不着，小东直嚷着："热！"随着温度降下来，小朋友们逐渐睡着，这时，小明突然哭起来："小白兔！小白兔！"惊醒了许多小朋友。原来，小李老师忘记帮小明拿每天陪他睡觉的小兔子。到了起床时间，小红看着黑漆漆的寝室说："天没亮！"翻了个身又睡着了。小可噘着嘴举着被蚊子叮得红肿的小胳膊给小李老师看，原来，从半开的门窗中飞入了几只蚊子，好几个小朋友都被蚊子叮出了红疙瘩。

结合案例分析托育机构照护者应为婴幼儿提供什么样的睡眠环境，应该怎么做，完成表 5-6。

表 5-6　布置睡眠环境的任务分析

岗位工作任务： 　布置睡眠环境	实施地点：	实施时间：	设备、物品：

1. 结合案例分析该班的睡眠环境是怎样的，是否适宜，有何益处或影响。

（1）温度 _____ 。

（2）光线 _____ 。

（3）空气 _____ 。

（4）门窗 _____ 。

（5）安抚物 _____ 。

2. 你认为在布置睡眠环境时，还应该注意哪些方面？为什么？

3. 如果你是小李老师，你会如何为婴幼儿布置睡眠环境？

任务描述

此项任务将围绕托育机构睡眠环境布置展开。在此项任务中，照护者需要熟知托育机构睡眠环境的基本要求，掌握检查和调节婴幼儿睡眠环境舒适度的要点，能尊重婴幼儿的个体差异，细心地布置睡眠环境。

任务准备

安静、舒适的睡眠环境是保障婴幼儿良好睡眠的基本条件。在托育机构中，婴幼儿在专门的睡眠区入睡，照护者应熟知布置寝具的基本要求和调节睡眠环境舒适度的要点，合理布置婴幼儿睡眠环境。

一、布置寝具的基本要求

为了保障卫生和安全，减少病毒、病菌交叉感染的途径，每个婴幼儿都应该有独立使用的床位和寝具，婴幼儿之间避免共用儿童床或其他寝具。为婴幼儿选择和布置的寝具关乎婴幼儿的身体健康，需要达到安全、美观、实用、便于清洁的日常生活要求。

（一）儿童床

儿童床应选择单层床，不应布置双层床。在选择儿童床时，床面应坚实平整，保证婴幼儿脊柱的正常发育。尺寸适中，既要确保婴幼儿的安全舒适，又要方便照护者的照护。尺寸一般为长 120~140 cm，宽 60~65 cm，以婴幼儿翻滚时不易跌落为宜。

乳儿班使用的婴儿床应有床栏，以防婴幼儿坠床（图 5-7）。床栏间距要适当，以防婴幼儿将头部或四肢伸出栏杆发生挤压或卡顿等意外。婴儿床使用过程中需确保栏杆稳固。托小班和托大班幼儿也可使用低矮无床栏的儿童床，方便幼儿自主上床。

摆放儿童床时，不宜贴靠外墙，应确保儿童床与窗户、窗帘、电线等保持安全距离。为了方便移动，一些儿童床设计了带有轮子的款

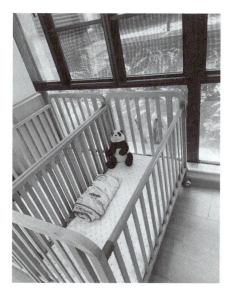

图 5-7　安全的婴儿床

式，但因轮子的使用寿命较短，且儿童床的随意移动易导致婴幼儿发生磕碰等伤害。在托育机构中，建议将轮子拆卸下来，使床腿直接立于地面使用，或锁住轮子。

摆放儿童床时，按照头不对头的方式摆放在睡眠区，同时注意床铺之间保留至少 20 cm 的距离。错误的摆放方式容易引起呼吸道疾病的传播，不利于婴幼儿的健康。需要注意的是，无论采用的是固定的儿童床还是每日移动收纳的儿童床，婴幼儿的床位都应该固定专人专用，这种一致性能够帮助婴幼儿建立对睡眠环境的安全感，产生在家一般的感觉。

（二）床垫

床垫软硬应适度，以不同姿势躺下后，都能够较好地贴合身形，以保护婴幼儿的脊柱，避免影响骨骼发育。床垫过硬不利于幼儿身体放松；过于松软则可能造成窒息。床垫的尺寸需确保和床的内径尺寸一致，过大会使床垫卡得太紧，易导致床体变形；过小会造成床垫与床板之间出现间隙，容易造成婴幼儿的手、脚，甚至头部卡在其中，发生危险。

需要注意的是，床垫上不要为防尿液浸湿而铺放不透气的塑料布、隔尿垫等，以防婴幼儿在睡眠过程中被蒙住头而发生意外，同时避免因为不透气造成婴幼儿皮肤过敏。

（三）枕头

当婴幼儿开始学会抬头，脊柱颈段出现向前的生理弯曲，可以给婴幼儿使用枕头。[①]

枕套最好用柔软的白色或浅色棉布制作，枕芯宜选择荞麦皮、秕草籽或小米做填充物，不宜选择其他过软或过硬的材质。婴幼儿的头骨较软，囟门和颅骨缝还未完全闭合，若使用过硬材质的枕头，容易使婴幼儿的枕部过于平坦，头颅扁平；而过软的枕头可能会使其在睡眠时脸部埋陷进去，容易发生窒息。

婴幼儿枕头的长度应等于或略大于婴儿的肩宽，宽度与头等长，高度以 1~3 cm 为宜，也可从婴儿卧位的表现判断高度是否适宜：婴幼儿仰卧在枕头上时，头和躯干能处于一条水平线上，如果婴幼儿仰着头下颌上扬表明枕头低了；如果婴幼儿低着头下颌含着表明枕头高了；当婴幼儿侧卧时，双眼的连线与床面垂直，则说明枕头的高度正合适。枕头要根据婴幼儿不断发育的情况逐步调整。

由于婴幼儿新陈代谢旺盛，头部易出汗，汗液和头皮屑混合在一起，易使致病微生物黏附在枕巾上，容易造成湿疹或头皮感染。因此枕巾应选择吸汗、通气材质，并经常洗涤、暴晒，保持干净。

---

① 许环环. 0~3岁儿童保健与营养［M］. 上海：复旦大学出版社，2014：36.

（四）被子和床单

被子和床单均应选用全棉材质，浅色为宜，尽量少用深色，以防止颜色脱落，污染皮肤。

被子的大小要依照婴幼儿的身长制作，太大、太长的都不利于婴幼儿自主翻身，也容易发生被蒙住头的意外。婴幼儿易出汗，被子不宜太厚，贴身的薄被子为佳（图5-8）。

（五）床品袋

婴幼儿睡眠时可能发生流口水、出汗多、遗尿等情况，一般需要多备1~2套床上用品以供替换。一些婴幼儿可能还需要自己熟悉的安抚物陪伴入睡，或穿着自己习惯的睡袋、睡衣入睡，照护者应与家长沟通了解，事先准备妥当。

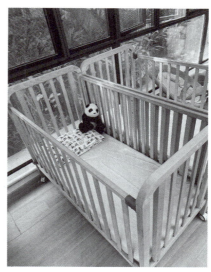

图5-8　舒适的床上用品

但是，如果在婴幼儿床上堆放备用被褥、玩具等，他们有可能在翻身时被这些物品堵住口鼻而发生窒息，或睡眠中被玩具棱角磕伤、划伤、扎伤，或踩着这些东西翻越围栏时坠落摔伤。因此，儿童床上不宜放置除当次睡眠所需物品之外的其他物品，婴幼儿的备用被褥、个人用品可存放在床品袋中，妥善收纳。

二、睡眠环境舒适度检查及调节要点

（一）空气新鲜

布置睡眠环境前应提前开窗开门通风换气，通风时间应不少于30分钟。不适宜开窗通风的天气可采用新风系统进行换气。

此外，还要注意及时冲洗厕所，防止婴幼儿睡前大小便造成的异味影响睡眠环境的空气质量。

（二）温湿度适宜

室温宜保持在20~25℃[①]。室温过高，会使婴幼儿神经系统受到抑制，不利于机

---

① 国家卫生健康委.3岁以下婴幼儿健康养育照护指南（试行）[EB/OL].[2022-11-28].中华人民共和国中央人民政府官网.

体散热；室温过低，可使婴幼儿肌肉紧张，且容易受凉。

相对湿度应保持在 40%~60%，湿度过高，机体蒸发作用减弱，出汗受到抑制，婴幼儿会感觉湿闷不适；湿度过低，空气干燥，水分大量蒸发，婴幼儿会感觉呼吸道黏膜干燥、口干、咽痛等影响休息。

需要注意的是，调节暖气、空调、加湿机或除湿机后，机器需要工作一定的时间才能达到目标值。因此，托育机构的照护者一般会根据当地当天的温湿度和睡眠区空间大小，结合机器功率计算好开启的时间，提前调节温湿度。

（三）卫生清洁

睡眠区要保持干净、整洁，地面无污物、碎屑、积水。一般用湿抹布擦拭寝具，地面用半湿半干的扫把清扫或在地面上洒水后再清扫，避免地面的灰尘碎屑飘浮在空气中落到婴幼儿的寝具上。

睡眠区还需进行消毒。每天需使用安全配比的消毒水擦拖地面，并在婴幼儿每日离园后对睡眠区进行紫外线消毒。

在传染病高发季，还需加强卫生消毒工作。

（四）噪声控制

睡眠环境应保持安静，主要从噪声来源处着手控制。影响托育机构婴幼儿睡眠的常见噪声包括：

① 公共活动场所噪声，如广播、音响等噪声。

② 装修施工噪声，如来自附近住宅及机构内的装修施工。

③ 设备及生活活动噪声，如使用厨卫设备、在睡眠区附近高声说话的噪声。

要控制这些噪声，首先应与托育机构内外相关人员做好沟通，避免在婴幼儿睡眠时段进行噪声作业。其次，婴幼儿正在进行睡眠的班级可在睡眠区外做标识，提醒来访或路过人员轻声交谈。

（五）光线昏暗

在婴幼儿睡前关闭灯光，拉上窗帘。需要注意，白天不必过度遮蔽光线，避免婴幼儿混淆昼夜，否则不利于其正常睡眠节律的形成。

（六）床上用品整洁卫生

应确保儿童床上没有玩具、衣服等杂物，特别是豆子、珠子等细小的颗粒物，没有风铃或其他悬挂玩具。

应保持床上用品的卫生。《托儿所幼儿园卫生保健工作规范》明确指出："枕席、凉席每日用温水擦拭，被褥每月暴晒 1~2 次，床上用品每月清洗 1~2 次。"床上用品的卫生情况不容忽视，被褥需要定期清洗或暴晒，尿床幼儿的衣服及被单应及时更换。

三、睡眠环境中的回应性照护

（一）尊重婴幼儿的个体差异进行环境准备

不同的婴幼儿有自己的睡眠习惯，托育机构的照护者应在确保安全的前提下，尽可能在尊重婴幼儿的睡眠习惯的基础上来为其准备睡眠环境，让婴幼儿感觉像在家一般放松。例如，一些婴幼儿习惯在睡眠时穿睡袋而不盖被子，或穿着睡衣而盖较薄的被子，照护者应尊重婴幼儿的个体需求，根据其实际需要进行被子的准备；扎头发的婴幼儿午睡前需要取下头绳，照护者应为其准备个人收纳头绳的容器。

此外，一些婴幼儿需要安抚物（图 5-9）陪伴入睡，照护者可在布置环境时检查安抚物的安全性并放置在适宜的位置。安抚物属于婴幼儿的贴身物品，婴幼儿在使用过程中，不仅会紧挨自己的身体，可能还会进行啃、咬等行为，需确保安抚物材质安全环保，无绳子、丝线等缠绕物，无小珠子等有脱落风险的细小颗粒，无坚硬、锐利的装饰物。毛绒玩具和毛毯等还需检查是否存在掉毛的问题，以及是否过于柔软、体积面积过大，存在引起婴幼儿窒息的风险。婴幼儿使用过的安抚物上常常也会残留口水或奶渍，因此还需要检查安抚物的卫生情况，提醒家长定期清理安抚物。

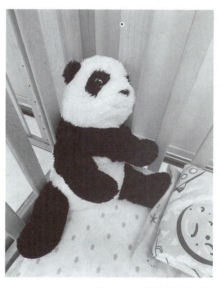

图 5-9　适宜的安抚物

（二）营造安全、温馨的睡眠环境

良好的睡眠环境能促进婴幼儿的睡眠，让婴幼儿在睡前保持放松、愉悦的心情。

照护者可以在睡眠区门口装饰富有童趣的图文提示，用来提醒婴幼儿进入睡眠区后要轻轻走路、轻声说话。照护者在进入睡眠区时应以身示范，保持动作轻、声音柔，多用手势代替语言，用自己的行为做出榜样。

照护者在布置睡眠环境时应保持稳定一致的流程，暗示婴幼儿即将进入睡眠环节，能够帮助婴幼儿形成安全感。例如，在环境布置结束时可播放轻柔的音乐，营

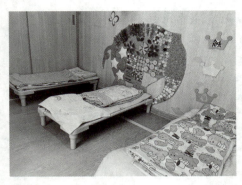

图 5-10　温馨的睡眠环境

造轻松的睡眠环境，既能够安抚婴幼儿的情绪，还可以暗示睡眠环境已准备就绪，婴幼儿可进入午睡状态。

此外，照护者还可以在睡眠区的墙面上布置一些色彩柔和的卡通图片，比如暗示婴幼儿睡觉的星星、月亮和酣然入睡的小动物等，为婴幼儿营造温馨祥和的睡眠环境（图 5-10）。

任务实施

任务分析：睡眠环境布置的每一个细节都有可能影响婴幼儿的顺利入睡和睡眠质量，应尊重婴幼儿的个体需要，为婴幼儿布置安全、舒适、温馨的睡眠环境。

任务操作：布置睡眠环境

1. 准备工作

① 环境准备：睡眠区空间设计合理，寝具摆放位置适宜。

② 物品准备：床刷、室温计、湿度计、消毒剂。

③ 照护者准备：着装整齐，洗手，戴口罩。

④ 婴幼儿准备：婴幼儿在睡眠区之外的其他地方进行安静活动。

2. 实施步骤

（1）定期检查及准备睡眠环境

① 定期检查床的安全性能，查看有无损坏或松动。

② 定期进行蚊虫消杀。

③ 每日定时进行睡眠区清洁和消毒。

④ 根据季节准备厚度、材质适宜的床上用品。

⑤ 根据婴幼儿的生长发育情况和睡眠习惯准备高度合适的枕头、尺寸合适的被褥。

（2）提前检查并调节睡眠环境

① 打开寝室门窗通风换气。

② 检查睡眠环境卫生及安全情况，确保睡眠区的地面清洁，无污物、水渍及其他杂物，无蚊虫。

③ 检查环境温湿度是否适宜，调节室温至 20~25℃，湿度至 40%~60%。

④ 检查睡眠环境有无干扰婴幼儿睡眠的噪声，进行噪声控制。

（3）布置睡眠环境（图5-11）

① 将床铺按照头不对头的方式摆放在睡眠区，同时注意床铺之间保留至少20 cm的距离。

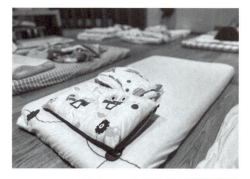

图5-11　布置完毕的睡眠环境

② 检查并移开床旁障碍物。

③ 检查床上有无杂物、细小物件等，移开与睡眠无关的物品。

④ 检查床上用品是否符合季节的需求，检查有无破损、潮湿及污渍。

⑤ 用床刷湿扫床褥，去除渣屑，铺平床褥。

⑥ 铺平床单或席子，扫去床上渣屑，确保平整无皱褶。

⑦ 展开盖被，呈"S"形折叠至对侧。

⑧ 拍松枕头。

⑨ 为有需要的婴幼儿放置安抚物，检查安抚物是否安全。

⑩ 关闭门窗。

⑪ 将光线调暗。

⑫ 播放轻柔、促眠的音乐。

（4）整理用物

摘下口罩、洗手、记录。

任务评价

本任务相关评价见表5-7和表5-8。

表5-7　布置睡眠环境评价表

项目		主要内容	是否做到
准备工作	环境准备	睡眠区空间设计合理，寝具摆放位置适宜	□是 □否
	物品准备	床刷、室温计、湿度计、消毒剂	□是 □否
	照护者准备	着装整齐，洗手，戴口罩	□是 □否
	婴幼儿准备	婴幼儿在睡眠区之外的其他地方进行安静活动	□是 □否

项目		主要内容	是否做到
实施步骤	定期检查及准备睡眠环境	1. 定期检查床的安全性能，查看有无损坏或松动	□是 □否
		2. 定期进行蚊虫消杀	□是 □否
		3. 每日定时进行睡眠区清洁和消毒	□是 □否
		4. 根据季节准备厚度、材质适宜的床上用品	□是 □否
		5. 根据婴幼儿的生长发育情况和睡眠习惯准备高度合适的枕头、尺寸合适的被褥	□是 □否
	提前检查并调节睡眠环境	1. 打开寝室门窗通风换气	□是 □否
		2. 检查睡眠环境卫生及安全情况，确保睡眠区的地面清洁、无污物、水渍及其他杂物，无蚊虫	□是 □否
		3. 检查环境温湿度是否适宜，调节室温至 20~25℃，湿度至 40%~60%	□是 □否
		4. 检查睡眠环境有无干扰婴幼儿睡眠的噪声，进行噪声控制	□是 □否
	布置睡眠环境	1. 将床铺按照头不对头的方式摆放在睡眠区，同时注意床铺之间保留至少 20 cm 的距离	□是 □否
		2. 检查并移开床旁障碍物	□是 □否
		3. 检查床上有无杂物、细小物件等，移开与睡眠无关的物品	□是 □否
		4. 检查床上用品是否符合季节的需求，检查有无破损、潮湿或污渍	□是 □否
		5. 用床刷湿扫床褥，去除渣屑，铺平床褥	□是 □否
		6. 铺平床单或席子，扫去床上渣屑，确保平整无皱褶	□是 □否
		7. 展开盖被，呈"S"形折叠至对侧	□是 □否
		8. 拍松枕头	□是 □否
		9. 为有需要的婴幼儿放置安抚物，检查安抚物是否安全	□是 □否

续表

项目		主要内容	是否做到
实施步骤	布置睡眠环境	10. 关闭门窗	□是 □否
		11. 将光线调暗	□是 □否
		12. 播放轻柔、促眠的音乐	□是 □否
	整理用物	摘下口罩，洗手，记录	□是 □否

表 5-8　布置睡眠环境任务评价表

评价内容	自我评价	小组互评	教师评价
课堂活动参与度	☆☆☆☆☆	☆☆☆☆☆	☆☆☆☆☆
小组活动贡献度	☆☆☆☆☆	☆☆☆☆☆	☆☆☆☆☆
学习内容接受度	☆☆☆☆☆	☆☆☆☆☆	☆☆☆☆☆

知识拓展

怎样看待婴幼儿的"依恋物"？[1]

1—3岁的幼儿，开始懂得自己寻找安全感，依恋物对他们来说，是有生命和情感的，并不是照护者眼中脏乎乎的一只小玩偶。很多婴幼儿都有依恋物，这是他自己找到的一种适应周围环境的方式，可以帮助他缓解内心的焦虑和紧张，其实可以看作是一种成长。依恋物各种各样，除了毛绒玩具，还可能是小毯子、一块旧积木，甚至是他自己的手指头。

照护者应该这样做：第一，接受婴幼儿的"宝贝"。在大人眼里，玩具就是玩具，但在婴幼儿眼里，它却是珍贵的宝贝。所以，当婴幼儿外出时，尤其需要带着他的"宝贝"，千万不要因此批评他，甚至强行拿走依恋物，这会让本来就感到不安的婴幼儿更加无助。第二，借此引导婴幼儿表达情感。婴幼儿还没有学会如何清晰地表达自己的情感，照护者不妨借依恋物教其学会表达。当婴幼儿难过、害怕、生气的时候，就能够把依恋物作为倾诉的对象，找到情绪宣泄的出口。第三，提升陪伴的浓度。婴幼儿需要依恋物的时候，往往是感觉比较紧张或者觉得无事可做的时候。比如很多婴幼儿在睡前特别需要依恋物，是因为他可能正处在练习独睡的阶段，如果照护者特别担心他对玩具的依赖，就需要自己亲密地拥抱婴幼儿，为他唱歌或者读故事陪伴入睡。

一般情况下，只要婴幼儿情绪、行为等方面发育正常，对物品的依恋就不会是异常的，不会对其心理发育造成不良影响。

① 洪秀敏.0~3岁婴幼儿发展与照护［M］.北京：中国人民大学出版社，2022：140.

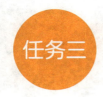

任务三　　**睡前准备**

情境案例

新加入托育机构的小赵老师负责组织托大班的幼儿入睡。她认为孩子刚吃完午饭需要消食，玩累了会更快入睡，于是就带着孩子们在户外运动了半个小时才回到寝室。可当小赵老师把婴幼儿安顿到床上时，却发现孩子们都很兴奋。小东在床上翻来覆去睡不着，叽叽喳喳地说话，还把旁边快睡着的小南吵醒了。好不容易大部分小朋友都安静地躺下了，突然，小红大声说："老师，我要尿尿。"其他小朋友也纷纷模仿，说要上厕所。上完厕所，小朋友们陆续睡着了，而小明突然流起鼻血，大哭起来，惊醒了其他人。原来，他将在户外捡来的小石子塞到了鼻孔中。

结合案例分析睡前准备有哪些环节，会出现哪些问题，为什么会出现这样的问题，托育机构的照护者应该怎么做，完成表5-9。

表5-9　睡前准备工作表单

岗位工作任务： 　婴幼儿睡前准备	实施地点： 　寝室	实施时间： 	设备、物品：
1. 婴幼儿睡前需要做的准备包括_____、_____、_____和_____。 2. 结合案例分析在睡前准备的照护环节中会出现哪些问题。			
3. 请查找适合睡前播放的音乐或故事，适合乳儿班、托小班和托大班幼儿的各写出一首/篇。			
4. 请列出睡前检查的要点。			
5. 请列出托育机构的睡前仪式流程。			

任务描述

　　此项任务将围绕托育机构的睡前准备工作展开，涉及婴幼儿睡前准备的照护流程和照护技能。在此项任务中，照护者需要了解组织婴幼儿睡前活动的方法及要求，熟知睡前检查和睡前整理的要点，掌握引导婴幼儿入睡的方法，能根据不同年龄，为婴幼儿制定睡前仪式，营造放松的睡眠氛围，实施睡前准备的回应性照护。

任务准备

　　大多数婴幼儿都会在午餐后进行午睡，在托育机构中也是如此。婴幼儿午餐后至午睡前，是睡前准备时间，照护者需要在这段时间里组织婴幼儿睡前活动、进行睡前检查和睡前整理，并引导婴幼儿入睡。

一、组织睡前活动的方法及要求

　　在午睡前，照护者应为婴幼儿安排一些安静舒缓的活动，使其安定情绪、放松身心。组织睡前活动时间不宜过长，一般 20 分钟左右。

　　照护者可根据婴幼儿身体状况及需求选择睡前活动。

　　听音乐：照护者可选择播放婴幼儿感兴趣的音乐，或播放轻柔舒缓的儿歌等，避免播放过于兴奋、刺激、动感性强的音乐。

　　散步：照护者指导婴幼儿在户外宽敞安全的场地散步，大自然的花鸟鱼虫有助于婴幼儿放松情绪，享受大自然带给他们的乐趣，但要注意禁止剧烈活动或在烈日下暴晒。

　　讲故事：照护者可选择情节相对舒缓的故事，用轻柔的语言朗读。

　　看绘本：照护者可选择一些适合婴幼儿年龄段阅读的绘本，可安排婴幼儿自己看，也可陪伴其一起看。

二、睡前检查要点

　　托育机构照护者通过睡前检查，能够了解婴幼儿午睡前的健康情况，并及时发现午睡安全隐患。在进行检查前，照护者洗手、戴口罩，与婴幼儿沟通睡前检查的要求，取得婴幼儿的配合。

（一）睡前健康检查

① 测量体温，检查婴幼儿有无发热现象。

② 观察婴幼儿精神状态是否活泼。

③ 观察婴幼儿面色是否正常。

④ 观察婴幼儿是否情绪异常。

⑤ 观察婴幼儿口腔上颚、嘴唇内壁、手心、脚底是否有疱疹。

⑥ 询问婴幼儿的饮食情况。

⑦ 询问婴幼儿的睡眠情况。

⑧ 询问婴幼儿的大小便情况。

对乳儿班和托小班等语言表达能力尚不足以回答询问的婴幼儿，应以询问家长、查看教师记录为主。

（二）睡前安全检查

检查婴幼儿是否将危险物品和细小物件携带在身上或携带上床，如豆子、纽扣、皮筋、发卡、线头等，避免发生婴幼儿在午睡时把玩导致小颗粒塞入鼻孔、线绳缠绕手指等意外。

三、睡前整理要点

（一）睡前如厕

照护者应在婴幼儿睡前及时帮助、提醒、督促婴幼儿大小便，排空膀胱，消除生理需求对睡眠的干扰。

对托育机构中乳儿班和托小班仍需穿尿布午睡的婴幼儿，照护者应逐一检查其尿布情况，及时进行尿布的清洁并更换尿片。

对托大班的幼儿，照护者应在睡前 10 分钟左右提醒、督促幼儿自主大小便。幼儿大小便后，提醒他们轻轻地走进寝室，安静地上床。

（二）整理仪容

照护者应协助或引导婴幼儿在睡前洗手，扎头发的婴幼儿松开头绳，并将头绳放入床品袋等固定位置。

（三）穿脱衣物

照护者应帮助或指导婴幼儿在睡前脱去外套等不适宜入睡的衣物，根据婴幼儿的需要换上宽松、舒适、柔软的睡衣。婴幼儿脱衣物时，应坐在床边或小椅子上，确保安全。更换好衣物后，根据婴幼儿的自理能力可请其将自己脱下的衣物放在固定的地方，如床品袋中、小椅子上等，避免堆放在床上。

四、引导入睡的方法

（一）制定合理的睡前仪式

稳定、合理的睡前仪式有助于舒缓婴幼儿的情绪，迅速进入睡前状态，帮助其建立规律的作息，减少入睡问题。因此，照护者需让婴幼儿了解睡前仪式的内容，也可与幼儿共同制定睡前仪式，这样婴幼儿就知道进行完这些事情之后就要睡觉了。某托育机构的托大班睡前仪式安排如表5-10所示。还可以通过轻声的语言或温馨的环境提醒婴幼儿睡觉时间到了。例如，"故事讲完了，我们该准备睡觉了。"

表5-10　某托育机构托大班睡前仪式

时间	幼儿活动	教师活动
12：00—12：20	集体散步	两位照护者带领幼儿散步，一位照护者布置睡眠环境
12：20—12：30	如厕及整理仪容	两位照护者在盥洗室引导和协助，一位照护者逐一为进入睡眠区的幼儿进行睡前检查
	穿脱衣物，躺上床	协助幼儿穿脱衣物，盖好被子
12：30—	听故事，逐渐入睡	熄灯，讲故事，引导幼儿闭上眼睛，逐渐放低音量

（二）营造安宁的睡眠氛围

可通过播放和缓优雅的音乐、轻声细语讲故事等方式，营造宁静、温馨的睡眠氛围。睡觉前，照护者可轻声进入寝室，并用手势代替语言，暗示婴幼儿尽快入睡。同时，多用温暖、慈爱的动作进行安抚，如轻轻地抚摸他们的头和身体等，让婴幼儿怀着放松、平静而愉悦的心情安然入睡。

（三）有针对性地安抚哄睡

安抚哄睡的目的在于帮助婴幼儿入睡，养成良好的睡眠习惯，以获得高质量的睡眠。安抚方式有许多种，要根据每个婴幼儿的特点提供适合的安抚方式。对于不同月龄的婴幼儿，其睡眠特点、时长、习惯等都是不同的，因此需要有针对性地进行安抚哄睡，具体可参考表 5–11。

表 5–11　不同月龄婴幼儿安抚哄睡的实施 [①]

月龄	婴幼儿睡眠特点	回应性照护的实施
4—6 月龄	1. 开始会翻身，固定一个姿势拍睡较难 2. 逐渐对哄睡有依赖 3. 自主入睡的能力开始萌芽 4. 清醒时间长，开始具备活动能力，环境对睡眠的影响开始变大	1. 操作时间尽量不要超过 30 分钟，极限 45 分钟 2. 婴儿在睡着后或快睡着时可以放下，让其在床上入睡，4—6 月龄开始建立睡眠规则，这一过程比较容易但需要循序渐进；将婴儿放在床上后要对其进行安抚哄睡
7—12 月龄	1. 对哄睡更加依赖 2. 自主入睡的能力不断发展，但仍不成熟 3. 清醒的时间更长，能执行的空间更大	1. 抱哄到婴儿闭眼睡着时就放下，然后手拍安抚，哭了就抱起来再哄，再次闭眼就再放下，一直重复到婴儿睡着 2. 当婴儿接受在床上入睡，照护者可以在放下后适当手拍或唱歌安抚 3. 8—9 月龄的婴儿放下拍睡反而可能是干扰，因此是否进行安抚需要关注婴儿的个体差异
1 岁以后	1. 初步具备自主入睡的能力 2. 逐渐理解照护者所表达的意思	1. 可直接放在床上，手拍或唱歌安抚幼儿入睡 2. 若哭闹严重，则可抱起幼儿，直至平静后一起躺下，如果躺下后哭闹不止再抱起来，缓和后再次躺下 3. 1 岁以后，根据情况可以慢慢地减少嘘拍和声音的安抚，感觉幼儿平静了就可以停止，让幼儿尝试自己入睡

五、睡前准备的回应性照护要点

（一）对婴幼儿发出的睡眠需求信号及时做出回应

当婴幼儿处于并觉期，或前一天晚上睡眠不足时，婴幼儿可能表现出与平时不同的睡眠需求。此时，照护者应尊重婴幼儿当下的睡眠需求，而非刻板地执行集体

[①]　李立新，龚长兰. 婴幼儿回应性照护［M］. 北京：中国人口出版社，2022：164–165.

睡眠时间表。当婴幼儿发出多次打哈欠、哭闹、忽然安静等睡眠信号时，需要及时进行安抚哄睡，避免其过度疲劳。

（二）积极回应婴幼儿在午睡过程中产生的情绪

在睡前，照护者要让婴幼儿保持平静、愉悦的心情。当婴幼儿在午睡过程中闹情绪时，照护者首先要接纳其情绪，并温和地劝导婴幼儿睡觉。例如，对有分离焦虑想念妈妈的婴幼儿，抚摸安抚并回应："我知道你现在很想妈妈，你睡着了，在梦里可能会见到妈妈呢"。

（三）针对婴幼儿睡眠的个体差异进行个别化指导

婴幼儿的睡眠存在着个体差异，需要照护者进行个别化的指导。例如，对于睡眠时间需求较长、年龄较小以及体弱多病的婴幼儿，可让他们先进入睡眠环境，提前睡觉。而对于入睡较慢、午睡需求较低的婴幼儿，可分成几组依次上床睡觉，既便于照护者管理，也能满足婴幼儿的需要。

任务实施

任务分析：合理地安排婴幼儿的睡前仪式，可以帮助婴幼儿尽快入睡，保证良好的睡眠质量。照护者应结合婴幼儿的年龄特点、身体状况及不同的睡眠习惯等合理地组织婴幼儿睡前活动、进行睡前检查、睡前整理及引导入睡。

任务操作：睡前准备

1. 准备工作
① 环境准备：寝室整洁、安全、温馨，温湿度及光线、噪声强度适宜。
② 物品准备：播放器、电子体温计、口罩、记录单、笔。
③ 照护者准备：穿着整齐，洗手。
④ 婴幼儿准备：身体及精神状态良好。

2. 实施步骤
（1）组织睡前活动
① 组织婴幼儿进入睡前活动场地。
② 向婴幼儿介绍睡前活动的内容及要求。
③ 播放舒缓或轻柔的音乐。

（2）进行睡前检查

① 测量体温，检查婴幼儿有无发热现象。

② 观察婴幼儿精神状态、面色、情绪是否正常。

③ 观察婴幼儿口腔上颚、嘴唇内壁、手心、脚底是否有疱疹。

④ 询问婴幼儿的饮食、睡眠、大小便情况。

⑤ 检查婴幼儿是否携带危险物品。

⑥ 及时准确记录检查结果，发现异常要及时妥当处理。

⑦ 摘下口罩，洗手，将检查和记录工具归位。

（3）进行睡前整理

① 指导或协助婴幼儿如厕，如厕后洗手、擦干。

② 指导或协助婴幼儿松开头发，脱、穿衣服（图 5-12），上床盖好被子（图 5-13）。

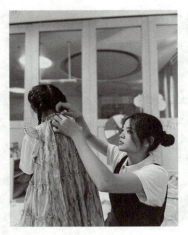 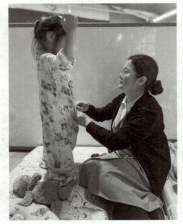

图 5-12　协助婴幼儿脱衣服　　图 5-13　协助婴幼儿穿睡袋

（4）进行入睡引导

① 熄灯，提醒婴幼儿要睡觉了。

② 营造宁静、温馨的睡眠氛围。

③ 安抚哄睡，引导自主入睡（图 5-14 和图 5-15）。

（5）指导睡后整理

指导幼儿睡后自主整理床铺（图 5-16）。

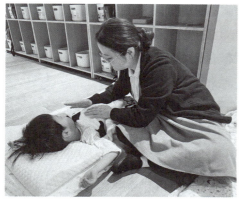

图 5-14　轻拍哄睡　　　　图 5-15　抚眉哄睡　　　图 5-16　幼儿自主整理床铺

任务评价

本任务相关评价见表 5–12 和表 5–13。

表 5-12　睡前准备照护评估表

项目		主要内容	回应性照护要点	是否做到
准备工作	环境准备	寝室整洁、安全、温馨，温湿度及光线、噪声强度适宜		□是 □否
	物品准备	播放器、电子体温计、口罩、记录单、笔		□是 □否
	照护者准备	穿着整齐，洗手		□是 □否
	婴幼儿准备	身体及精神状态良好		□是 □否
实施步骤	组织睡前活动	1. 组织婴幼儿进入睡前活动场地	轻声细语，手脚轻慢，用言行提示睡前仪式的开始	□是 □否
		2. 向婴幼儿介绍睡前活动的内容及要求		□是 □否
		3. 播放舒缓或轻柔的音乐		□是 □否
	进行睡前检查	1. 测量体温，检查婴幼儿有无发热现象	与婴幼儿沟通睡前检查的要求，取得婴幼儿的配合	□是 □否
		2. 观察婴幼儿精神状态、面色、情绪是否正常	如有异常，迅速回应婴幼儿的需求	□是 □否

续表

项目		主要内容	回应性照护要点	是否做到
实施步骤	进行睡前检查	3. 观察婴幼儿口腔上颚、嘴唇内壁、手心脚底是否有疱疹	如有异常，及时联系保健医生和家长进行合作	□是 □否
		4. 询问婴幼儿的饮食、睡眠、大小便情况	如婴幼儿无法自主回答，可在入托时询问家长	□是 □否
		5. 检查婴幼儿是否携带危险物品		□是 □否
		6. 及时准确记录检查结果，发现异常要及时妥当处理		□是 □否
		7. 摘下口罩，洗手，将检查和记录工具归位		□是 □否
	进行睡前整理	1. 指导或协助婴幼儿如厕，如厕后洗手、擦干	根据婴幼儿的自理能力，支持婴幼儿做自己力所能及的事情	□是 □否
		2. 指导或协助婴幼儿松开头发，脱、穿衣服，上床盖好被子		□是 □否
	进行入睡引导	1. 熄灯，提醒婴幼儿要睡觉了		□是 □否
		2. 营造宁静、温馨的睡觉氛围		□是 □否
		3. 安抚哄睡	尊重婴幼儿的年龄特点和个体差异，进行有针对性的安抚，引导自主入睡	□是 □否
	指导睡后整理	指导幼儿睡后自主整理床铺		□是 □否

表 5-13　睡前准备任务评价表

评价内容	自我评价	小组互评	教师评价
课堂活动参与度	☆☆☆☆☆	☆☆☆☆☆	☆☆☆☆☆
小组活动贡献度	☆☆☆☆☆	☆☆☆☆☆	☆☆☆☆☆
工作任务完成度	☆☆☆☆☆	☆☆☆☆☆	☆☆☆☆☆

知识拓展

常见婴幼儿入睡困难的原因及应对策略

1. 睡前进食、饮水过饱或不足

婴幼儿睡前进食、饮水过多或太少，都会刺激大脑出现睡眠不安，从而影响入睡。因此，婴幼儿应避免进食或喂奶后立刻入睡，应间隔一定的时间，午餐后可进行餐后散步、阅读等安静活动帮助消食。婴幼儿也会因饮食不足无法入睡，要及时为其加冲奶粉或加餐，并在此后的饮食中要重新调整奶量和辅食量。

2. 睡前精神过度兴奋

睡前剧烈的运动、动感的音乐、激烈的游戏或故事等，都容易引起婴幼儿兴奋、紧张，从而影响睡眠。因此，睡前应避免此类活动，选择安静、舒缓的睡前活动为宜。当婴幼儿因为兴奋而无法入睡时，照护者需要安抚婴幼儿，如拍拍他的背、摸摸他的头，逐渐让他平静下来。

3. 身体不舒适

婴幼儿感到身体不舒适，如穿的衣服过厚、过紧，被子太厚，室内温度过高、过低，有蚊虫叮咬，环境噪声过大，睡眠姿势不舒服，身体有疾病等，都会影响入睡。应关注到引起婴幼儿身体不舒适的原因，及时回应其需求。例如，乳儿班的婴儿可能会因为肠胀气而哭闹难以入睡，照护者可根据其情况实施排气操、飞机抱等方式，改善婴儿肠道不适的状态，帮助其安然入睡。

4. 生活规律和睡眠环境改变

婴幼儿作息的改变、照护者的变换、住房的迁移、睡眠区的改动等生活节奏和周围环境的改变都会引起婴幼儿的不适应和不安全感，导致婴幼儿入睡困难。例如，一些婴幼儿寒暑假期间在家养成了不睡午觉的习惯，新学期回到托育机构时就需要重新适应原有的作息规律。

对此，一方面托育机构应与家庭进行沟通合作，照护者每天在婴幼儿入托时询问家长夜间睡眠情况，尽可能使婴幼儿保持稳定、一致的生活规律和睡眠环境。另一方面，可引导幼儿更多关注生活和环境中稳定、安全的部分，帮助婴幼儿获得安全感。例如，因为升班更换活动室和寝室，婴幼儿感到新奇和不适应，照护者可以引导婴幼儿关注即便在新的睡眠环境中，但使用的仍然是自己的被子和枕头，闻一闻上面熟悉的味道。

5. 分离焦虑

分离焦虑在很多时候都会对婴幼儿的睡眠产生影响。在分离焦虑期，婴幼儿可能会表现出哭闹想念妈妈、睡前要求照护者陪伴，入睡过程中就算闭上了眼睛也会多次睁开确认照护者有没有离开的情况。此时，照护者应继续以往的睡前仪式与稳定作息，让婴幼儿在熟悉的环境与流程中更加安全和放松。同时，照护者可以用温暖的互动和陪伴安抚婴幼儿，适当引入安抚物陪伴婴幼儿入睡，让婴幼儿在睡前感受到满满的爱意与满足，缓解其焦虑情绪。

6. 精力旺盛

有些婴幼儿夜间睡眠质量高，睡眠时间总量充足，能够满足生长发育的需求，白天精力也很旺盛，没有困倦的表现，因此不愿意配合午睡。此时，婴幼儿不午睡并不会产生不利影响，照护者应避免强制要求婴幼儿午睡，可引导其安静休息或在其他活动区进行安静活动。此外，当婴幼儿在活动时间没有充分地消耗精力时，也可能导致睡前精力仍然过旺难以入睡。照护者应在日间活动时间里安排适宜的活动，让婴幼儿充分玩耍，消耗其旺盛的精力。对精力特别旺盛的婴幼儿可适当增加其活动强度。

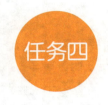

任务四 睡中监护

情境案例

中午，在某托育机构，小朋友们都熟睡了，托大班的小王老师此刻也很困了，于是她躺在小朋友们旁边也跟着一起午休。托小班的小李老师，此刻正在教室里巡查，她轮番看了看小朋友们都睡着了，就放心了，于是她离开教室去办公室准备一些资料。

乳儿班的小朋友们都已经熟睡，这时，小彭老师开始准备记录表、笔以及体温计，她开始检查每个小朋友睡眠的情况，并在记录表上进行了记录，同时拿额温枪对每个小朋友进行了体温检查，点点的体温显示为38.5℃。

结合案例分析在婴幼儿睡眠过程中，托育机构照护者是否可以陪同一起入睡，在睡中监护环节会遇到哪些问题，托育机构的照护者在婴幼儿睡眠过程中应该做些什么，完成表5-14。

表 5-14　睡中监护工作表单

岗位工作任务： 　婴幼儿睡中监护	实施地点： 　睡眠区域	实施时间：	设备、物品：

1. 托育机构照护者是否可以陪同婴幼儿一起午睡。□ 是　　□ 否
2. 结合案例分析在婴幼儿睡眠监护环节中可能出现哪些问题。
（1）_____
（2）_____
（3）_____
（4）_____
自我归纳：

婴幼儿睡眠中可能存在的问题：

3. 结合案例分析，在婴幼儿睡眠监护环节中，照护者需要做些什么？
（1）_____
（2）_____
（3）_____
（4）_____

自我归纳：
婴幼儿睡中监护可能存在的问题：

4. 请列出睡中监护的要点。

5. 请列出体温异常处理的要点。

任务描述

　　此项任务将围绕婴幼儿睡眠监护展开，涉及婴幼儿睡眠巡查、安全监护以及特殊情况处理。在此项任务中，照护者需要认识到婴幼儿睡眠监护的重要性，睡眠巡查、安全监测的操作流程及回应性照护的要点，能根据不同年龄特点，为婴幼儿实施睡眠监护的回应性照护和指导。

任务准备

婴幼儿入睡后，托育机构照护者应经常进行巡查，以保证婴幼儿睡眠过程中的安全性和舒适性。托育机构照护者应重视婴幼儿睡眠过程的监护，认识到睡中监护的重要性，将婴幼儿的安全放在首位。睡眠过程往往是照护者比较容易忽视却常常引发安全事故的时段。

婴幼儿巡查包括睡眠环境检查、安全检查、不良睡姿纠正以及体温监测，并进行睡中巡查记录登记。

一般来说，乳儿班每 5 分钟巡查一次，托小班和托大班每 15 分钟巡查一次。

一、婴幼儿睡眠环境

婴幼儿睡眠的环境应保持适宜的温度和湿度。在睡眠过程中，需注意不要让空调的吹风口直接对着婴幼儿。

夏季使用空调时，一定要将窗户打开一些缝隙，或采用新风系统，保持睡眠区内空气新鲜。

睡眠过程中，照护者应及时查看温度计和湿度计，以掌握室内睡眠环境情况并进行相应的调整。

二、婴幼儿睡眠中的安全隐患

婴幼儿睡眠过程，往往是容易发生安全事故的时段。以下是睡眠中容易出现的安全隐患。

① 蒙被综合征。婴幼儿在睡眠过程中，容易将被子蒙住头或者遮住口鼻，应及时帮助婴幼儿将被子盖到胸口处。

② 溢奶窒息。婴儿睡眠中容易溢奶，若不及时处理，溢出的奶有可能呛入鼻腔而引起窒息。

③ 安抚物遮挡引发窒息。在睡眠过程中，安抚物也容易将婴幼儿口鼻遮住，应及时帮助婴幼儿将安抚物移开，远离口鼻。

④ 缠绕伤。在睡眠过程中，婴幼儿颈脖被衣服、线头缠绕受伤，严重时甚至引起窒息；或者婴幼儿手脚被被子、衣服中的线头、丝线缠绕勒住手脚，造成局部组织缺血坏死，严重时可导致终身损伤。

三、婴幼儿正确睡姿与不良睡姿

（一）正确睡姿

1. 仰卧

一般照护者都习惯让婴幼儿采用仰卧睡姿，内脏器官受压较小，四肢能够自由地活动，也便于照护者直接观察其脸部表情。仰卧睡姿也需要注意以下情况：一是呕吐时容易被呕吐物塞噎喉部引起窒息；二是仰卧时总是一个方向，对骨缝未闭合的婴儿来说容易引起头颅变形，形成扁头。因此对于还不会自主翻身的小月龄婴儿，需要特别注意看护，及时调整睡姿。

2. 右侧卧

婴幼儿宜采用右侧卧，可以避免心脏受压，有利于胃内食物顺利进入肠道，也可以预防吐奶，特别是刚吃完奶后更应采用右侧卧睡姿。但婴幼儿不容易维持侧卧睡姿，容易变成俯卧位，对还不会翻身的婴幼儿有一定的风险，需要加强看护。左侧卧容易引起胃部反流，因此不建议睡眠时采用左侧卧。如果婴幼儿总是侧睡，还容易导致脸部两侧发育不对称以及歪头，应注意定时调整睡姿。且婴幼儿侧卧时要注意不要把耳郭压向前方，耳郭常受折叠易致变形。

（二）不良睡姿及表现

1. 趴睡

婴幼儿俯卧位睡时，照护者不容易观察婴儿的面色和呼吸；进食后还容易发生食物反胃外溢；口鼻容易被被褥等外物阻挡而造成呼吸困难。

2. 蒙头睡

蒙头睡会造成大脑缺氧甚至窒息。

3. 蜷卧睡

过度的侧卧就会变成蜷卧，可导致脊柱变形，造成脊柱侧弯，影响婴幼儿身形。

4. 枕臂睡

容易引起手臂血液循环不通畅，压迫上臂神经，导致肢体发麻甚至落枕等。

托育机构照护者应引导婴幼儿采用仰卧和右侧卧睡姿。同时，在婴幼儿睡眠过程中，应及时纠正其不良睡姿。

四、婴幼儿睡中监护的回应性照护要点

① 托育机构照护者在进行睡眠巡查的过程中，一定要注意不能干扰婴幼儿睡

眠，保持安静，脚步轻盈，动作轻柔。

②在睡眠过程中，如婴幼儿出现惊醒，照护者应及时到其身边，回应并安抚婴幼儿情绪，根据其情绪强度，通过轻轻拍打、抚摸、语言安抚、抱起安抚等不同方式进行有效安抚，直至婴幼儿情绪得到缓解。对于可以继续入睡的婴幼儿，应安排继续入睡；对于无法继续入睡的婴幼儿，可陪伴在旁或穿衣将其带离。

③在睡眠过程中，如婴幼儿出现擦腿综合征，照护者首先要保持淡定，不应紧张焦虑；其次，不应马上制止或者教育婴幼儿，以免造成惊吓。

任务实施

任务分析：有效应对婴幼儿睡眠中出现的问题，对婴幼儿进行睡眠监护，保障其睡眠中的安全性和舒适性。在指导过程中，应关注每个婴幼儿的情况，有特殊情况时能够做到敏感回应，及时有效处理。

任务操作：睡中监护

1. 准备工作
①物品准备：巡查记录本、笔、额温枪、腋下体温计、家长联系册。
②照护者准备：摘取饰物，修剪指甲，清洁双手，头发束起，温暖双手。

2. 实施步骤
（1）睡眠环境监控
①查看室内温度计，保持适宜室温。

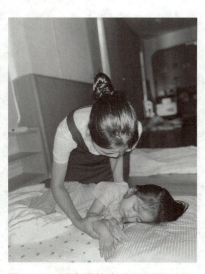

图5-17 睡中照护者进行睡姿调整

②查看室内湿度计，保持适宜湿度。
③检查空调出风口是否对着婴幼儿。
（2）安全检查
①检查呼吸：查看婴幼儿是否正常呼吸，如果发现有被子或安抚物捂住口鼻情况，及时拉下被子，并把安抚物移开远离口鼻处。
②检查脖颈、手脚是否被缠绕。查看颈脖、手指和脚趾有无被细线等缠绕。
（3）不良睡姿纠正
对于睡眠中出现不良睡姿的婴幼儿，将其轻轻调整到仰卧位，并调整好睡姿（图5-17）。操作过程中要轻柔，不打扰婴幼儿睡眠。

216

（4）体温监测

① 检查婴幼儿出汗情况。将手伸入婴幼儿后背，感到温热无汗。如果有大量出汗，用汗巾擦汗，动作轻缓，以免惊醒婴幼儿。

② 调整盖被情况（图 5-18 和图 5-19）。一般来说，春秋天可以将婴幼儿的手放在被子外面，冬天时手脚都放在被子里面，夏天用薄毯盖住婴幼儿腹部。

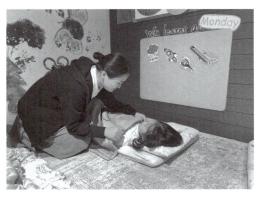
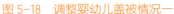

图 5-18　调整婴幼儿盖被情况一

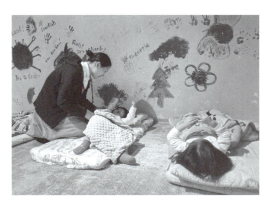

图 5-19　调整婴幼儿盖被情况二

③ 用额温枪进行体温监测。将额温枪对准婴幼儿前额中间，保持少许距离（图 5-20）。按下按钮，测量时间设置为制造商使用说明书中写明的时间，静置直到发出"哔"声后，读取温度（图 5-21）。婴幼儿正常体温范围：腋下体温 36~37.4℃，37.5~38℃属于低热。

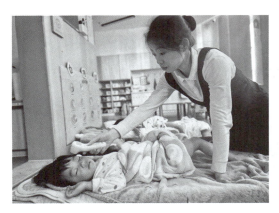

图 5-20　额温枪的使用

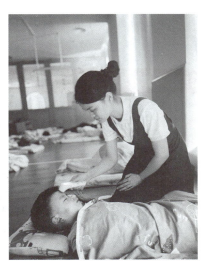

图 5-21　体温监测

（5）体温异常处理

① 如体温出现异常，用腋下体温计进行复测。

② 用一次性酒精棉片清洁腋下体温计触头。

③ 将婴幼儿轻轻推向右侧卧位，将温度计尖端置于其腋窝中心。

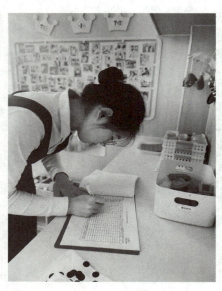

图 5-22　照护者填写睡中监护表格

④ 将婴幼儿的手臂压在身体侧面，或弯曲并折叠在其胸前，以便将温度计保持在适当的位置。

⑤ 将腋下体温计置于腋窝约 20 秒（根据体温计使用说明书设置时间），或者直到听到提示声响。

⑥ 取出数字温度计，读取温度。

⑦ 用一次性酒精棉擦拭清洁温度计。

⑧ 如体温确实异常，将婴幼儿轻轻唤醒，帮其穿好衣物。

⑨ 将婴幼儿带至隔离室，安抚其情绪，贴上降温贴，引导婴幼儿喝温开水。

⑩ 联系家长，告知婴幼儿情况。

（6）睡眠监护过程记录（图 5-22）

任务评价

本任务相关评价见表 5-15 和表 5-16。

表 5-15　睡中监护评估表

项目		主要内容	回应性照护要点	是否做到
准备工作	物品准备	额温枪、腋下体温计、巡查记录本、笔、家长联系册		□是 □否
	照护者准备	摘取饰物，修剪指甲，清洁双手，头发束起，温暖双手		□是 □否
实施步骤	睡眠环境监控	检查温度和湿度是否适宜，检查空调出风口是否对着婴幼儿		□是 □否
	安全检查	1. 检查呼吸		□是 □否

续表

项目	主要内容		回应性照护要点	是否做到
实施步骤	安全检查	2. 检查脖颈、手脚是否被缠绕	动作小心轻柔，不要打扰婴幼儿午睡；冬天，在检查前搓暖双手。	□是 □否
	不良睡姿纠正	将出现趴睡、蒙头睡、枕臂睡、蜷卧睡等不良睡姿的婴幼儿轻轻调整成仰卧睡		□是 □否
	体温监测	1. 检查婴幼儿出汗情况		□是 □否
		2. 调整盖被情况		□是 □否
		3. 用额温枪进行体温监测		□是 □否
	体温异常处理	为出现体温异常的婴幼儿复测体温等		□是 □否
	睡眠监护过程记录	填写监护表格		□是 □否

表 5-16 睡中监护任务评价表

评价内容	自我评价	小组互评	教师评价
课堂活动参与度	☆☆☆☆☆	☆☆☆☆☆	☆☆☆☆☆
小组活动贡献度	☆☆☆☆☆	☆☆☆☆☆	☆☆☆☆☆
工作任务完成度	☆☆☆☆☆	☆☆☆☆☆	☆☆☆☆☆

知识拓展

婴幼儿擦腿综合征

婴幼儿擦腿综合征全称为情感交叉擦腿综合征，是一种病因不明的综合征，指的是婴幼儿反复通过手接触或擦腿引起兴奋的一种运动行为障碍。在儿童中并不少见，半岁左右的婴儿即可出现，但多见于2岁以上的幼儿，男孩、女孩均可发病，一般上学后多数可以消失。

婴幼儿擦腿综合征在发作时双下肢伸直交叉或夹紧，并交互摩擦，女孩喜坐硬物，男孩表现为俯卧在床上来回蹭。多在入睡前、醒后玩耍时发作，该行为可被分散注意力而终止。发作期间婴幼儿会表现为脸颊泛红、双眼凝视、轻微出汗等。

托育机构照护者发现婴幼儿有擦腿情况，首先要保持淡定，不应紧张焦虑；其次，不应制止或者教育婴幼儿，以免造成惊吓。如婴幼儿经常出现这个情况，应及时关注婴幼儿在托育机构的情绪，鼓励其参与各种游戏活动，同时与家长进行交流，了解婴幼儿近期在家是否存在压力或者情绪问题，以便给婴幼儿提供更加轻松愉快的家庭和托育氛围。

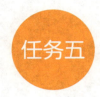

任务五　睡后整理

情境案例

佳佳老师是托小班的主班教师，每当到了午睡起床环节，佳佳老师就会觉得班级里的秩序变得混乱，似乎 3 门教师都不能够照顾到所有的幼儿：有的幼儿不愿意起床，有的幼儿醒来就会哭泣，有的幼儿醒来后会在床上和同伴直接开始玩耍打闹，还有的幼儿醒来后没有穿戴衣物就直接跑到区角玩耍……这样的情况下，佳佳老师往往感觉每名幼儿都需要一名教师提供针对性照护，她照顾了这个，又顾不到那个，久而久之，佳佳老师感觉越来越疲惫，每天一到午睡起床环节就会特别焦虑。

结合案例分析在睡后整理的照护环节中会出现哪些问题，为什么会出现这些问题，托育机构的照护者应该怎么做，完成表 5-17。

表 5-17　睡后整理工作表单

岗位工作任务： 　婴幼儿睡中监护	实施地点： 　睡眠环境	实施时间： 	设备、物品：
1. 结合案例分析在婴幼儿睡后整理环节中可能出现哪些问题。 （1） （2） （3） （4）			

2. 结合案例分析在婴幼儿睡后整理环节中有哪些改善策略。

（1）

（2）

（3）

（4）

任务描述

　　此项任务将围绕婴幼儿睡后整理展开，涉及婴幼儿睡后起床环节常见的行为表征、睡后整理照护内容、照护技能。在此项任务中，照护者需要了解婴幼儿睡后起床环节常见的情绪和行为，熟知婴幼儿睡后起床整理需要完成的工作内容及回应性照护的要点，能够为婴幼儿提供有效唤醒、整理、盥洗、健康监测等回应性照护和指导。

任务准备

一、婴幼儿睡后起床环节常见的情绪和行为

　　婴幼儿在睡醒后通常会出现以下一些行为表征：哭闹、专注玩耍、不愿起床等，当出现这些情况的时候，往往会导致睡后整理流程拉长，安全监管压力增加等。因此，照护者需要首先分析这些行为背后的原因，进行针对性的照护策略，才能更好地满足婴幼儿的情感及个性化照护需求，同时也能提升午睡起床环节的流畅度。

（一）哭闹

　　部分婴幼儿在睡醒后会出现哭闹的表现，当出现这种情况时，照护者需要首先明确：这种行为往往是新生入园产生的分离焦虑所导致的。当新入园的婴幼儿还未与照护者建立起安全依恋关系的时候，会因为睡醒时没有看到认为可以安全依恋的

成人而哭闹。

因此，当这种情况发生时，应首先通过拥抱、抚背，提供安抚物、带至开阔明亮环境、轻声交谈等方式安抚婴幼儿的情绪，为其提供安全的情感环境，使其情绪放松。

在对新入园婴幼儿的引导过程中，注意建立"主要照护者体系"[1]，也就是让固定的照护者主要负责照护新入园的婴幼儿，促进两者之间依恋关系的建立。在建立了强烈的依恋关系后，新入园的婴幼儿可以在睡醒后看到认为可以安全依恋的照护者，从而缓解情绪上的紧张与不安。

（二）专注玩耍

部分婴幼儿在睡醒后，会自然开始在床上自主玩耍、与旁边床的婴幼儿互动玩耍或跑到区角玩耍。这样的情况往往反映出两个问题：一是婴幼儿不知晓睡后整理环节的预期；二是婴幼儿具有比较强烈的要直接进行玩耍的想法。

当发生这种情况时，照护者应首先确保婴幼儿在安全监管范围内，保证其安全，然后根据情况分别采取不同的引导策略。

对于不了解睡后整理环节预期的情况，照护者可通过制作相关绘本，并通过晨间阅读或在阅读区投放的形式进行预期宣导。请注意制作的绘本需要配备生动的图片或班级实拍的照片，便于幼儿阅读理解。

对于具有较强烈玩耍意愿的婴幼儿，照护者可以引导其观察其他婴幼儿的行为，鼓励其回到自己的床上自主穿戴衣物、收纳床品或等待照护者的协助。当婴幼儿能够很好地根据引导进行睡后整理后，照护者要借助眼神、表情、语言等及时给予婴幼儿肯定和鼓励。

（三）不愿起床

部分婴幼儿在唤醒过程中会表现出不愿起床的状态，这种情况出现的原因往往有以下两种：一是因为入睡较晚或睡眠质量不高，确实没有得到充分的休息，导致精神困倦；二是因睡眠惯性或饮食不当产生的"起床气"导致对起床的抗拒。

当出现这种情况时，照护者应尊重婴幼儿的个性化需求，首先为婴幼儿留出逐渐清醒或缓和情绪的时间。当婴幼儿精神、情绪平稳后，再温柔地进行沟通和睡后整理引导。

如果婴幼儿经常出现因入睡困难或睡眠不规律导致的睡眠问题时，照护者应及时开展家园共育，向家长说明规律的作息对于婴幼儿生物钟的建立及身体发育的重

---

[1]　冈萨雷斯－米纳，埃尔.婴幼儿及其照护者：尊重及回应式的保育和教育课程［M］.8版.张和颐，张萌，译.北京：商务印书馆，2016.

要性，并在周末、节假日等时间及时提醒家庭合理安排婴幼儿的作息。

二、唤醒婴幼儿的常用方法

唤醒环节并不是简单的直接叫醒婴幼儿，而是需要根据婴幼儿年龄及个性化特点，采取不同的唤醒策略。

（一）环境唤醒

1. 声音唤醒

在照护者初级技能培训中[①]，有明确指导：在婴幼儿起床前 5 分钟，可播放轻柔的音乐以唤醒婴幼儿。如果在婴幼儿睡眠期间，一直播放的是轻柔的轻音乐，此时也可以将音乐类型调整为轻快活泼的律动音乐作为唤醒的信号。

2. 光线唤醒

环境唤醒除了运用音乐以外，也可以运用光线。可以拉起部分或全部窗帘，通过自然光线的照入对婴幼儿进行唤醒。请注意此时不要直接打开室内照明灯，避免突然强烈的光线对婴幼儿视力产生刺激。

如遇阴雨天，拉起窗帘后自然光效果欠佳，可先开启非睡眠环境的照明。当绝大部分婴幼儿都已经完成睡后整理环节后，再开启其他照明设施。

（二）同伴唤醒

同伴唤醒的过程可以为婴幼儿提供同伴互动、交往的机会，有助于婴幼儿言语、社会性领域能力的发展。因此当有一部分婴幼儿已经醒来并完成睡后整理后，可以鼓励这一部分婴幼儿轻柔地唤醒同伴。在唤醒过程中，要注意提供安全监管和适当的引导策略。避免婴幼儿使用过大的喊声或过重的力度拍打同伴，造成安全隐患和社交冲突。引导婴幼儿使用轻柔地拍肩、轻声地说"起床了"等温和方式，进行同伴社交。当婴幼儿自发对同伴进行唤醒的时候，也需要采取同样的安全监管和引导策略。

（三）照护者唤醒

当时间已经比较晚，或绝大部分婴幼儿都已经完成睡后整理时，照护者需要对仍在睡眠中的婴幼儿进行唤醒。婴幼儿午睡时间过长，会影响到夜晚的睡眠，也不利于婴幼儿养成健康、规律的作息习惯。

---

① 冉隆蓉.照护者：初级［M］.北京：中国劳动社会保障出版社，2022.

当照护者唤醒婴幼儿时，宜首选引导婴幼儿互相唤醒的策略。切忌使用高频率、高强度的唤醒方式，如大声呼叫婴幼儿的名字、突然大声说话、剧烈地摇晃婴幼儿等。

当婴幼儿前一天晚上睡眠情况不佳时，可根据家长意见，适当延后唤醒婴幼儿的时间，保证婴幼儿充分休息；但也不宜超过规定时间的半个小时，避免影响其后续的睡眠作息。

在项目五任务一中，关于睡眠对于婴幼儿生长发育的重要性已有所阐述，不同月龄段的婴幼儿所需睡眠时长也有数值参考（表5-2），因此照护者需要清晰准确地记录婴幼儿入睡和醒来的时间，便于对其睡眠时间进行有效跟踪。

在托育机构中，照护者可以使用纸质表格或相关小程序即时在婴幼儿睡醒的时刻进行时间记录。如有出现婴幼儿未入睡或入睡时间较短的情况，也需要做单独记录，便于在离托时间与家长进行沟通，确保婴幼儿晚间可以补足睡眠。

三、着装整理的要点

自主穿衣、穿鞋不仅有助于婴幼儿手眼协调能力、精细动作的发展，也是婴幼儿自我照护意识形成、自理能力培养的重要契机。照护者不仅要鼓励婴幼儿尽量独立完成穿衣、穿鞋，而且应同步引导家长在非入托期间同样尊重婴幼儿的自主性，鼓励幼儿自主完成着装。

（一）引导协助着装的方法

照护者应积极鼓励和引导婴幼儿学习自主穿衣物、鞋袜。对于年龄较小、自理能力相对较弱的婴幼儿，在其遇到困难时先给予引导、示范，再根据其自主完成情况给予帮助。如为体弱儿，应由一名照护者优先照护，根据其能力给予适当协助。

在引导、示范的过程中，应注意穿衣物、鞋子的方式不必局限于一种，只要幼儿能够完成，都应给予鼓励和支持。同时，也应注意沟通和表达方式要使用符合婴幼儿言语发展能力的、游戏化的口头语言和肢体语言。如对托小班婴幼儿，应使用"一步式"的指令"要先穿好袜子呦"，而不是"先穿好袜子，再穿好鞋子"这样"多步式"的指令。

（二）着装整理的注意事项

① 为婴幼儿提供适当的引导和帮助。对于低幼段的婴幼儿，不应过度强调让其自主完成全部的着装整理工作。当幼儿因能力发展未达到完全自理程度而遇到穿衣困难时，要及时提供积极的回应和实际帮助，避免其因无法独立完成而产生挫败感，

进而造成畏难或自卑情绪。同时也不要因幼儿独立着装速度慢就包办代替，剥夺其自主意识和自理能力发展的机会。

②　当婴幼儿完成着装后，照护者应注意检查鞋子有无穿反、鞋扣有无扣好、鞋带有无系好、鞋舌有无拉出等，避免因此类原因导致后续婴幼儿活动时摔倒、绊倒等安全隐患的发生。

③　检查完成后，照护者应引导婴幼儿整理收纳床品，避免婴幼儿因无所事事而乱跑，或因床品散落在地面发生绊倒、摔倒等安全事故。至少要有一名照护者负责站在左右扫视可以看到全部婴幼儿的安全监管位上，做好安全监管。

④　着装环节还需注意室内温度要保持适宜，避免因婴幼儿着装过程时间较长而导致着凉感冒。

⑤　如是长头发的婴幼儿，应帮助其梳理头发、扎好辫子、别好碎发，避免影响其视物和自由活动。

四、睡后环境整理的要点

睡后的整理收纳不仅与独立着装一样有助于婴幼儿自我照护意识建立、自理能力培养，还能够培养婴幼儿的集体意识和环境意识，为婴幼儿适应集体生活与未来的幼儿园生活打下良好的基础。照护者应通过家园共育，与家长一同鼓励婴幼儿参与到日常整理收纳活动中，提升其自我照护和融入集体的能力。

（一）引导婴幼儿自主整理

照护者应鼓励引导睡醒的婴幼儿在完成着装后，将自己的床品收整好，放入床品袋内。照护者可根据婴幼儿的自理能力给予协助和帮助，比如帮幼儿敞开床品袋，然后等待幼儿将床品放入，并拉上拉链。过程中要及时用语言肯定婴幼儿的成就，并引导其下一步行为。在婴幼儿完成自主整理收纳床品的过程中，照护者需要注意床品是否有脏污，如有则需要及时安排清洁、消毒。

同时，照护者也可以鼓励婴幼儿之间进行协作，比如，请婴幼儿甲帮助婴幼儿乙敞开床品袋，或鼓励几名婴幼儿共同搬运质量相对较重的床品袋、床垫、床架等。在这个过程中要注意提醒婴幼儿注意移动过程中的安全，培养其共同解决问题的能力，也可以通过儿歌、手指谣为婴幼儿提供情绪鼓励。

当婴幼儿完成床品的整理和收纳后，需要有一名照护者按照机构要求规范整理所有婴幼儿的寝具床品。同时，应有另外一名照护者引导婴幼儿完成纸尿裤更换、如厕、盥洗、喝水等。合理安排所有照护者的分工站位，确保全体婴幼儿都在安全监管范围内。

（二）照护者整理睡眠环境

当所有婴幼儿的床品、寝具整理和收纳都完成后，照护者需要对睡眠环境进行清洁消毒，并开窗通风，进行空气净化。当床品寝具收纳完成后，睡眠环境需要恢复日常区角设置，照护者可邀请幼儿进行协助。

在睡眠环境与其他功能区角共用的情况下，照护者需要合理规划位置，在婴幼儿睡后需要恢复的区域贴上明显的标识，引导婴幼儿正确摆放玩教具。标识信息以婴幼儿可以理解参考的图片或实拍照片为主，可搭配明显、清晰、婴幼儿可理解的辅助符号作为引导信息，贴合幼儿的阅读理解发展阶段。

需要注意的是，婴幼儿睡着后，身体出汗会导致被子比较潮湿，如果在其起床后马上叠被子，被子里的湿气则无法散出，不仅影响婴幼儿下次睡眠时的舒适度，而且给病原体创造了适宜的生存环境，危害婴幼儿的身体健康。因此，在婴幼儿起床后，照护者应先晾被子，而不是立即将被子叠放整齐。

晾被子的方法是将被子的里面翻转过来，平铺在床上摊晾5~10分钟，将被子的湿气排出。另外，被褥及枕头应每周放在太阳下晾晒一次，最好选择在晴天阳光充足的时间段（如上午10点钟到下午2点钟）。晾晒时间每次应在3小时以上，以保证被褥及枕头的干爽，真正起到杀菌消毒的作用。被褥及枕头经阳光照射后会变得松软而富有弹性，且有一种淡淡的香味，对提高幼儿睡眠质量有一定的促进作用。

任务实施

任务分析：婴幼儿睡眠唤醒流程中除了要针对性地做好个别婴幼儿的引导及回应性照护外，还应做好全部婴幼儿的整体引导及照护。睡后健康监测是婴幼儿在托一日健康监测中重要的一环，尤其是在传染病高发季节，需要做到"无遗漏，无延迟"。照护者在唤醒婴幼儿时或婴幼儿自然醒后及时进行健康监测。

任务操作一：唤醒

1. 准备工作

① 物品准备：唤醒音乐、音箱、记录工具。

② 照护者准备：至少3名照护者。在托育机构一日流程中，午睡后的环节涉及婴幼儿情绪的照拂、对有自理能力婴幼儿的引导、对自理能力有限的婴幼儿的照护等工作内容。因此在准备唤醒工作开始前，需要确保至少有3名照护者可以为婴幼儿提供安全照护及安全监管。

2. 实施步骤

（1）唤醒婴幼儿

① 播放唤醒音乐（图5-23）。

② 拉起窗帘或开启非睡眠区灯光。

③ 鼓励先醒来的婴幼儿唤醒同伴（图5-24）。

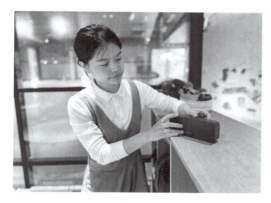

图5-23　照护者调整音乐

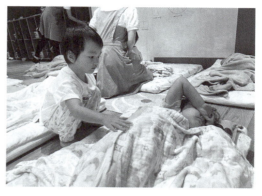

图5-24　同伴唤醒

④ 照护者轻柔唤醒婴幼儿（图5-25）。

（2）记录睡眠时间

准确记录婴幼儿睡醒时间（图5-26）。

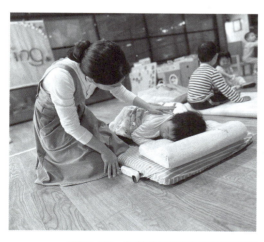

图5-25　照护者对婴幼儿进行唤醒

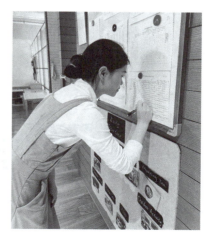

图5-26　睡眠记录

任务操作二：监测健康

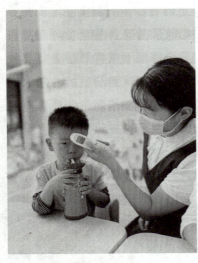

图 5-27 睡后健康监测

1. 准备工作

物品准备：电子体温计、记录工具。

2. 实施步骤

（1）实施健康检查

① 观察婴幼儿的精神状态。

② 观察婴幼儿的眼睛是否红肿、流泪。

③ 观察鼻周是否有流鼻涕。

④ 测量体温（图 5-27）。

（2）记录及处理

① 记录检查结果。

② 如果发现异常，需要及时联系保健医生进行进一步观察和处理。

任务操作三：整理着装

1. 准备工作

① 环境准备：在日常实际工作中，午睡起床后需要进行诸如如厕引导、纸尿裤更换、漱口、洗脸等盥洗环节的工作。因此，环境准备时应当首先确认相关区域的环境是否已经准备完成。如盥洗区域已按照工作规范完成清洁消毒工作。

② 物品准备：盥洗所需要的清洁用品（擦手纸、洗手液、厕纸等）都已准备充分。

③ 照护者准备：熟练掌握用于引导婴幼儿自主穿衣的儿歌，如《穿鞋歌》《穿衣歌》《叠衣歌》等。

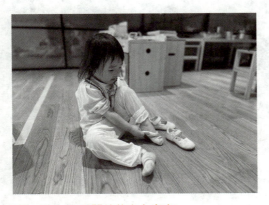

图 5-28 睡后婴幼儿自主穿衣

2. 实施步骤

（1）指导着装

① 指导或协助婴幼儿着装（图 5-28）。

② 检查衣服和鞋子是否穿着正确。

③ 帮助长头发的婴幼儿梳理头发、扎好辫子、别好碎发。

（2）指导后续活动

指导已完成着装整理的婴幼儿进行盥洗或环境整理。

任务操作四：整理环境

1. 准备工作

① 环境准备：确认睡后整理的动线（如从床铺到床品柜、从睡眠区到盥洗区的路径）通畅、无杂物阻挡。

② 物品准备：准备好睡眠区的清洁工具。

2. 实施步骤

（1）指导婴幼儿自主整理收纳（图 5-29 和图 5-30）

根据婴幼儿自理能力鼓励、指导或协助其完成寝具的整理、收纳。

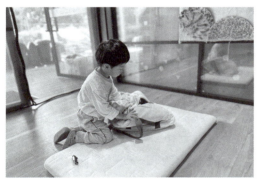

图 5-29 睡后婴幼儿自主收纳床品

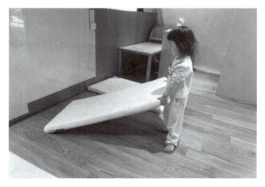

图 5-30 睡后婴幼儿自主搬运床垫

（2）整理睡眠环境

整理睡眠环境，并完成清洁、消毒及区域环境恢复等工作。

任务评价

睡后整理评估见表 5-18 和表 5-19。

表 5-18 睡后整理评估表

项目		主要内容	回应性照护要点	是否做到
准备工作	环境准备	盥洗室已清洁，地面、水台干燥、无水渍，温湿度适宜		□是 □否
		活动室内地面干净整洁，动线畅通、无杂物		□是 □否
	物品准备	唤醒音乐、音箱、记录工具、电子体温计、清洁用品、清洁工具		□是 □否

续表

项目		主要内容	回应性照护要点	是否做到
准备工作	照护者准备	区域内至少有 3 名照护者在场		□是 □否
实施步骤	唤醒	1. 环境唤醒：播放唤醒音乐；拉起窗帘或开启非睡眠区灯光		□是 □否
		2. 鼓励先醒来的婴幼儿唤醒同伴	指导婴幼儿在唤醒同伴时，使用轻柔的方式	□是 □否
		3. 照护者轻柔唤醒婴幼儿	确认有需要特殊照护需求的婴幼儿优先得到照护	□是 □否
		4. 准确记录婴幼儿睡醒时间		□是 □否
	监测健康	观察所有婴幼儿的精神状态、身体情况，并测量体温	注意观察判断婴幼儿是否需要保健医生的专门照护	□是 □否
	整理着装	根据婴幼儿自理能力鼓励、指导或协助其完成衣物、鞋袜的穿戴	及时、明确、与年龄适宜的语言引导，动作示范；注意是否有脏湿衣物需要更换	□是 □否
	整理环境	1. 根据婴幼儿自理能力鼓励、指导或协助其完成寝具的整理、收纳		□是 □否
		2. 整理睡眠环境，并完成清洁、消毒及区域环境恢复等工作		□是 □否

表 5-19　睡后整理任务评价表

评价内容	自我评价	小组互评	照护者评价
课堂活动参与度	☆ ☆ ☆ ☆ ☆	☆ ☆ ☆ ☆ ☆	☆ ☆ ☆ ☆ ☆
小组活动贡献度	☆ ☆ ☆ ☆ ☆	☆ ☆ ☆ ☆ ☆	☆ ☆ ☆ ☆ ☆
学习内容接受度	☆ ☆ ☆ ☆ ☆	☆ ☆ ☆ ☆ ☆	☆ ☆ ☆ ☆ ☆

知识拓展

午睡健康监测结果异常的应急处理

如果有健康状态欠佳、需要隔离等候家庭接回的婴幼儿，要确保为其完成穿衣、盥洗、物品收纳工作，然后由保健医生或一名照护者陪护在具有单独出入口的隔离室。期间陪护人员要注意保持情绪稳定，避免引起婴幼儿紧张和恐慌的情绪；同时与婴幼儿保持互动，疏导婴幼儿的情绪，密切关注婴幼儿的状态。在家庭来托接回的时候，需要明确告知其婴幼儿的状态表征，并请家庭确认签字婴幼儿提前接回，然后从隔离室单独通道离托。

● 赛证真题

2022 年中国—东盟职业院校婴幼儿照护服务技能竞赛赛项试卷

一、单项选择题

1. 婴幼儿良好睡眠环境的内容，不包括（　　）。

    A. 室内装修豪华   B. 室温、寝具

    C. 室内空气流通   D. 服装舒适、光线适宜

    答案：A

    解析：婴幼儿良好的睡眠环境包括：适宜的室内温度；舒适温馨的床铺和衣服；昏暗适宜的光线；寝室保持空气流通。

2. 上唇翘起，（　　），是由于婴幼儿睡觉时张口呼吸引起的。

    A. 牙齿排列不齐   B. 咽炎

    C. 夜惊   D. 急躁

    答案：A

    解析：上唇翘起，牙齿排列不齐，是由于婴幼儿睡觉时张口呼吸引起的。

3. 培养婴幼儿良好的睡眠习惯下面表述不正确的是（　　）。

    A. 可以保证婴幼儿生长激素的分泌   B. 促进婴幼儿身高、体重的增长

    C. 保证婴幼儿认知能力的提高   D. 帮助婴幼儿调节情绪

    答案：C

    解析：培养婴幼儿良好的睡眠习惯可以保证婴幼儿生长激素的分泌，促进婴幼儿身高、体重的增长，良好的睡眠可以帮助婴幼儿调节情绪。

4. 培养婴幼儿良好的睡眠习惯的常用方法有（　　）。

    A. 独立睡眠、想睡时就睡

    B. 独立睡眠、自己入睡、按时睡觉、按时起床

    C. 自己睡觉、睡醒后自己在床上玩耍

    D. 成人哄抱、摇晃入睡

    答案：B

    解析：培养婴幼儿良好的睡眠习惯的常用方法有独立睡眠、自己入睡、按时睡觉、按时起床等。

5. 判断婴幼儿睡眠充足主要看（　　）。

    A. 精力是否充沛，可以不考虑食欲状况

B. 在清晨自动醒来后，一天都不再睡眠

C. 精力虽不旺盛，但食欲很好

D. 是否活泼好动，精神状态良好

答案：D

解析：判断婴幼儿睡眠充足主要看是否活泼好动，精神状态良好。婴幼儿精力充沛，活动量大食欲也会增加；年龄段越小的婴幼儿一天内的睡眠次数越多，时长越久；婴幼儿精力不佳往往食欲也不好。

二、判断题

1.（　　）婴幼儿睡眠是否充足，可通过体重、身高的增长速度来判定。

答案：正确

2.（　　）婴幼儿睡眠质量不会因吃得过多或过少而受影响。

答案：错误

解析：婴幼儿吃得过多或过少都会影响到睡眠质量。

3.（　　）婴幼儿睡眠状态下的生长速度是清醒时的3倍。

答案：正确

4.（　　）提高婴幼儿睡眠质量要创造良好的睡眠环境和保持正确的睡眠姿势。

答案：正确

三、实操题（婴幼儿回应性照护技能考核与测评）

1. 情境：睡眠照护

请对18个月左右的宝宝进行午睡照护，要有睡前准备工作的呈现。

［答案解析］

睡眠照护实操案例

此项目是考察婴幼儿回应性生活照护技能"睡眠照护"，明确幼儿的年龄为18个月。要求实操过程完整，既要呈现午睡前的准备工作，又要有午睡时的哄睡过程。评委从照护态度及照护技能两部分评分。

照护态度主要包括参赛选手的仪表、服装符合照护人员的要求；午睡照护实施过程中面带微笑，表情自然、丰富，有亲和力；与婴幼儿有眼神、语言、表情交流等方面。

照护技能是指午睡照护前期引导方式恰当，能够让婴幼儿安静下来进入到午睡的氛围中，哄睡方式正确且有效，整个流程步骤清晰，动作规范且轻柔；对婴幼儿安全保护措施得当；午睡照护的过程完整且流畅。

2. 情境：午间检查

午间检查实操案例

进行托大班（2—3岁幼儿）午间体温监测以及不良睡姿纠正，要求过程中完整呈现体温测量流程，并口述体温异常情况的处理方式或不良睡姿的几种表现，就其中一种进行纠正指导。

［答案解析］

此项目是考察婴幼儿回应性生活照护技能"午间检查"，明确婴幼儿的年龄为2—3岁。考察参赛选手对托育机构午睡健康监测流程的掌握，要求实操过程中呈现：体温监测过程；对体温异常婴幼儿的处理；口述婴幼儿常见的不良睡姿以及进行不良睡姿纠正。此项考察点较多，评委同样从照护态度及照护技能两部分评分。

参赛选手比赛时需要将自己当作一名托育机构的专业照护者，才能还原出真实的情景，使呈现过程更加真实自然。

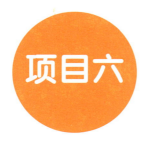

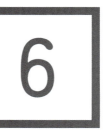

游戏活动的回应性照护

● **岗位要求**

《托育机构管理规范（试行）》指出，托育机构应当以游戏为主要活动形式，促进婴幼儿在身体发育、动作、语言、认知、情感与社会性等方面的全面发展。游戏活动应当重视婴幼儿的情感变化，注重与婴幼儿面对面、一对一的交流互动，动静交替，合理搭配多种游戏类型。《托育机构保育指导大纲（试行）》指出，安排类型丰富的活动和游戏，并保证每日有适宜强度、频次的大运动活动。做好运动中的观察及照护，避免发生伤害。

因此，在游戏活动中做好回应性照护，引导婴幼儿逐步形成规则和安全意识是托育机构照护者的重要工作内容之一。托育机构一日生活活动中充满各种教育契机，照护者应做到：

1. 能在婴幼儿游戏活动过程中实施安全照护

2. 能通过游戏活动与婴幼儿建立信任、稳定的情感联结

3. 游戏活动能有效支持婴幼儿身体发育、动作、语言、认知、情感与社会性等方面的全面发展

● **学习目标**

知识目标：

1. 了解婴幼儿游戏活动回应性照护的主要内容

2. 认识婴幼儿游戏活动回应性照护的重要性

3. 掌握婴幼儿游戏活动前、活动中和活动后回应性照护的操作流程和要点

能力目标：

1. 正确把握婴幼儿游戏活动前、活动中和活动后回应性照护和指导的时机

2. 能根据婴幼儿不同的游戏活动类型，进行游戏活动前、活动中和活动后环节的回应性照护和指导

素养目标：

1. 自觉遵守托育服务标准和规范，具备较强的责任意识和安全意识

2. 热爱婴幼儿，能细心、耐心地为婴幼儿的游戏活动提供科学、规范的照护

● 学习导图

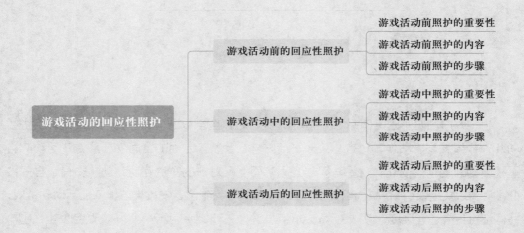

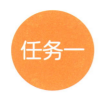

任务一　游戏活动前的回应性照护

情境案例

　　托育机构户外时间到了，照护者事先检查好孩子们户外活动的场地，并摆好活动器械，孩子们都开始穿衣服戴帽子为户外活动做准备。彤彤想自己来穿外套，照护者看到后说："彤彤都已经开始学着自己穿外套了，你真是越来越能干了！"彤彤听到照护者的肯定很高兴。照护者又观察了一会儿，发现彤彤有一只胳膊总是伸不进去，就问她是否需要帮助。彤彤点点头说需要，照护者微笑着告诉她穿衣服的方法，就这样，彤彤在照护者的指导下最终穿好了外套。彤彤特别开心，因为今天她学会了一项新本领。照护者还帮助明明系好了鞋带，给体弱的容易出汗的云云准备了汗巾。

　　结合案例分析在进行游戏活动前会出现哪些问题，托育机构的照护者需要做哪些照护工作，完成表6-1。

表6-1　婴幼儿游戏活动前的照护工作表单

岗位工作任务：　婴幼儿游戏活动前的照护	实施地点：_____	实施时间：_____	设备、物品：_____
1. 婴幼儿游戏活动根据体能消耗大小可以分为_____和_____两类。 2. 关于婴幼儿游戏活动的准备，针对活动场地的准备主要包括_____和_____；针对婴幼儿的照护准备主要包括_____等。 3. 请结合案例评价在婴幼儿游戏活动前的照护环节中照护者对以下幼儿的照护行为。 彤彤_____ 明明_____ 云云_____ 自我归纳： 1. 游戏活动前需要做好的照护内容包括：			

续表

> 2. 安静类和体能类游戏活动前照护的异同点：

任务描述

此项任务将围绕婴幼儿游戏活动前照护的重要性、照护内容和照护步骤展开。照护者需要认识到婴幼儿游戏活动前照护的重要性，能做好游戏活动环境和游戏材料准备，帮助或引导婴幼儿换上合适的服饰，做好活动前的评估和预热等。

任务准备

一、游戏活动前照护的重要性

游戏活动是托育机构内每天实施的内容，是婴幼儿活动的主要形式。由于婴幼儿年龄小，还处于身心发展的过程中，身体机能的调节能力较弱，自我保护意识缺乏，因此，游戏活动前创设的环境是否对婴幼儿具有吸引力、是否符合游戏活动的需要、场地是否安全、提供的材料和设备是否对婴幼儿具有发展适宜性，照护者和婴幼儿的衣着服饰与游戏活动是否适合等，都会直接影响游戏活动能否顺利开展和实施。照护者提供安全、信任、可探索的适宜环境，是保障婴幼儿主动探索、操作体验、互动交流和表达表现的必要条件，也是游戏活动前照护的主要目标。

二、游戏活动前照护的内容

按照每日游戏活动计划，照护者在游戏活动前应做到：
① 根据游戏类型选择合适的游戏环境和设备，并做好安全核查。
② 准备适宜的游戏活动材料，并做好安全核查。
③ 检视并指导婴幼儿家属配置与游戏内容适合的衣着服饰和生活物品。
④ 事先熟悉游戏活动的内容与方法。
⑤ 关注婴幼儿的个体差异，并做好游戏活动前的个别化准备。

三、游戏活动前照护的步骤

（一）环境创设与安全核查

1. 环境创设

依据游戏活动的类型选择合适的场地和器械（物品）进行布局。

体能类的游戏活动，在天气适宜时应安排在户外的运动场地，根据婴幼儿的年龄和体能游戏类型选择合适的区域。户外空间的规划应与婴幼儿的年龄和发展阶段相适应，并为乳儿班、托小班和托大班的婴幼儿合理划分场地空间和区域。对于乳儿班的婴儿，要有相对独立的活动空间；托小班和托大班的幼儿可以提供跑步、攀爬、平衡、跳跃、秋千等设置区域；托大班的骑车区域应相对独立，设置骑车道。大型的固定器械附近要留有 2.7 m 的空地；带有活动部分的器械，如秋千，其附近 4.6 m 范围内应是空地；小型器材分类摆放，按需按量备足。在天气不适宜时室外活动应调整到室内场地，充分利用感统教室、接待大厅、走廊、楼梯、墙壁等空间，精心创设体能类活动情境。根据走廊长、直、宽的特点设置大运动区，发展婴幼儿走、跑、跳的运动环境；利用楼梯创设爬行、攀高的运动环境；利用墙壁创设投掷的活动情境等。

安静类的游戏活动，根据游戏内容选择合适的区域（区角），如在建构活动区和阅读活动区提供充足的质地柔软的物品，如靠垫、地垫、塑料泡沫垫、毛绒玩具等，在活动或休息时，能让婴幼儿舒服地躺下、坐着，与书本或毛绒玩具拥抱或依偎在一起；在开展涂鸦、烹饪活动时，选择室内质地坚硬地面的区域更容易清洁；玩水活动时，在塑料洗脸盆下面垫上浴室防滑垫，以防滑倒。

2. 安全核查

重点核查游戏场地中是否存在安全隐患，游戏活动环境与设备核查项目及内容可参考表 6-2，并根据核查的结果，对有安全隐患的环境或设备及时反馈和调整，保证游戏活动安全可控。

表6-2 游戏活动环境与设备安全核查表

项目	序号	核查内容
整体空间	1	光线明亮，通风，无视觉死角
	2	活动区域安全宽敞，动线流畅
	3	活动空间规划可以让照护者随时照顾到所有的婴幼儿
	4	于适当的地点公告游戏设备注意事项及游戏方法
	5	墙角有防撞措施，无尖锐物、突出物

续表

项目	序号	核查内容
整体空间	6	游戏设备下方、四周有防护措施
	7	各处电源插座不低于 1.8 m
	8	门体缝隙安装防夹手设施
	9	场地无突起物，障碍物等造成跌倒的隐患
	10	无有毒的动植物或动物的粪便
钻笼设备	1	构造坚固度佳，连接点牢固未松脱
	2	整体无锐利边缘、突出物
	3	表面材质稳定，无剥落、破损、接合处裂开
学步梯	1	整体完整，无锐利边缘、突出物
	2	表面材质稳定，无涂漆剥落
	3	无破损、接合处裂开
	4	上下楼梯处无障碍物，与其他设施保持安全距离
骑乘设备	1	构造坚固度佳，连接点牢固未松脱
	2	整体无锐利边缘、突出物
	3	表面材质稳定，无涂漆剥落
	4	无破损，接合处无裂开
	5	把手可以转动
	6	重心稳固，符合载重量，婴幼儿双脚可适当触及地面
	7	有轮玩具的车轮与车体间的缝隙小于 0.5 cm 或大于 1.5 cm
	8	有轮玩具的链条加防护盖
跳跳马 / 球	1	整体无锐利边缘
	2	表面材质稳定，无涂漆剥落
	3	无破损、接合处裂开、漏气
滑滑梯	1	表面无开裂、毛刺
	2	安装牢固
	3	垂直高度在 1.8 m 内
感统设备	1	外表完整
	2	无锐利边缘、突出物
	3	表面材质稳定，无涂漆剥落
	4	无破损、接合处脱线或裂开、漏气
	5	构造坚固度佳，连接点牢固未松脱
	6	悬挂设施的链条密合，且悬挂物稳当悬挂在链条上

如果游戏环境在室外，还需要注意是否存在有毒的动植物；灌木丛和树木要定期修整，以防婴幼儿撞上枝丫受伤，也可以防止婴幼儿攀爬；如果环境中有猫或狗等动物，需要给动物定期注射疫苗；在暴风雨、疾风、暴雨过后，要巡查环境，因为地面上可能有落下的树干、树枝或其他残骸等，造成安全隐患；沙池中的沙子也是室外安全需要考虑的一个因素，使用的沙子最好是为儿童特制并已消毒的天然沙或游戏专用沙，应保持清洁，若条件允许，最好把沙池遮盖起来。应定期对沙池进行常规检查，查看是否有碎玻璃片或其他尖锐物体进入沙池。

（二）材料准备与安全核查

1. 材料准备

照护者应根据游戏活动计划和类型准备活动材料，活动材料应符合婴幼儿年龄发展阶段，尽量选择低结构的活动材料。一些生活中的用品也可以作为活动材料，如小盒子、小瓶子、蔬菜、水果、树叶、石子等。同时，还需要确定适宜的数量，如不要一次投放太多的玩具，过多的玩具会产生过度刺激，或导致过多的感官输入。拥有过多玩具的婴幼儿会比较兴奋容易分心，拥有太少玩具的婴幼儿因外在刺激过少则会感觉无聊，照护者可以通过观察婴幼儿的行为来判断玩具的数量是否适宜。

2. 安全核查

在游戏活动开展前，照护者需要核验玩具是否定期清洁与消毒，并做好相应活动材料的安全性核查，游戏活动材料核查项目及内容可参考表6–3，并根据核查的结果，对有安全隐患的游戏活动材料及时反馈和调整，保证安全可控。

表6-3　游戏活动材料安全核查表

项目	序号	核查内容
玩具	1	玩具外表干净，无锐利边缘、突出物、涂漆剥落、破损、掉毛接合处脱线或裂开等状况
	2	玩具具有3C标志（China Compulsory Certification，中国强制性产品认证安全玩具标识）
	3	玩具附件、材料直径大于3 cm或长度大于5 cm
	4	玩具无刺耳声或巨响
	5	玩具电线或绳子长度不超过15 cm
	6	玩具电池盒牢固及电池不易取出
	7	玩具镜子若为塑胶亮面，需注意不易破碎且无尖锐边缘
图画书	1	外表干净，状况良好，无破损
	2	材质不易褪色

续表

项目	序号	核查内容
收纳盒	1	收纳盒外表干净，无锐利边缘、突出物、破损、接合处裂开等状况
	2	以开架式矮柜收纳玩具，体积大、重量重的玩具置于收纳柜下方
	3	收纳盒材质不易破碎且无尖锐边缘，或于成人陪伴下使用
美工	1	使用的颜料、黏合剂等材料无毒
	2	无任何干燥的、易吸入鼻腔的材料
	3	尽量避免使用小物品，如果使用应加强看护，避免吞入

对于自制玩具应在设计、选材、制作和使用时注意以下要求：

① 严禁使用有毒、易燃、易碎物品，以及可能存在各种残留物的容器、用品作为玩教具。

② 不得直接使用泡沫塑料、海绵等作为玩教具。

③ 不得使用尖锐物或在玩耍过程中易产生小零件的物品作为玩教具。

④ 不得使用带有强烈光源的设备，如激光笔作为玩教具。

⑤ 自制玩具也应依据《托幼机构环境及物品预防性消毒方法》规定，清洁消毒后使用。

（三）适宜服饰与物品配置

照护者针对游戏活动的内容，通过观察婴幼儿的需求，帮助婴儿并引导幼儿做好活动前的服饰准备，如在美术涂鸦活动中，围上围裙防护服（图6-1和图6-2）；在雨中游戏前穿上雨靴和雨衣（图6-3）；在户外体能运动前，根据天气状况，适当增减衣服；在夏天还需要做好防晒，戴上防晒帽子、携带饮水壶并涂抹防晒霜。

婴幼儿体能活动时应穿着透气性好、能吸湿，宽松合体的服装，忌过大或过紧。

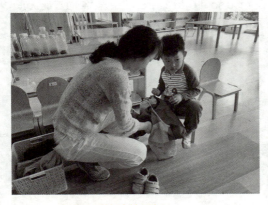

图 6-1　活动前更换防护罩衫一

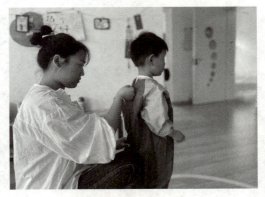

图 6-2　活动前更换防护罩衫二

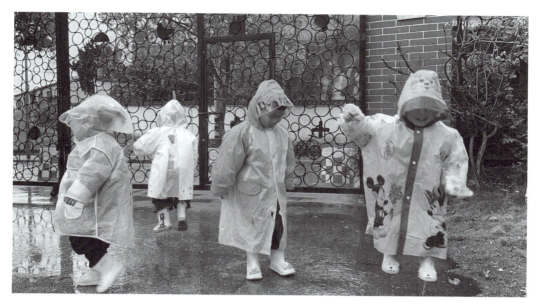

图 6-3　雨中游戏活动的服饰

夏天最好穿浅色防晒、吸汗，透气性好的衣裤；冬季服装保暖且不妨碍运动，穿脱要方便；不建议穿帽口有绳子的连帽衫，易造成窒息风险；不在服装上佩戴饰物；穿松紧适度的运动鞋、球鞋，以免脚部扭伤或意外跌伤；鞋底不可太硬太滑，避免穿皮鞋、凉鞋或塑料鞋运动。

参加游戏活动前，还需要备好急救包，存放常用的外科用药和物品，如干湿纸巾、创可贴、塑料袋、松紧绳、少量碘酒片、酒精片、绑布、三角巾等，以防不时之需。

（四）活动前评估与个别照顾

照护者在婴幼儿游戏活动前，还需要评估婴幼儿的健康状况和身体情况，并做好活动前的准备。如提醒幼儿如厕，活动前补充水分，仔细检查幼儿的衣着、鞋子是否便于活动需要，鞋带是否系牢，口袋中是否有硬物，衣服上是否有饰物，衣物上是否有较长的绳带等。

如果是体能活动，还需要做好运动前的预热。预热运动是指让幼儿做一些身体运动练习，以提高身体机能的活动能力，使身体各器官系统的机能逐步进入工作状态，为开展较大活动所做的身体准备。特别是在冬天寒冷的时候，人的肌肉和韧带的弹性、伸展性及关节的灵活性都较差，做预热运动可使体温升高，使参加活动的肌肉得到充分伸展，同时提高神经中枢的兴奋性，克服内脏器官的惰性，加快血液循环和新陈代谢，以满足锻炼时的需要。

活动前还需要特别关照体弱婴幼儿，如为易出汗的婴幼儿背部衬上干的汗巾，特别容易出汗的则需要准备2条，1条隔汗，1条擦汗；对体质差的或刚恢复健康的婴幼儿，不建议参加运动量大的体能活动等。

任务实施

　　为了激发幼儿对自然现象的好奇心和探究欲望，体验探索乐趣，托育机构计划近期组织托大班的幼儿开展"踩水坑"游戏。今天，下起了小雨，机构的户外场地上有了一些小水坑，地上还有些吹落的枯枝败叶。此外，场地周围器材也有一些损害，有的螺丝有点松动，有的表面出现了破损。照护者决定今天就带领托大班的小朋友玩"踩水坑"游戏，并为孩子们准备了雨衣、雨靴和雨伞，接雨水的器具，盆和碗等。

　　任务：为托大班幼儿设计"踩水坑"游戏开展活动前的照护方案，完成表6-4。

　　任务分析：在游戏活动实施前，需要对游戏活动的场地进行布置和安全核查，核查活动所需物品的安全性，并为婴幼儿配置合适的服饰，关注个体差异，在指导过程中，关注每个幼儿的表现，敏感回应幼儿。

任务操作：游戏活动前的回应性照护

　　"踩水坑"游戏开展活动前的照护方案见表6-4。

表6-4　"踩水坑"游戏开展活动前的照护方案

项目	工作内容
环境准备及安全核查	1. 活动环境地点选择及布置： 2. 活动环境安全核查内容及方法：
材料准备及安全核查	1. 活动所需要的活动材料： 2. 活动材料安全核查内容及方法：

项目	工作内容
活动服饰及物品准备	1. 婴幼儿应配置的服饰： 2. 配置的物品：
幼儿活动前评估	1. 幼儿身体状况评估： 2. 幼儿活动准备评估：
其他注意事项	

任务评价

本任务相关评价见表 6-5 和表 6-6。

表 6-5 "踩水坑"游戏开展活动前的准备方案评估表

项目	主要内容	回应性照护要点	是否做到
环境准备	环境选择机构中地形相对平缓的户外较大场地，内有大小不一的浅水坑，地面没有油渍、青苔等易滑倒的物质，环境中无其他安全隐患	现场观察评估	□是 □否
	根据游戏活动环境与设备安全核查表核查环境并消除枯枝落叶，场地周围器材无安全隐患	使用核查表核查	□是 □否
物品准备	选择适合幼儿接水的盆和碗	现场观察评估	□是 □否
	根据游戏活动材料安全核查表核查物品是否符合安全要求	使用核查表核查	□是 □否

续表

项目	主要内容	回应性照护要点	是否做到
照护者准备	事先做好游戏活动方案	按游戏活动方案进行活动	□是 □否
幼儿准备	身体健康、情绪稳定，适合参与游戏活动	观察结合询问，评估幼儿身体和情绪情况	□是 □否
	穿好雨衣、雨靴	观察幼儿情况，提供适宜帮助	□是 □否

表 6-6　活动前照护任务评价表

评价内容	自我评价	小组互评	照护者评价
课堂活动参与度	☆ ☆ ☆ ☆ ☆	☆ ☆ ☆ ☆ ☆	☆ ☆ ☆ ☆ ☆
小组活动贡献度	☆ ☆ ☆ ☆ ☆	☆ ☆ ☆ ☆ ☆	☆ ☆ ☆ ☆ ☆
学习内容接受度	☆ ☆ ☆ ☆ ☆	☆ ☆ ☆ ☆ ☆	☆ ☆ ☆ ☆ ☆

知识拓展

托育机构在计划户外游戏活动的时候，还需要根据季节和天气状况做好事先的调整。冬季天气寒冷，可以将户外活动时间移至接近中午，选择朝阳处活动；夏季天气炎热，可以将户外活动时间移至早晨9点之前或下午4点以后，选择背阳处活动；当风寒系数−15以下、气温高于32℃，或者处于雾霾天，雷暴天、暴风雪时候，应取消户外活动，将户外活动调整在室内进行。美国疾病控制与预防中心建议：

1. 在温暖的天气里做好以下事情以保证儿童的安全：

给儿童穿宽松、轻便、浅色的衣服。

分上午和下午两个时段周密地安排户外活动。

遮蔽，穿抵御紫外线的衣服。

每次外出时，所使用防晒霜的防晒指数至少达到15，抵御长波紫外线和中波紫外线。

让儿童保持充足的水分，经常喝水。

2. 在寒冷的天气里，儿童应该：

戴帽子。

用围巾或口罩遮住脸和脖子。

保持手腕处温暖、舒服。

穿防水外套和靴子。

穿几层宽松的衣服。

——摘自《0—3岁婴幼儿发展与回应式课程设计：在关系中学习》

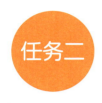

任务二　游戏活动中的回应性照护

情境案例

　　晨练时间，托育机构的孩子们在户外运动，地上摆放了许多户外运动器械。丽丽是个文静的小姑娘，她总是站在各个区域里看别人运动，自己偶尔运动一会儿就停了下来；壮壮精力充沛，在每个活动区域里不停地运动，一刻也不舍得休息，玩得满头大汗、气喘吁吁；明明在玩滑滑梯，爬到了滑梯的顶端，但有点恐高，不敢下来；照护者发现放在地上的呼啦圈有点脱离原来设定的轨道，就走过去调整。就在这时，突然听到身后"扑通"一声，转身看到锃锃趴在木质的板凳桥上大哭。板凳桥已经翻倒在地，照护者赶紧走过去拉开了锃锃的手，发现他满嘴都是血，立刻组织其他孩子们离开，并让另一个照护者帮忙带锃锃去医务室止血。照护者打电话让锃锃妈妈来园，带锃锃去医院缝了两针。

　　结合案例分析在婴幼儿游戏活动中会出现哪些问题，托育机构的照护者应做哪些照护工作，完成表 6-7。

表 6-7　婴幼儿游戏活动中的照护工作表单

岗位工作任务： 　婴幼儿游戏活动中的照护	实施地点： ＿＿＿＿＿＿	实施时间： ＿＿＿＿＿＿	设备、物品： ＿＿＿＿＿＿
1. 结合案例分析，如果你在现场，作为照护者你应该如何对以下幼儿实施回应性照护。 丽丽＿＿＿＿＿＿＿＿＿＿＿＿＿＿＿＿＿＿＿＿＿＿＿＿＿＿＿＿＿＿＿＿＿ ＿＿＿＿＿＿＿＿＿＿＿＿＿＿＿＿＿＿＿＿＿＿＿＿＿＿＿＿＿＿＿＿＿＿＿ 壮壮＿＿＿＿＿＿＿＿＿＿＿＿＿＿＿＿＿＿＿＿＿＿＿＿＿＿＿＿＿＿＿＿＿ ＿＿＿＿＿＿＿＿＿＿＿＿＿＿＿＿＿＿＿＿＿＿＿＿＿＿＿＿＿＿＿＿＿＿＿ 明明＿＿＿＿＿＿＿＿＿＿＿＿＿＿＿＿＿＿＿＿＿＿＿＿＿＿＿＿＿＿＿＿＿ ＿＿＿＿＿＿＿＿＿＿＿＿＿＿＿＿＿＿＿＿＿＿＿＿＿＿＿＿＿＿＿＿＿＿＿			

续表

2. 请评价案例中的照护者处理铟铟发生意外伤害时的做法：

3. 如何避免铟铟意外事件的发生：

自我归纳：
1. 婴幼儿游戏活动中，作为照护者应做好哪些方面的照护：

2. 安静类和体能类游戏活动中照护的异同点：

任务描述

　　此项任务将围绕婴幼儿游戏活动中照护的重要性、照护内容和照护步骤展开。在此项任务中，照护者需要认识到婴幼儿游戏活动中照护的重要性。在游戏活动中选择合适的位置，以婴幼儿为主体，可以近距离观察和评估游戏进行的状态，适时给予帮助或引导婴幼儿，对可能出现的意外情况能及时干预，并能科学地处理突发事件。

任务准备

一、游戏活动中照护的重要性

　　游戏是婴幼儿的基本活动，他们喜欢游戏活动，但无论是安静类的游戏还是体能类的游戏都存在着一定的安全和健康风险。婴幼儿处于前运算阶段，空间知觉和运动能力还处于发展过程中，以自我为中心，很难与其他人分享玩具；中心化，只是关注事物的一个方面，当看到一个喜爱的玩具时，就会径直走向玩具，而忽视中途是否有其他障碍物；思维不可逆，还无法思考或回顾活动的步骤；不具备推理能力，只能从具体到具体。这些因素导致婴幼儿容易在游戏活动中发生安全问题。婴幼儿所有的学习中都包含一定的风险，但不是所有的风险都带来学习。照护者需要通过照护行为使婴幼儿在游戏活动中既能规避游戏中的风险，保护其身体安全，又能使其认知、语言、运动和情绪等在游戏活动中得到发展。

二、游戏活动中照护的内容

在开展婴幼儿游戏活动过程中，照护者应做到：
① 陪伴婴幼儿游戏，做好活动中的保护措施，确保婴幼儿安全健康。
② 观察婴幼儿游戏中的反应，实施选择性干预。
③ 支持婴幼儿独立解决问题，必要时提供"脚手架"。

三、游戏活动中照护的步骤

（一）选择合适的站（坐）位

照护者在婴幼儿游戏活动中，应根据游戏活动的类型、分工合作选择合适的观察位置，保证每个参与活动的婴幼儿都能在照护者视线范围中，并能在婴幼儿出现安全风险时，及时排除险情；也能在婴幼儿需要协助时，给予必要的帮助和引导。对于年龄越小的婴幼儿，照护者与婴幼儿要保持相对近的距离，也称之为"一个手臂的距离"。要保证需要照护的婴幼儿其安全尽在掌控中（图6-4和图6-5）。

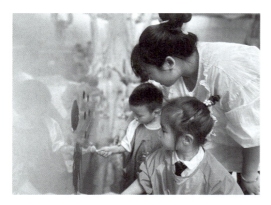 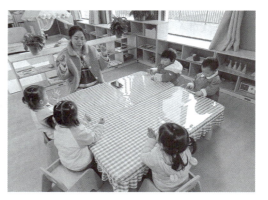

图6-4　游戏活动中照护者的站位　　　　图6-5　游戏活动中照护者的坐位

（二）做好安全防护

照护者应根据婴幼儿游戏的类型确定主要的观察点并实时防护。

对于安静类游戏，照护者观察游戏过程中是否存在安全隐患，一旦发现及时排除。如活动区人数过多、拥挤，容易导致幼儿碰撞、被推倒等意外伤害，需要根据活动空间的大小，采取适宜的方法控制活动区的人数；需要建立游戏活动规则，保持良好的秩序；准备的玩具、材料要充足，在观察婴幼儿玩游戏的基础上及时补充、调整材料，避免婴幼儿因抢夺玩具发生争执，当婴幼儿出现争执行为时，要及时介入；观察婴幼儿是否需要个别化帮助，如在玩水游戏中问询："你的衣服已经被水打湿了，我们要不要换一件外套？"

对于体能类游戏，照护者要关注婴幼儿的运动量和运动安全。由于婴幼儿身心发育还不成熟，他们很难在体能活动中调节好自身的运动量，容易出现运动量过小或过大的情况。如果婴幼儿的运动量过小，无法达成锻炼体能的目标；运动量过大，则容易导致婴幼儿的体力负荷，甚至造成身体损伤。因此，照护者需要密切关注婴幼儿的运动量。判断运动量可以通过细致观察婴幼儿运动时的表现达成，如体能活动中婴幼儿出现脸色发红、满头大汗，呼吸急促、心跳加快等，表明活动量较大，提醒婴幼儿休息、擦汗、补水。反之，活动中未出现上述变化时，需要提高其活动量，鼓励婴幼儿多运动。对于较大的幼儿可以通过观察他说话时的状态来判断。如果在运动中，幼儿可以讲短句子，但不能完整表述长句子，还伴有微微出汗，说明正处于中等运动强度；如果在运动中幼儿气喘吁吁，只能蹦几个字而不能连续说话，说明正处于较大运动强度，需要减少运动量。在体能活动中需要时刻关注婴幼儿的安全，提醒婴幼儿不玩危险物品，不做危险动作（如倒爬滑滑梯，从高处往下跳），不打闹。如在活动中婴幼儿出现脸色苍白、寒战、过多出汗、精神萎靡、情绪不好等情况，应暂停锻炼，对其加强观察，并及时与保健医生取得联系，采取相应的护理措施。对于在活动中出现意外伤害等紧急状况的，应及时中止活动，并根据需要实施现场急救。

在体能活动中还需要关注肥胖儿童和体弱儿童的个别化照护。针对肥胖儿童，照护者可以在机构既定的体能活动时间外，适当为其增加一定的运动时间，尽量选择有趣味性，能激发运动兴趣的活动，运动量不宜过大，由少至多，运动后微微发汗即可，逐渐改善婴幼儿的体质。针对体弱儿童，适当的体育锻炼可以促进代谢、增进食欲和提高自身的免疫力，照护者可以在活动时，在其背部垫上汗巾，活动后取出，勤擦汗，以免感冒。不安排体弱儿童参加剧烈的运动，适当减少活动时间和强度，活动时注意关照其休息，休息时要注意保暖，穿上活动前脱掉的外衣。应随时观察体弱儿童有无气喘、大汗淋漓、脉搏异常增快、面色苍白、呕吐、腹痛等症状，如果出现，应立即停止活动。

（三）恰当引导与互动

照护者在陪伴婴幼儿游戏时，既要鼓励婴幼儿自由探索，又要有适当的引导与互动，以顺应婴幼儿的游戏意愿为前提，把握时机，适时地介入支持。合适的介入时机包括：当婴幼儿主动寻求照护者帮助时；当婴幼儿的游戏行为或游戏材料存在安全隐患时；当婴幼儿在游戏中因遇到困难、挫折而难以实现自己的游戏愿望时；当婴幼儿在游戏中出现过激行为时等。

　　当婴幼儿沉浸于某个安静类游戏时，照护者可以在一旁观看，也可以在语言上进行适当的讲解和引导，促进婴幼儿的认知能力，如"你把大块积木放在最底下，再把小的放在上面，这样搭得又高又稳"。照护者的关注和鼓励，会激发婴幼儿继续探索的热情。当婴幼儿遇到困难时，照护者可以给予适当的指导帮助，也可以采取做示范的方式使婴幼儿掌握解决困难的技巧和办法（图6-6和图6-7）。例如，户外游戏中，婴幼儿可能会被困在一个游乐设备中，这时他（她）也没有发出需要协助的信号，如果此时没有显著的、立即发生的危险，应耐心地等待他（她）自行解决这个问题；如果他（她）发出了求助的信号，包括语言、表情或动作求助，照护者可以说："我做什么能帮助你走出困境呢？要不我举起你的手臂，你抬起腿试试？"但如果发现在运动过程中出现危险，应立即制止。

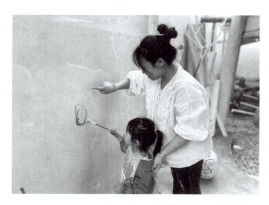

图6-6　游戏活动中的引导一

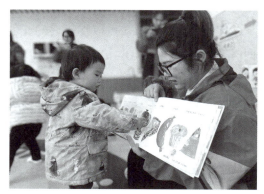

图6-7　游戏活动中的引导二

（四）客观反馈与评估

　　照护者应认识到婴幼儿正处于不断发展的过程中，个体之间存在较大差异，对婴幼儿在游戏活动中的表现只需客观描述。照护者可以通过活动了解婴幼儿的发展水平，为进一步的支持做好前期的评估与后期调整。对通过自己的努力处理游戏中问题的婴幼儿，照护者应及时肯定，且内容要具体。类似于"做得好"这样的肯定语并不会对婴幼儿下一次该怎么做有所帮助。通过复述上述问题的解决方法，婴幼儿就知道刚才哪点他做得好。例如："我喜欢你刚才抬起膝盖来摆脱困境的方法。"那么，下一次当婴幼儿又被卡住时，就会记得抬起膝盖。对想在硬质地面场地翻筋斗的幼儿，照护者可通过提问的方式诱导其思考："如果你做……会有什么后果？""你真的很会翻筋斗，这里是翻筋斗的好地方吗？如果不是，哪里是更好的地方呢？"指导婴幼儿如何在活动中保证自身安全。

任务实施

案例1：8点半至9点半是托大班蒙氏工作时间，明明拿取了钉钉子的工作（图6-8）。照护者坐在观察椅上观察幼儿表现，不做打扰。这时，明明嘴巴做出吮吸、舔咬的动作，照护者注意到明明的异常急忙进行查看，发现他将钉子放进嘴巴里。照护者立即让明明吐出钉子，并带至活动室光线明亮的地方进行查看，万幸钉子没有扎伤口腔。接着照护者对明明进行了安全教育并在接下来的活动中给所有幼儿讲了与安全教育相关的绘本。

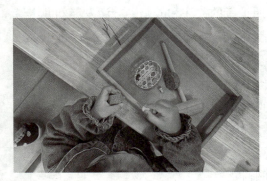

图6-8 托大班蒙氏钉钉子的工作

案例2：沙水游戏可以促进婴幼儿的触觉发展，有利于观察力和创造力的培养，同时给予婴幼儿无穷的快乐。但是沙水游戏中也存在着一些安全隐患，请仔细观察视频案例做出分析。

任务：针对上述案例，完成表6-8。

任务分析：游戏活动是对婴幼儿进行全面发展支持的重要形式，照护者在游戏活动实施中，应先选择合适的观察位置，做好安全监督和防护，及时满足婴幼儿的生理需求和发展需求，建立良好的关系。在指导过程中，应关注每个幼儿的表现，敏感回应幼儿。

托育机构沙水游戏

任务操作：游戏活动中的回应性照护

表6-8 游戏活动中的回应性照护分析表

1. 仔细阅读案例1，回答以下问题。

（1）案例情境发生在_____。

概括场景中明明的表现_____。

通过以上表现发现明明存在的问题_____

_____

_____。

（2）案例情境中主要完成的照护任务有＿＿＿＿＿＿＿＿＿＿＿＿＿＿＿＿＿＿＿＿＿＿＿。

评价情境中照护者的表现＿＿＿＿＿＿＿＿＿＿＿＿＿＿＿＿＿＿＿＿＿＿＿＿＿＿＿＿＿。

照护者如何避免以上事件的发生＿＿＿＿＿＿＿＿＿＿＿＿＿＿＿＿＿＿＿＿＿＿＿＿＿

＿＿

＿＿＿＿＿＿＿＿＿＿＿＿＿＿＿＿＿＿＿＿＿＿＿＿＿＿＿＿＿＿＿＿＿＿＿＿＿＿＿。

（3）针对以上事件设计一个有针对性的班级安全教育方案：

＿＿

＿＿

＿＿

＿＿

＿＿

＿＿

2. 仔细观察视频案例，回答以下问题。

（1）沙水游戏中存在的安全隐患有＿＿＿＿＿＿＿＿＿＿＿＿＿＿＿＿＿＿＿＿＿＿＿＿

＿＿。

（2）预防措施为＿＿＿＿＿＿＿＿＿＿＿＿＿＿＿＿＿＿＿＿＿＿＿＿＿＿＿＿＿＿＿＿

＿＿

＿＿＿＿＿＿＿＿＿＿＿＿＿＿＿＿＿＿＿＿＿＿＿＿＿＿＿＿＿＿＿＿＿＿＿＿＿＿＿。

（3）对游戏中儿童的观察描述：

（4）对游戏中照护者的回应性照护行为进行评价：

（5）你的建议：

任务评价

本任务相关评价见表 6–9 和表 6–10。

表 6-9　游戏活动中的回应性照护评估表

项目	主要内容	回应性照护要点	是否做到
案例 1	能对明明的表现描述准确，对存在的问题判断合理	能敏感地观察和判断婴幼儿的行为	□是 □否
	能对照护者表现描述准确，并能结合所学的知识进行客观评价	能及时、恰当回应婴幼儿的需求，并及时制止可能存在的安全隐患	□是 □否
	能从材料准备、照护者和幼儿不同角度阐述预防措施，方法可行	科学性，可行性	□是 □否
案例 2	能根据视频素材做好沙水游戏危险因素的预测或判断	科学性	□是 □否
	能根据预测的安全隐患提出可行的预防措施	规范性，可行性	□是 □否
	能客观描述对游戏中婴幼儿的观察，对婴幼儿的需求判断准确	科学性，敏感性	□是 □否
	能客观评价游戏中的照护行为，并能提出建设性的建议	科学性，可行性	□是 □否

表 6-10　活动中照护任务评价表

评价内容	自我评价	小组互评	照护者评价
课堂活动参与度	☆☆☆☆☆	☆☆☆☆☆	☆☆☆☆☆
小组活动贡献度	☆☆☆☆☆	☆☆☆☆☆	☆☆☆☆☆
学习内容接受度	☆☆☆☆☆	☆☆☆☆☆	☆☆☆☆☆

知识拓展

世界卫生组织于 2019 年发布的《关于 5 岁以下儿童身体活动、静坐行为和睡眠的指南》，提出 "5 岁以下儿童要想健康成长，必须减少坐下来看屏幕，或被限制在婴儿车和座椅上的时间，应当获得更高质量的睡眠，并有更多的时间积极玩耍"。并建议：

婴儿（不足 1 岁）应：

每天多次以多种方式进行身体活动，特别是通过互动式地板上游戏；多则更好。对于尚不能自主行动的婴儿，这包括在清醒时每天至少 30 分钟的俯卧位伸展（肚皮时间）。

受限时间每次不超过 1 小时（例如手推童车/婴儿车、高脚椅或缚在看护者的背上）。不建议屏幕时间（如看电视或视频，玩电脑游戏）。坐着时，鼓励与看护人一起阅读和讲故事。

保持14~17小时（0—3个月大）或12~16小时（4—11个月大）的优质睡眠，包括打盹。

1—2岁的儿童应：

在各种强度的身体活动中花费至少180分钟，包括中等到剧烈强度的身体活动，全天分布；多则更好。

受限时间每次不超过1小时（例如手推童车/婴儿车、高脚椅或缚在看护者的背上），也不可长时间坐着。对于1岁儿童，不建议久坐不动的屏幕时间。2岁以上儿童，久坐不动的屏幕时间不应超过1小时；少则更好。坐着时，鼓励与看护者一起阅读和讲故事。

保持11~14小时的优质睡眠，包括打盹、有规律睡眠和唤醒时间。

3—4岁的儿童应：

在各种强度的身体活动中花费至少180分钟，其中至少包括60分钟的中等到剧烈强度身体活动，全天分布；多则更好。

受限时间每次不超过1小时（例如手推童车/婴儿车），也不可长时间坐着。久坐不动的屏幕时间不应超过1小时；少则更好。坐着时，鼓励与看护者一起阅读和讲故事。

保持10~13小时的优质睡眠，可包括打盹、有规律的睡眠和唤醒时间。

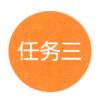

任务三　游戏活动后的回应性照护

情境案例

托大班上午户外活动，小朋友们在户外场地上玩得不亦乐乎。运动结束后，照护者甲引导骑车的萌萌和荣荣把车子有序地停放在指定的区域，对做完球类游戏主动把球放回收纳筐的乐乐与丽丽微笑地点点头，并给了他俩一个赞赏的眼神。亮亮感觉很口渴，说要喝好多好多水，照护者乙帮他拿来了水壶，任由他开怀畅饮，并提醒从小体弱多病、出了很多汗的红红穿外套，但红红嫌热不肯穿，照护者也就随她了。

结合案例分析婴幼儿在游戏活动后的环节中会出现哪些问题，托育机构的照护者应做哪些照护工作，完成表6-11。

表 6-11 婴幼儿游戏活动后的照护工作表单

岗位工作任务: 婴幼儿游戏活动后的照护	实施地点:	实施时间:	设备、物品:

1. 案例中的游戏活动属于_____类。

2. 请结合案例评价 2 位照护者的照护行为。

照护者甲:_____

_____

_____

照护者乙:_____

_____

_____

3. 游戏活动后需要做好的照护内容包括:

4. 安静类和体能类游戏活动后照护的异同点:

任务描述

此项任务将围绕婴幼儿游戏活动后照护的重要性、照护内容和照护步骤展开。在此项任务中,照护者需要认识到婴幼儿游戏活动后照护的重要性,在游戏结束后,需要组织婴幼儿做好游戏环境和材料的整理,引导婴幼儿养成良好的秩序和自理能力,协助或指导婴幼儿做好游戏后的生活照护和保健,并组织开展活动交流,做好活动的记录,服务家园共育。

任务准备

一、游戏活动后照护的重要性

陈鹤琴先生说"习惯养得好,终生受其益;习惯养不好,终生受其累。"照护者应根据婴幼儿的年龄特点,创造机会让婴幼儿尝试自我服务。在游戏结束后让婴幼儿做一些力所能及的整理工作,如结束后的饮水、如厕、穿衣、用具整理等,学习自我服务、自我管理,逐步培养其生活自理能力。同时,婴幼儿游戏结束后还存在一定的健康安全风险,需要照护者科学照护或引导,避免隐患的发生。

二、游戏活动后照护的内容

在婴幼儿游戏活动后,照护者应做好:

① 帮助或指导婴幼儿开展活动材料、婴幼儿作品整理,做好活动场地的清洁卫生工作。

② 帮助或指导婴幼儿活动后的生活照护工作,如洗手、擦脸、擦汗、穿衣、饮水、如厕等。

③ 引导婴幼儿活动后的保健,如体能运动后的放松、合理饮水,运动后半小时后进餐等。

④ 活动记录与交流。做好每次活动的观察记录,与婴幼儿分享、交流活动情况,进行活动作品展示,与家长交流婴幼儿活动表现。

三、游戏活动后照护的步骤

(一)活动材料及环境整理

游戏结束后,照护者帮助和指导婴幼儿对操作过的材料及使用过的环境进行分、拣、摆放、打扫等活动。它既意味着本次游戏的完整结束,也为顺利开展下次游戏提供了必要的物质基础和条件。游戏后的整理能培养婴幼儿生活自理能力和责任感,体会劳动的快乐,让婴幼儿在游戏中证明自己的能力。

照护者需要事先确定整理的材料无安全隐患,其大小及重量在婴幼儿的能力范围中,并根据婴幼儿的年龄特点来安排整理活动。年龄小的婴幼儿可在照护者的带领下,协助完成游戏材料的整理和环境的清洁卫生工作(图 6-9 和图 6-10);年龄大的幼儿可以在照护者的组织下共同制定物品整理的规则,通过集体研讨物品的摆

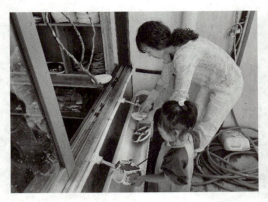

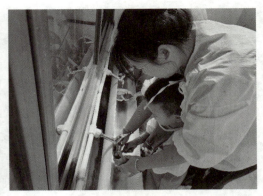

图 6-9　涂鸦游戏结束后整理一　　　　　图 6-10　涂鸦游戏结束后整理二

放位置来保证游戏材料整理有序，最终培养婴幼儿整洁、有序、美观的卫生习惯。

（二）婴幼儿照护与保健

如果游戏活动属于安静类的活动，结束后，照护者协助或引导婴幼儿换掉活动游戏服；引导或帮助婴幼儿做好活动后的手部清洁，及时洗手，避免环境中带来的病原体引发疾病；给没有学会自主如厕的婴幼儿更换纸尿裤，引导会自主如厕的幼儿有序如厕，给需要饮水的婴幼儿及时补水。

如果游戏活动是运动量较大的体能活动，在活动结束时，让幼儿继续做一些整理活动，身体不要马上停止下来。结束后引导或帮助婴幼儿正确使用毛巾，将额头、身上的汗擦干，对出汗较多的婴幼儿，照护者要及时为其换下湿内衣或替换背部的湿汗巾。当婴幼儿情绪平稳不再出汗时，要帮助或引导婴幼儿及时穿好衣服，以免着凉；帮助或引导婴幼儿洗手、如厕；提醒婴幼儿适度饮水，补充在活动中失去的水分，但不能一次性喝太多，否则会增加心脏的负荷，严重的甚至会引起婴幼儿肠胃痉挛；提醒婴幼儿休息半小时后进餐，因为运动时，大量血液会流入运动器官，胃肠器官的血液量相对减少，胃液分泌较少，消化系统功能处于抑制状态，如果在运动后立即进餐，会影响食物的消化和吸收，长此以往，易引发消化不良或其他消化道疾病。

（三）活动记录与交流

在活动结束后，照护者与婴幼儿对本次的活动情况进行分享交流，如果有作品，可以将制作好的作品展示在作品展示区，供大家欣赏，还可引导幼儿说说喜欢的作品。如果没有作品，鼓励幼儿交流活动内容或活动过程，发展其语言表达能力和培养其倾听的习惯。照护者还应做好活动的观察与记录，重点记录内容见表 6-12。

表 6-12　游戏活动记录单

1. 活动内容
2. 活动时间
3. 身体状况 　　□精力旺盛　　□普通　　　□无精打采 4. 活动状态 　　□专心投入　　□乐于参与　　□无心活动 原因：
5. 活动意外与处理
6. 生活护理 　　□洗手　　　□如厕　　　□更衣　　　□饮水　　　饮水量_____ 7. 学习成长描述

　　照护者应结合记录单与家长沟通婴幼儿在活动中的表现。如有的家长对孩子过于保护，经常说不许摸、不许跑、不许跳，久而久之，婴幼儿便只知道不能这么做，不敢越雷池半步。婴幼儿做着"安全"的活动，却失去了自由探索的机会及自我挑战的快乐。照护者通过与家长沟通婴幼儿在游戏活动中的表现，例如，在活动中是否积极主动、认真，情绪是否高涨，是否能与他人合作，是否懂得谦让，表现是否勇敢坚强，有无团队合作意识，能否遵守规则等，让家长充分了解婴幼儿的情况，传输正确的教育理念，争取家园配合，形成教育合力。

任务实施

　　案例 3：托育中心的托小班正在进行"好玩的颜色"游戏活动，照护者在美工区投放了红、黄、蓝三种颜色的溶液，以及塑料杯、油画棒、水和纸等材料，让幼儿进行调色实验，探索颜色之间的关系。照护者帮助探索的幼儿穿好美术活动围兜，并留意幼儿在活动中的表现。活动结束后，照护者组织幼儿进行了作品的展示与交流，并安排其自己动手整理投放的材料。

　　案例 4：托育中心托大班今天的户外活动是《青蛙跳》。照护者活动前在地上画了一个大圆圈当作池塘，直径 40 cm 左右的泡沫塑料垫当作荷叶，"荷叶"之间的距离在 20 cm 左右，并准备了小青蛙的头饰。照护者指导幼儿戴上头饰，站在圆圈里，边往"荷叶"里跳边念儿歌："小青蛙，呱呱呱，荷叶上，做游戏，这边跳，那边跳，比比谁呀跳得好。"幼儿们玩得不亦乐乎。游戏结束时间到了，有的幼儿汗流浃背，有的幼儿不舍得离开，还想继续玩，还有的幼儿不小心在垫子上摔了一跤，跌破了膝盖，疼得大哭。

　　任务：针对以上案例，完成表 6-13。

　　任务分析：游戏活动结束并不是照护工作的结束，照护者在游戏活动结束后，需要组织和指导婴幼儿整理好游戏活动场地和材料，组织分享游戏成果，根据游戏类别的不同做好结束后的婴幼儿生活照护和健康保健，同时将婴幼儿游戏中的表现及时与家长交流分享。

任务操作：游戏活动后的回应性照护

表 6-13　游戏活动后的回应性照护分析表

1. 仔细阅读案例 3，然后回答以下问题。

（1）案例情境属于＿＿＿＿＿＿类游戏活动 。
概括场景中照护者的回应性照护行为＿＿。

（2）评价活动结束环节照护者的表现：

（3）照护者存在的问题：

（4）你的建议：

2. 仔细阅读案例 4，然后回答以下问题。

（1）案例情境属于＿＿＿＿＿＿类游戏活动。

（2）针对结束环节幼儿出现的汗流浃背现象，你的照护措施是＿＿＿＿＿＿＿＿＿＿＿＿＿＿＿＿＿＿＿＿＿＿＿＿＿＿＿＿＿＿。

（3）针对有的幼儿不小心摔了一跤，跌破了膝盖，疼得大哭。你的照护措施是＿＿＿＿＿＿＿＿＿＿＿＿＿＿＿＿＿＿＿＿＿＿＿＿＿。

（4）针对有的幼儿不舍得离开，还想继续玩，你的照护措施是＿＿＿＿＿＿＿＿＿＿＿＿＿＿＿＿＿＿＿＿＿＿＿＿＿。

（5）在结束环节中还需要注意的照护事项有＿＿＿。

任务评价

本任务相关评价见表 6-14 和表 6-15。

表 6-14　游戏活动中的回应性照护评估表

项目	主要内容	回应性照护要点	是否做到
案例 3	能根据运动量判断游戏活动类别	能及时、恰当回应婴幼儿的需求，并及时制止可能存在的安全隐患	□是 □否
	能从游戏前、游戏中和游戏后归纳照护的主要内容		□是 □否
	能利用所学的知识评价照护者的表现并提出合理的建议	科学性，可行性	□是 □否
案例 4	能根据运动量判断游戏活动类别	规范性，科学性	□是 □否
	能针对结束环节中婴幼儿不同的需求或表现提供合适的照护		□是 □否
	能提出建设性的优化建议	科学性，可行性	□是 □否

表 6-15　活动后照护任务评价表

评价内容	自我评价	小组互评	照护者评价
课堂活动参与度	☆☆☆☆☆	☆☆☆☆☆	☆☆☆☆☆
小组活动贡献度	☆☆☆☆☆	☆☆☆☆☆	☆☆☆☆☆
学习内容接受度	☆☆☆☆☆	☆☆☆☆☆	☆☆☆☆☆

知识拓展

高品质早期教育机构的共同点

高品质早期教育机构提供的幼儿活动不仅会巩固幼儿已有的知识，而且会帮助幼儿在已有知识的基础上构建新知识。优秀的早期教育机构没有任何单一的标准，但是，优秀的早期教育机构一般都具有如下共同点：

幼儿和照护者之间具有持续稳定的保育关系。

每个幼儿都有特定的主要照护者。

幼儿的个性需求得到尊重。

幼儿在游戏中进行学习。

游戏活动适合幼儿的年龄和发育特点。

早期教育环境健康安全。

为幼儿设定的新的学习任务建立在已有知识和技能的基础上。

日常活动的设计目的专注于帮助幼儿获得全面发展。

生活常规和作息时间适合幼儿的发展特点。

照护者和家长的交流及合作以尊重对方文化为基础。

高品质早教机构工作者了解并掌握以上这些专业知识和养育原则，知道什么样的机会和活动有助于0—3岁儿童以及有特别需要的幼儿更好地成长。

——摘自《婴幼儿回应式养育活动》

● 赛证真题

2022 年中国—东盟职业院校婴幼儿照护服务技能竞赛赛项试卷

一、单项选择题

1. 选择与改编婴幼儿认知游戏的内容要符合婴幼儿（　　）的水平。

A. 语言发展　　　　　　　　　　B. 动作发展

C. 认知发展　　　　　　　　　　D. 行为发展

答案：C

解析：选择与改编婴幼儿认知游戏的内容要符合婴幼儿认知发展的水平。游戏活动的设计与实施要符合本年龄阶段婴幼儿的身心发展水平。

2. 游戏设计与实施中，要注意婴幼儿不同的情绪状态，因为（　　）。

A. 活动量较小、安静而平和的游戏能够引起婴幼儿大脑的兴奋，促使脑干神经活跃

B. 婴幼儿感觉困倦、身体不适或情绪不佳的状态适合选择比较激烈、活动量大的游戏

C. 婴幼儿在情绪低落时、吃得少的状态下适宜选择激烈、活动量较大的游戏

D. 婴幼儿在睡眠好、吃得好和情绪饱满的状态下，适宜选择比较激烈，活动量大的游戏

答案：D

解析：在游戏设计与实施过程中，要注意婴幼儿不同的情绪状态，因为婴幼儿在睡眠好、吃得好和情绪饱满的状态下，适宜选择比较激烈，活动量大的游戏。

活动量小、安静而平和的游戏会使婴幼儿大脑神经趋于平静。

婴幼儿感觉困倦、身体不适或情绪不佳的状态适合选择比较轻柔且活动量小的游戏。

婴幼儿在情绪低落时、吃得少的状态下适宜选择活动量较小的活动。

二、简答题

为一个正常的 18 个月的宝宝设计认知能力训练游戏，包括游戏名称、游戏时间、次数、注意事项，并设计出至少 3 种训练方法。

［答案解析］

游戏名称：撕面条

适合年龄：13—18 个月

游戏时间：10~15 分钟

游戏次数：2~3 次

注意事项：要选择容易撕的纸，结束时要将碎纸收拾干净，宝宝要洗手。

训练方法：

（1）成人抱着布娃娃说："布娃娃肚子饿了，我们做面条给娃娃吃。"

（2）提供长方形的纸条，成人示范撕面条。

（3）让宝宝模仿将纸条撕成条状，放在小碗里。

（4）让宝宝喂面条给娃娃吃。

游戏名称：揉纸球

适合年龄：18—24 个月

游戏时间：10~15 分钟

游戏次数：2~3 次

注意事项：纸张的大小要考虑到宝宝手的大小，不宜太大张，游戏结束宝宝要洗手。

训练方法：

（1）成人示范将方形的纸揉成团，变成纸球。

（2）让宝宝模仿将方形的纸揉成团，变成纸球。

（3）将纸球进行投远游戏，看谁扔得远，也可以将纸球投入桶里，进行投准练习。

游戏名称：画面条

适合年龄：18—24 个月

游戏时间：10~15 分钟

游戏次数：2~3 次

注意事项：让宝宝大胆画画，成人不要太过干预和指导，应及时给予鼓励

训练方法：

（1）成人提供一支蜡笔和一张纸，在线条上画线条，说："画面条"，激发宝宝的兴趣。

（2）将笔递给宝宝，让宝宝模仿在线条上画线条，边画边说："画面条"。

三、实操题

婴幼儿保育
活动分析

1. 婴幼儿保育活动观察与分析

任务：在视频所呈现的游戏活动中，照护者的行为符合婴幼儿的哪些特点？分析视频中照护者在游戏活动组织中有哪些优点和不足，应如何改进。

［答案解析］

从游戏中的照护流程结合是否遵循本年龄段婴幼儿的身心发展特点（大运动、精细动作、语言，认知、社会性等）分析。

主题游戏活
动设计实操
案例

2. 主题游戏活动设计

该项目以"规定主题"为设计范围，选手根据给定的素材与婴幼儿年龄段，进行婴幼儿游戏活动组织，主要考查选手的游戏活动教案设计、集体游戏活动设计、组织等综合能力。备赛时长为30分钟，游戏活动组织为10分钟。

［答案解析］

此项考察婴幼儿游戏活动的设计与实施，是综合性较强的一项技能考核。既要掌握婴幼儿身心发展特点，又要具备游戏活动的设计与组织实施能力。

本项选手要在设计游戏活动时能考虑到婴幼儿的身心发展特点，游戏类型及游戏材料选择恰当。游戏组织过程符合本年龄阶段婴幼儿的认知特点。在与项目中的"婴幼儿"互动时能够抓住契机给予其适时、适宜的回应与积极支持，推动其深入学习与探索。

参 考 文 献

［1］威特莫，彼得森.0—3岁婴幼儿发展与回应式课程设计：在关系中学习［M］.王玲艳，等译.北京：中国轻工业出版社，2022.

［2］罗伯逊.儿童早期教育中的安全、营养与健康［M］.刘馨，孙璐，安亚玲，等译.北京：北京师范大学出版社，2018.

［3］BARBRE J.婴幼儿回应式养育活动［M］.牛君丽，译.北京：中国轻工业出版社，2020.

［4］COPPLE C，BREDEKAMP S，KORALEK D，et al.0—3岁婴幼儿发展适宜性实践［M］.洪秀敏，宋佳，赵思婕，等译.北京：中国轻工业出版社，2020.

［5］SHAFFER D R，KIPP K.发展心理学：儿童与青少年［M］.9版.邹泓，等译.北京：中国轻工业出版社，2016.

［6］冈萨雷斯－米纳，埃尔.婴幼儿及其照护者：尊重及回应式的保育和教育课程［M］.8版.张和颐，张萌，译.北京：商务印书馆，2016.

［7］洪秀敏.0~3岁婴幼儿发展与照护［M］.北京：中国人民大学出版社，2022.

［8］宋彩虹，蔡志刚.幼儿园教育活动保育［M］.上海：华东师范大学出版社，2021.

［9］李立新，龚长兰.婴幼儿回应性照护［M］.北京：中国人口出版社，2022.

［10］金春燕，卢陈婵，婴幼儿生活照护［M］.上海：复旦大学出版社，2022.

［11］母婴照护标准化丛书课题组.婴幼儿照护手册［M］.广州：中山大学出版社，2021.

［12］张兰香.0—3岁婴儿保育与教育［M］.北京：北京师范大学出版社，2017.

［13］周念丽.0—3岁儿童心理发展［M］.上海：复旦大学出版社，2017.

［14］陈慧玲.婴幼儿生理基础［M］.北京：中国人口出版社，2022.

［15］徐千惠.0—3岁婴幼儿照护与保育［M］.上海：复旦大学出版社，2020.

［16］谭冠著，罗东月.婴幼儿生活照护［M］.北京：电子工业出版社，2022.

［17］许琼华.幼儿生活护理与保健实务［M］.北京：中国人民大学出版社，2020.

［18］喻友军.0—3岁婴幼儿营养与喂养［M］.北京：高等教育出版社，2023.

［19］李春华.幼儿园各年龄班生活活动的特点与教育策略［M］.北京：中国农业出版社，2021.

［20］刘成军.婴幼儿健康照护［M］.上海：上海交通大学出版社，2022.

［21］潘建明，蒋晓明，任江维.幼儿照护职业技能教材（中级）［M］.长沙：湖南科学技术出版社，2020.

［22］小土大橙子.婴幼儿睡眠全书［M］.北京：中信出版集团，2020.

［23］许环环.0~3岁儿童保健与营养［M］.上海：复旦大学出版社，2014.

［24］冉隆蓉.照护者：初级［M］.北京：中国劳动社会保障出版社，2022.

［25］PITEO A M，KENNEDY J D，ROBERTS R M，et al. Snoring and cognitive development in infancy［J］.Sleep medicine，2011，12（10）：981–987.

［26］刘馨，李倩.托育机构回应性照护的内涵、理论依据及实践思考［J］.学前教育，2022（21）：4–8.

［27］倪雪菲，樊利春.儿童早期发展养育照护体系中的回应性照护［J］.中国儿童保健杂志，2023，31（01）：62–65.

［28］叶平枝，丘苑，周苑妤.托育机构教师核心素养评价指标体系的构建［J］，教育发展研究，2022，42（02）：36–46.

［29］朱文婷.托育机构质量评估指标体系建构研究［D］.北京师范大学博士论文，2021.06.

［30］池霞.脑科学视野下的养育照护［J］.中国儿童保健杂志，2022，30（11）：1161–1163.

［31］赵青.托育机构回应性照护的内涵及实施路径［J］.东方娃娃–保育与教育，2021（10）：27–28.

责任编辑：赵清梅

高等教育出版社 高等职业教育出版事业部 综合分社

地　　址：北京朝阳区惠新东街4号

邮　　编：100029

联系电话：010-58556361

E-mail：zhaoqm@hep.com.cn 专业教师QQ群：69466119

专业教师QQ群